Phänomen-Verlag

AF130921

Samira Henning

Die Seele will atmen

Eine Reise zu deinem Herzen

Phänomen-Verlag

Bibliografische Information Der Deutschen Bibliothek:

Die Deutsche Bibliothek verzeichnet diese Publikation in der Deutschen Nationalbibliografie; detaillierte bibliografische Daten sind im Internet über http://dnb.ddb.de abrufbar.

Samira Henning
Die Seele will atmen – Eine Reise zu deinem Herzen
EAN 978-84-946284-0-5

Phänomen-Verlag
Web: www.phaenomen-verlag.de
E-Mail: kontakt@phaenomen-verlag.de

Für meinen geliebten Vater

INHALT

VORWORT

von Dr. Marion Völger

Ich las meinen Vorabdruck zur ‚Die Seele will atmen' an zwei Tagen, an denen ich jede Menge zu tun hatte. Eigentlich dachte ich, dass dies kein guter Moment sei, um danach seriös ein Vorwort zu diesem wunderbaren Buch zu verfassen. Ich hatte letztlich auch den Anspruch, diesen Text mit der gebotenen Achtsamkeit zu schreiben und hatte schon ein bisschen ein schlechtes Gewissen. Dann aber merkte ich, dass es genau passte. Ich hatte einen Reiseführer in der Hand, nicht für die Ferien, sondern für das Hier und Jetzt. Dies wurde mir spätestens bewusst, als ich begann, das Kapitel über den Rückzug des Geistes (Pratyahara) zu lesen: „Durch den Rückzug des Geistes von der äußeren Welt wirst du eine klare, innere Fokussierung erreichen. Voraussetzung dafür ist eine äußere Sauberkeit und Ordnung." Sofort erinnerte ich mich wieder an den Moment, als wir die Bedeutung der äußeren Ablenkungsmanöver und deren Wirkung auf unseren Geist in Samiras YogalehrerInnen Ausbildung besprochen und auch gelebt hatten. Gleichzeitig glitt mein Blick über meinen Schreibtisch und es war mir ein Rätsel, wie man sich hier eigentlich konzentrieren sollte. Ich räumte sofort gründlich auf.

‚Die Seele will atmen' ist ein Begleiter für einen ganz besonderen Weg zu unserem Herzen. Das Buch schafft Brücken zwischen Schamanismus, Yoga und eigenen Erfahrungen. Es gibt vielschichtige Einblicke in diese Welten, frei von Anspruch auf Vollständigkeit und vertiefte theoretische Abhandlungen. Dieses Buch ist keine Anleitung zum ‚Wie', es enthält keine praktischen Anleitungen zu Asanas oder Atemübungen. Aber es erklärt in einzigartiger Weise, was diese Handlungen bewirken können und hilft so, das ‚Weshalb' zu verstehen. Es verbindet in spielerisch leichter Weise Theorie und Praxis und macht Patanjali's achtfachen Pfad und das Medizinrad greifbar. Für mich machte es außerdem die Verbindung zwischen der spirituellen Welt und unserer Alltagswelt, die sich manchmal scheinbar kaum miteinander vereinbaren lassen, sehr deutlich. Samira bringt uns viele Themen des Yogaweges, verbunden mit ihren eigenen Erfahrungen, sehr anschaulich nahe. Sie spricht aber auch Themen an, die unseren Alltag prägen, die jedoch in der spirituellen Welt oft ausgeblendet werden, wie beispielsweise das Geld oder was es bedeutet, eine Lehrerin oder ein Lehrer zu sein. Mich persönlich hat natürlich die abschließende Feststellung, dass Yogalehrerinnen und Yogalehrer auch nur Menschen sind, sehr beruhigt.

Das Buch beschreibt in berührend persönlicher Weise unsere Reise zum Herzen und was geschehen kann, wenn wir uns einmal entschieden haben, uns auf den Weg zu machen. Es inspiriert und motiviert, den eigenen Weg zu gehen und tatsächlich zu Handeln, weit über das Aufräumen des Schreibtisches hinaus. Denn genau dort bleiben wir ja immer wieder stehen auf unserem Weg, dort wo es darum geht, zu handeln. Sei es aus Trägheit, Unsicherheit oder Angst. Und dort müssen wir weitergehen, letztlich ist es nur die Handlung, die zur Wandlung führt.

Ich möchte dieses Vorwort nicht abschließen, ohne meinen großen Respekt vor diesem sehr persönlichen Buch zum Ausdruck zu bringen. Ich habe viele Aussagen, die ich von Samira während unserer Ausbildung gehört habe, in diesem Buch wiedergefunden. Eine davon ist für mich besonders wichtig. Ich trage sie jeden Tag bei mir: „Wenn du im Hier und Jetzt bist, kann überhaupt nichts passieren". Nichts anderes gibt mir so sehr das Gefühl, dem Leben einfach vertrauen und weitergehen zu können. Für diesen besonderen Schatz, den mir Samira mitgegeben hat, bin ich sehr dankbar. Er findet sich in vielen Facetten in diesem Buch wieder. Möge er auch allen Leserinnen und Lesern ein treuer Wegbegleiter sein.

EINLEITUNG

1964 kam ich als hellsichtiges Kind in einem reformierten Pfarrhaus auf die Welt. Lange Zeit war dieser Zustand normal, da ich nichts anderes kannte und auch nicht realisierte, dass andere Menschen nicht dieselben Dinge wahrnehmen konnten wie ich. Je älter ich wurde, desto schwieriger wurde es, mit dieser Gabe umzugehen. Als ich zwanzig Jahre alt wurde, begegnete ich einer Schamanin. Sie war der erste Mensch in meinem Leben, der mir sagte, dass meine Wahrnehmungen normal seien. Sie führte mich in die Weisheiten des Medizinrades (Lebensweisheiten der Ureinwohner Nordamerikas) ein und lehrte mich, eine eigene Sprache für meine außersinnlichen Wahrnehmungen zu finden. In dieser Zeit überraschte mich ein Nahtoderlebnis nach einem schweren Unfall. Dieses veränderte nochmals meine Einstellung zum Leben. Daraufhin reiste ich nach Indien in einen Ashram (ein Ort der spirituellen Praxis) und vertiefte mich in die Welt des Yoga. Yoga heilte meinen gebrochenen Rücken. Mit Yoga lebe ich heute schmerzfrei.

Wir alle befinden uns auf einem Weg. Wohin jedoch soll uns dieser Weg führen? Existiert überhaupt ein Ziel? Ist es nicht so, dass jedes Ziel zugleich ein Anfang ist? Es ist viel einfacher und zugleich herausfordernder, gemeinsam ein Teil des Weges zu gehen, einzutauchen in die Erfahrung des Augenblicks, offen zu sein für Neues und dieses auch wahrzunehmen.

Meine Seele führte mich auf den Weg des Yoga und des Schamanismus. Beide Wege machen uns wach und aufnahmebereit für spirituelle Erfahrungen und wir können unser Dasein immer wieder und sofort verändern und neu bestimmen. Beide Wege vereinigen sich in ihrer einzigartigen Vollkommenheit wie zwei verliebte Herzen – werden eins. Beide Wege bauen für mich eine Brücke von der unsichtbaren in die sichtbare Wirklichkeit. Dank des unerschöpflichen Wissens des Yoga und durch die tiefe Weisheit des Medizinrades lernte ich, mich auf der Erde zurechtzufinden. Ich lernte, das Leben zu lieben.

Meine Intention zu diesem Buch war mein eigener Weg. Sobald ich begann, während eines Ausbildungsgangs im ‚Prozessbegleitenden

Yoga', Geschichten aus meinem Leben zu erzählen, hefteten sich die Augen der Schüler an meine Lippen und wollten immer mehr davon hören. Sie legten mir nahe, diese Erfahrungen aufzuschreiben, damit auch andere Menschen daran teilhaben können. Also setzte ich mich hin und begann zu schreiben. Und schrieb und schrieb. Ich entdeckte darin eine wahre Leidenschaft, die mich zutiefst fesselte und eine ausufernde Erfüllung in mir hinterließ. Je dichter sich die weißen Seiten mit Buchstaben füllten, desto bewusster wurde mir, dass es unabdingbar ist, meine Erfahrungen zu teilen. Ich fühlte eine Verpflichtung darin, mein Wissen weiter zu reichen, es zu streuen und Menschenherzen zu berühren. Ich begann meine Erfahrungsberichte in die Lehre des ‚Prozessbegleitenden Yoga' – einem tief greifenden Weg der Selbstentdeckung und des Selbstwachstums auf Basis des Yoga-Wissens und der Lehre des Medizinrades einzuflechten.

In der indianischen Spiritualität ist das Medizinrad der Indianer Nordamerikas mit seinen acht Himmelsrichtungen das grundlegende Symbol für den heiligen Kreis des Lebens – ein Kreis ohne Anfang und ohne Ende, wie das Leben. Medizinräder sind Steinkreise, die von indianischen Völkern in kraftvollen Zeremonien angelegt wurden. Es waren Kraftorte, an denen Menschen das Leben mit Gesang, Zeremonien und Tänzen zelebrierten. Sie dankten der Mutter Erde und empfingen Heilung. Die Heilkraft des Medizinrades wirkt aus der Verbindung zum Großen Geist und aus der Anerkennung der kosmischen Gesetze. Es spiegelt das Universum in dir. Es ist ein Spiegel deiner Seele. Der Kreis symbolisiert die Verbindung aller Lebensformen untereinander, die miteinander verwoben und in dauerndem Austausch miteinander stehen.

Yoga ist eine alte spirituelle Weisheitslehre, die ihre Wurzeln in Indien hat. Die geistigen und körperlichen Übungen verbinden Körper, Geist und Seele in vollkommener Weise – ein Kreis ohne Anfang und ohne Ende, wie das Leben. ‚Prozessbegleitendes Yoga' ist ein Weg zur Selbstheilung. Durch die Integration aller Aspekte des Lebens – der körperlichen, geistigen, seelischen und spirituellen – lernst du Yoga als Mittel zur Persönlichkeitsentfaltung und Gesundheitsförderung kennen. Das ganzheitliche Wissen schenkt dir die Fähigkeit, das verschleierte Bewusstsein Schicht um Schicht zu lüften, indem konkrete Lebensthemen reflektiert werden. Wie ist dein Körperbewusstsein? Wie ernährst du dich? Was für Kleidung magst du auf deiner Haut? Weite, enge, dunkle, helle oder farbig gemusterte und welche Stoffart fühlt sich gut an? Wie seifst du deinen Körper während einer Dusche ein? Zärtlich oder eher achtlos? Wie wohnst du? In einem Haus oder in einer Wohnung? In einer Stadt oder auf dem Land? Liebst du große oder kleine Wohnräume? Sind sie voller Gegenstände oder eher spärlich eingerichtet? Wie sieht es in deinem Keller aus? Was hast du für soziale Kontakte? Tun sie dir gut oder belasten sie dich? Was hast du für eine Beziehung zur Umwelt? Wie entsorgst du Abfall? Wie gehst du mir Träumen um? Wie ist dein Schlafzimmer eingerichtet? Was geschieht nach dem Tod? Die aus der inneren Weisheit aufsteigenden Antworten verleihen neue Impulse, Körper, Geist und Seele in Einklang zu bringen und eigene ungelebte Qualitäten und Fähigkeiten zu entdecken. Indem du deine Erkenntnisse und Erfahrungen im Alltag umsetzt, wird dein Leben täglich bereichert, gewinnt an Tiefe und das Tor zu neuen Perspektiven kann aufgehen.

Das Yoga-Wissen, integriert in die Weisheit des Medizinrades, ist der Schlüssel zu einem tieferen Verständnis deines Wesens auf körperlicher und energetischer Ebene, der Ebene des Verstandes und der Gefühle sowie auf der Seelenebene. Es steht für Veränderung, Leben, Tod, Geburt und Lernen. Das Yoga-Medizinrad bildet eine wunderbare Landkarte auf der Reise zu dir selbst. Jede Himmelsrichtung symbolisiert dabei spezifische Lebensthemen, Qualitäten und Merkmale, die dein Leben spiegeln. Der achtgliedrige Pfad von Patanjali (Autor der Yogasutra), ergänzt die Weisheiten des Medizinrades in einzigartiger Weise. Er lehrt, wie du Hindernisse (Kleshas) überwinden kannst, die dich immer wieder aus deiner Mitte zerren. Jeder Himmelsrichtung sind ebenfalls Yogastellungen, Atemübungen, ein Element, ein Chakra sowie ein Mantra zugeordnet. Diese Themenbereiche bauen aufeinander auf und bilden eine Einheit, als ob sie sich miteinander abgesprochen hätten. Die Reise beginnt im Süden und folgt dem Kreislauf des Lebens bis zum Südosten. Ein Baby kommt im Süden voller Unschuld und Vertrauen auf die Welt. Das Element Erde, Verwurzelung, Körperbewusstsein, Ernährung u.a. werden hier beleuchtet. Der nächste Schritt führt in den Südwesten und so weiter bis zum Südosten, der Versenkung, Verschmelzung und Vereinigung symbolisiert. Das Ziel der Reise ist die Mitte des Kreises, das Zentrum deines Herzens. Um dort anzukommen, müssen alle Verletzungen, Hindernisse und Blockaden in dir heilen. Aus der Mitte deines Herzens strahlt eine einzigartige Kraft: die Liebe. Mit der Liebe verbinden sich unsere Herzen und knüpfen ein Lichtnetz, welches sich über die ganze Erde ausdehnt.

Wenn du bei dir selbst angekommen bist,
kannst du die Liebe in deinem Herzen nach außen tragen
und deine Umwelt damit berühren.

Zwischen den theoretischen Kapiteln, die dem Kreislauf des Rades folgen, habe ich meine biografischen Geschichten eingeflochten. Damit möchte ich meine Erfahrungen mit dir teilen. Vielleicht erkennst du in der einen oder anderen Geschichte eine eigene Erfahrung. Vielleicht entlockt es in dir einen stillen Ausruf von: „Ja, das kenne ich auch!" Vielleicht berührt dich die Erkenntnis, dass du mit deinen Erlebnissen nicht alleine bist.

Auch du hast den Atem des Lebens aufgenommen und mit deinem ersten Schrei die Herzen tief bewegt. Der Kreislauf des Lebens schenkt dir kostbare Chancen zu wachsen. Dabei darfst du nie vergessen, dass es keine Trennung gibt. Wir sind alle miteinander verbunden – gestern, heute, morgen. Wir sind hier, um voneinander zu lernen.

Wenn du in einer Phase der Standortbestimmung und Neuorientierung oder auf der Suche nach vertiefter Selbsterkenntnis und Lebenssinn bist, wirst du Antworten auf offene Fragen in diesem Buch finden.

Mit Themen aus der Prozessbegleitenden YogalehrerInnen Ausbildung möchte ich mit dir yogisch durch die acht Himmelsrichtungen des Medizinrades tanzen.

Mit Begegnungen aus meinem Leben lasse ich dich an großen und kleinen Wundern auf meinem Erdenweg teilhaben. Die Namen meiner WegbegleiterInnen habe ich geändert, um ihre Privatsphäre zu wahren. Das Erlebte ist zum Teil schon vor langer Zeit geschehen. Ich habe es nach meiner Erinnerung aufgeschrieben, deshalb kann es sein, dass es kleine Abweichungen gibt.

Ich spreche dich bewusst mit ‚du' an, damit wir uns etwas näher sind, denn ich freue mich darüber, dass du dich auf mein Buch einlässt und mit mir auf diese Reise gehst. Die männliche Form wählte ich, damit der Lesefluss nicht unterbrochen wird. Dies hat nichts damit zu tun, dass ich Frauen benachteiligen möchte, zumal ich ja selbst eine Frau bin ...

Ich habe großen Respekt davor, meine persönlichen Erfahrungen schutzlos in die Hände der Leser zu legen. Ich freue mich umso mehr über jeden einzelnen Leser, der sich von diesen Geschichten berühren lässt, sich ab und zu selbst erkennt und vielleicht ein ‚Aha-Erlebnis' erleben darf. Vermutlich wird es auch ein paar Stimmen geben, die es nicht gutheißen, dass ich zwei Lehren miteinander verbinde. Das ist in Ordnung, denn jeder hat eine eigene Sichtweise, was wunderbar ist. Wir können so am meisten voneinander lernen. Tolerant sein und ‚einfach etwas mal so stehen zu lassen' gehört zu unseren größten Herausforderungen im Leben. Das was ich in diesem Buch schreibe ist aus meinen eigenen Erfahrungen geboren. Es ist meine Wahrheit und muss nicht heißen, dass es auch deine Wahrheit ist. Ich möchte dich einladen, deine eigene Wahrheit zu erkunden. Eine von meinen Wahrheiten ist die Gewissheit, dass das Verbinden von verschiedenen Kräften unfassbar Großes bewirken kann. Schlussendlich führt jede Lehre zum selben Ziel – zur Liebe in unseren Herzen.

Mit diesem Buch möchte ich Menschen erreichen, die auf dem Weg sind. Ich möchte dich an der Hand nehmen und ein Stück des Weges mit dir gehen. Ich hoffe, dass diese Zeilen dir helfen werden, dein Vertrauen ins Leben zu stärken, den Mut zu haben nicht aufzugeben. Ich möchte darüber sprechen, dass wir in der unermesslichen Liebe des großen Ganzen gehalten sind und dass alles gut ist, so wie es ist.

Man kann einen Menschen nichts lehren,
man kann ihm nur helfen,
es in sich selbst zu entdecken.

Galileo Galilei

PROLOG

Ein ohrenbetäubender Knall hinterließ einen staunenden Ausdruck auf meinem Gesicht. Als mich eine unsichtbare Kraft aus dem Fahrradsattel hob, realisierte ich, dass dieser Knall etwas mit mir zu tun haben musste. Ich flog sechs Meter rückwärts über das Auto hinweg, das mich soeben angefahren hatte.

Dieser Tag fing so gut an. Ich freute mich wie ein kleines Kind, das an Weihnachten Geschenke auspacken darf, an der Errungenschaft von neuer, sonnengelber Bettwäsche, die ich an meinem wohlverdienten Feierabend in einem Geschäft entdeckt hatte. Der Fahrradgepäckträger war bereits bis obenhin mit einer großen Trainingstasche besetzt. Deshalb musste ich die Bettwäsche in meinen kleinen Rucksack quetschen. Zudem fuhr ich an jenem zukunftsverändernden Zeitpunkt an der Tanzschule vorbei, was ein aufregendes Kribbeln in mir auslöste. Nach bestandener Aufnahmeprüfung wollte ich dort in zwei Wochen die Ausbildung zur professionellen Tänzerin beginnen.

Der pralle Rucksack mit der neuen Bettwäsche klebte während des Fluges fest an meinem Rücken. Es kam mir vor, als wenn meine Schutzengel mich davor bewahren wollten, dass meine Wirbelsäule in alle ihre Einzelteile zertrümmert werden sollte.

Nach einem dumpfen Aufprall lag ich bewegungslos auf der asphaltierten Straße. Ein warmes Gefühl hüllte mich wie ein Schutzmantel ein. Leicht wie eine Feder schwebte ich über der Unfallstelle und beobachtete erstaunt, wie quietschende Autos vor meinem reglosen Körper abrupt abbremsten, Menschen hilflos hin und her rannten.

Plötzlich zog mich eine unsichtbare Kraft von diesem Ort weg und ich schwebte auf ein unfassbar schönes helles Licht zu, das mich magisch anzog. Mich überflutete ein Gefühl von einem tiefen inneren Frieden, je näher ich diesem Licht kam. Alles schien sich aufzulösen. Gleichzeitig fühlte ich mich von einer liebenden Kraft gehalten und wusste instinktiv, dass alles in Ordnung war. Es gab keine Fragen mehr, die nach Antworten verlangten. Eine Welle von Harmonie durchflutete mein Innerstes. Wenn ich in diesem Zustand hätte weinen können, hätten aus lauter Dankbarkeit für dieses Empfinden des Nach-Hause-Kommens befreiende Tränen meine Wangen benetzt.

Eine Lichtgestalt tauchte neben mir auf. Ich erkannte freudig meinen geistigen Freund Nathanael. Er forderte mich auf, ihn anzusehen und sagte: „Es ist noch nicht an der Zeit zu gehen, du hast noch einiges zu tun auf der Erde."

Nathanael ist mein geistiger Helfer, der mich schon sehr lange begleitet. Eigentlich hat er gar keinen Namen, er zeigt sich mir über ein besonderes Gefühl, welches er ausstrahlt. Hier auf der Erde ist es jedoch einfacher, wenn ich ihn über einen Namen anrufen kann. Deshalb habe ich ihm den Namen Nathanael gegeben. Er trägt eine unverfälschte ehrliche Weisheit in sich, die mich immer wieder tief berührt. Mein Vertrauen zu ihm ist grenzenlos. Nathanael ist immer in meiner Nähe. Er ist mein bester Freund, auf den ich mich bedingungslos verlassen kann. Bei jeder Gelegenheit spreche ich mit ihm, bedanke mich für sein Dasein, seine Unterstützung. Wenn ich verzweifelt bin, tröstet er mich mit aufmunternden Worten, die er in meine Gedanken legt. Auch hat er einen goldenen Humor. In angespannten, schwierigen Situationen spielt er oft den Clown, um mich aufzuheitern – dies so lange, bis ich beginne haltlos zu lachen. Wenn dies geschieht und ich unter Menschen bin, kommt es schon mal vor, dass diese mich verständnislos anstarren, als wäre ich nicht ganz dicht. In besonders herausfordernden Situationen tauchen auch andere geistige Begleiter auf. Jedoch Nathanael ist immer an meiner Seite und unterstützt mich mit einer Hingabe, die von bedingungsloser Liebe zeugt.

Er spürte augenblicklich, dass er mich mit seiner Aussage zutiefst verunsicherte. Meine Sehnsucht nach diesem Licht war überirdisch mächtig. Ich überlegte angestrengt, wie ich ihm verständlich machen konnte, dass ich von dem tiefen Wunsch beseelt war, in dieses Licht einzutauchen. Er war jedoch sehr bestimmt in seiner Klarheit.

Nathanael nahm mich bei der Hand und flog mit mir über die Erde hinweg. Als wir über eine große Stadt mit unendlich vielen Wolkenkratzern hinwegschwebten, tastete sich mein Blick durch eine Menge von Menschen, die wie Ameisen durch die Straßen strömten. Nathanael bedeutete mir, etwas näher heranzukommen und genauer zu schauen. Ich entdeckte in der Menge vereinzelte Lichter, die wie der Strahl einer Taschenlampe nach oben leuchteten und sich miteinander verbanden. Diese Lichtstrahlen leuchteten wie ein perfektes Netz, das die ganze Erde einhüllte. Auch uns berührten diese Lichtstrahlen. Mir wurde in einer beruhigenden Art und Weise klar, dass es noch viele andere wunderbar strahlende Menschen auf der Erde gab, die die schöne Aufgabe hatten, die noch schlafenden Seelen auf ihrem Weg zur Bewusstheit zu unterstützen.

Ich fühlte, wie ich in meinen leblosen Körper zurückgezogen wurde, den ich plötzlich wieder spürte. Undeutlich nahm ich wahr, wie mich eine rauchige Frauenstimme nach der Telefonnummer eines Angehörigen fragte. Ich hörte Menschen, die aufgeregt miteinander diskutierten, ob sie mich seitlich lagern sollen, damit ich an meinem Erbrochenen nicht ersticke. Jetzt erst spürte ich den metallenen Geschmack von Blut in meinem Mund und dann, wie diese klebrige warme Flüssigkeit meinen Hals hinunter rann. Aber den Geschmack nach Erbrochenem konnte ich beim besten Willen nicht erkennen. Schlagartig war mein inneres Sensorium aktiviert und sämtliche Alarmglocken läuteten. Ein brennender Schmerz im Rücken ließ mich das Schlimmste vermuten.

Erstaunlich klar gab ich die Anweisung, dass mich niemand anfassen darf. Ich war nun bei vollem Bewusstsein und dies war mein großes Glück. Denn ich kann bis heute nicht abschätzen, was mit meinen Wirbeln geschehen wäre, wenn sie mich auf die Seite gedreht hätten.

Ein Krankenwagen mit Blaulicht hielt neben mir und zwei Sanitäter eilten mit hastigen Schritten herbei. Ein junger Arzt suchte die Quelle meines Blutflusses. Ich hatte bei der Heftigkeit des Aufpralls meine Zunge fast abgebissen. Gottseidank konnte er vorerst eine innere Verletzung ausschließen. Er musterte mich mit wachen Augen und fragte: „Haben Sie Schmerzen?"

„Ja, ich habe das Gefühl, mein großer linker Zeh wurde abgerissen, die Schmerzen an dieser Stelle sind unerträglich."

Mit ernstem Gesichtsausdruck schaute er mich an und sagte trocken: „Seien Sie froh, dass Sie ihren Zeh noch spüren!"

In diesem Augenblick wurde mir bewusst, dass dieser Unfall meine ganze Zukunft verändern würde. Keine Tanzausbildung, kein Fahrradfahren und im schlimmsten Fall würde ein Rollstuhl auf mich warten.

Äußerst vorsichtig schoben die Sanitäter ein aufblasbares Kissen unter meinen Körper. Luft strömte durch eine Öse ein. Ohne die geringste Verschiebung der Wirbelsäule betteten sie mich sanft auf dem Kissen. Mit Blaulicht rasten wir durch die Stadt Zürich ins Universitätsspital. Auf der Notfallstation scharte sich eine Handvoll Ärzte um meine Trage. Sie untersuchten mich auf innere Verletzungen und beschlossen, sämtliche Knochen in meinem Körper zu röntgen.

Diese Prozedur habe ich in meiner Erinnerung ausgeblendet, da sie unglaublich schmerzhaft war und ich zu sehr damit beschäftigt war zu beten, dass meine Knochen unversehrt sein mögen.

Meine Schutzengel hatten ganze Arbeit geleistet. Dank dem gepolsterten Rucksack auf meinem Rücken brach lediglich ein Wirbelkörper auf Brusthöhe, und zwei weitere waren gestaucht. Ich kam mit einer Gehirnerschütterung und einem ausgerenkten großen Zeh davon. Mein Brustkorb fühlte sich merkwürdig an, da sich die Rippenbogen durch den Aufprall verschoben hatten. In meinem linken oberen Rückenbereich hatte ich kein Gefühlsempfinden mehr. Es fühlte sich an, als wenn die Nerven durch die gebrochenen Wirbelkörper abgetrennt wären. Blutergüsse verteilten sich, wie kunstvoll geformte Inseln überall unter der Haut.

Der Arzt blickte über den Rand seiner Lesebrille und sagte: „Sie hatten großes Glück, dass nichts Schlimmeres passiert ist. Der gepolsterte Rucksack auf ihrem Rücken konnte den Aufprall etwas mindern. Trotzdem werden Sie lernen müssen, mit Schmerzen zu leben."

Mein Kampfgeist war geweckt. „Nicht mit mir", dachte ich. „Ich bin noch viel zu jung um meine Träume aufzugeben."

Obwohl die Tanzausbildung bereits in zwei Wochen begann, setzte ich mir in den Kopf, dass ich einfach etwas später einsteigen würde. Mein damaliger Freund pflegte mich fürsorglich Tag und Nacht. Er half mir, wenn ich auf die Toilette musste, versorgte mich mit meinen Lieblingsspeisen und verbrachte die meiste Zeit an meinem Bett, das ich mehrere Wochen hüten musste. Ich hatte viel Zeit zum Nachdenken. Wie sieht meine Zukunft aus? Werde ich mich jemals wieder schmerzfrei bewegen können? Was soll ich nur tun? Ich war oft der Verzweiflung nahe und in diesen Augenblicken beruhigte mein Freund mich liebevoll mit den Worten, dass alles gut werden würde.

Eines Tages klingelte es an der Tür und ein Polizist besuchte uns. Er fragte mich, ob ich gegen den Taxifahrer, der mich angefahren hatte, Anzeige erstatten möchte.

„Sicher nicht!" antwortete ich, „er hat mich ja nicht absichtlich angefahren."

Der Polizist, der noch sehr jung war, legte seine Stirn in Falten und meinte: „Ich möchte Sie darauf aufmerksam machen, dass, wenn Sie keine Anzeige erstatten, die Versicherung Ihren Schadensfall nicht übernehmen wird."

„Das verstehe ich nicht", sagte ich, da ich der Überzeugung war, dass die Versicherung des Taxifahrers den Schaden übernehmen musste, weil er ja mich angefahren hatte.

„Wenn der Fahrer des Taxis bestreitet, und das tut er", meinte der Polizist, „dass er die alleinige Schuld an dem Unfall hatte, muss seine Versicherung nichts bezahlen."

Dies machte mir nun doch ein wenig Angst. Der sympathische Polizist ermahnte mich zu meiner Sicherheit, eine Anzeige aufzugeben und ich vertraute ihm. Dieser Taxifahrer hatte sich noch nicht einmal bei mir erkundigt, wie es mir ging, geschweige denn mich besucht.

Einen Tag später klingelte es wieder an der Tür. Dieses Mal morgens um sechs Uhr. Schlaftrunken schaute mein Freund durchs Guckloch. Ein kleiner untersetzter Mann stand mit hochrotem Gesicht vor der Tür. Sein kahler Schädel glänzte im künstlichen Treppenhauslicht, was einige spärliche Haare auch nicht ändern konnten. Es war der Taxifahrer, der mir lauthals durch die halb offene Wohnungstür verkündete, dass Jesus ihm gesagt hätte, dass mir nichts geschehen sei beim Unfall. Jesus? Mir nichts geschehen war? Das war ja interessant! Ich erklärte ihm, dass sich Jesus wohl geirrt haben musste, denn es sei sehr wohl etwas mit mir passiert. Der Taxifahrer wollte es gar nicht hören und stapfte wütend davon.

Kurz darauf rief eine fremde Frau bei mir an und erkundigte sich, wie es mir gehe. Sie klärte mich auf, dass sie beim Unfall alles gesehen hätte und wenn ich eine Zeugin bräuchte, sollte ich sie bitte kontaktieren. Sie regte sich furchtbar auf über den Taxifahrer. „Dieser Idiot hätte ja nicht mal einen Elefanten auf der Straße gesehen!" wetterte sie. Ihre Emotionen waren begründet, da sie selbst eine Tochter mit blonden Haaren in meinem Alter hatte und sich vorstellte, dass es auch ihre Tochter hätte treffen können.

Tatsächlich erhielt ich ein paar Monate später eine Vorladung vom Gericht. Offenbar hatte der Polizist recht gehabt. Ich rief die Zeugin an und bat sie, mit mir zu diesem Termin zu kommen. Als wir vor dem Gerichtssaal warten mussten, begegnete mir wieder der Taxifahrer. Unruhig stapfte er hin und her.

Als er mich entdeckte, fauchte er mich wütend an: „Sie sind schuld, dass ich jetzt hier sein muss!"

Ich erkannte, dass er sehr viel Angst hatte, denn er war schon etwas älter und stand vermutlich kurz vor seiner Pensionierung. Insgesamt mussten wir drei Mal vor Gericht erscheinen, da er jedes Mal Einspruch gegen das Urteil erhob. Sein Anwalt verteidigte ihn ein wenig hilflos mit fadenscheinigen Argumenten. Zum Beispiel behauptete er, ich sei unter Drogen gestanden, als ich mit dem Fahrrad unterwegs war. Und dann betonte der Taxifahrer wieder, dass Jesus ihm versichert hätte, dass mir nichts geschehen sei und dass ich eine verdammte Lügnerin sei.

Bei unserem letzten Termin polterte er lauthals mit Anschuldigungen gegen mich los. Dabei gestikulierte er aufgeregt mit Händen und Füssen. Er holte eine Strassenkarte hervor, auf der mit einem fetten roten Stift die Unfallstelle eingezeichnet war. Damit wollte er beweisen, dass ich mitten auf der Straße einen drei Meter großen Schwenker gemacht hätte.

„Sie hat ein massives Drogenproblem, das habe ich gleich erkannt! Wie eine Betrunkene ist sie gefahren!" wetterte er gehässig.

Es sei nicht seine Schuld, dass er nicht mehr abbremsen konnte. Er fluchte und schrie im Gerichtssaal herum, bis ihm die Richterin streng Einhalt gebot. Daraufhin beschimpfte er die Richterin, dass sie keine Ahnung von ihrem Beruf hätte. In diesem Moment wusste ich, dass er einen Fehler gemacht hatte. Der Geduldsfaden der Richterin war nun definitiv gerissen. Ich war ohne einen Anwalt gekommen. Die Richterin hörte mich anschließend aufmerksam an. Dann wollte sie nochmals von der Zeugin wissen, wie sie den Unfall beobachtet hatte. Auch die Zeugin war auf Hochtouren. Ich spürte, wie sie zitterte vor Wut. Sie schildete den Hergang des Unfalls aus ihrer Sicht.

„Der hätte ja nicht mal einen Elefanten auf der Straße gesehen!"
schloss sie ihre Ausführungen mit ihrem Lieblingssatz.

Die Richterin gab dem Taxifahrer die Höchststrafe. Er musste seinen
Fahrausweis für ein Jahr abgeben, sämtliche Kosten übernehmen
und für zwei Wochen bedingt in eine Strafanstalt. Als ich seine zusammengeknickte
Gestalt betrachtete, tat er mir richtig leid, denn nach
wie vor war ich davon überzeugt, dass kein Mensch absichtlich eine
Fahrradfahrerin umfährt. Sein Auftritt hatte jedoch massiv gegen ihn
gesprochen. Ich denke sogar, dass wenn er einsichtig gewesen wäre,
hätte er gar keine Strafe bekommen. Eigentlich ging es ja nur darum,
welche Versicherung den Schaden übernehmen musste. Obwohl ich
zu jener Zeit noch kein Yoga praktizierte, wurde mir durch dieses
Erlebnis bewusst, dass es sehr hilfreich ist, die innere Mitte zu bewahren.
Und dass Emotionen die Realität zerstören können.

Etwa ein Jahr später fuhr ich mit meinem neuen Fahrrad die Limmat
entlang. Ich spürte, wie sich von hinten ein Auto näherte und gefährlich
nah aufschloss. Ich drehte mich um und erkannte auf der Fahrerseite
den Taxifahrer. Auch er hatte mich erkannt und begann mich
wütend von der Straße abzudrängen. Ich bekam es mit der Angst zu
tun. Mit einem gekonnten Sprung hechtete ich samt meinem Fahrrad
auf den Gehsteig und raste wie eine Verrückte davon. Wie im Krimi
verfolgte er mich und schaute angriffslustig aus dem Fenster. Ein
kurzes Stück weiter gab es eine kleine Fussgängerbrücke, die über die
Limmat führte. Ich wusste, dies war meine Rettung. In letzter
Sekunde bog ich blitzschnell ab und flitzte in einem Höllentempo
über diese Brücke davon. Ich glaube, so schnell bin ich in meinem
ganzen Leben noch nie Fahrrad gefahren. Der will mich doch tatsächlich
nochmals umfahren, schoss es mir durch den Kopf. Wollte er
mich einfach noch einmal unmissverständlich daran erinnern, in
meinem Leben nicht mehr einzuschlafen? Bewusst meinen Erkenntnissen
treu zu bleiben? Dieser verrückte Taxifahrer war einer meiner
größten Lehrmeister. Er hatte mich in vielerlei Hinsicht wachgerüttelt.
Und dafür werde ich ihm ewig dankbar sein.

Dieser Unfall brachte mein ganzes Leben durcheinander. Der Boden
unter den Füssen wurde mir schonungslos weggezogen. Ich wurde
auf eine unangenehme Art und Weise gezwungen, mein Leben zu

überdenken. Mein Rückgrat war auf Herzhöhe gebrochen. Tagtäglich wurde ich mit der Tatsache konfrontiert, mein Leben aufrichtig zu betrachten. Lebte ich mit einer Lebenslüge, welche mich nötigte, mich in einer gekrümmten Haltung zu bewegen? Hatte ich den Mut, mein Herz für die Schönheiten des Lebens zu öffnen? Würde ich es schaffen diese Erfahrung als Chance für eine Veränderung anzunehmen? Der andere Weg, mich selbst zu bemitleiden, kam mir zu anstrengend vor. Auch wenn es ein schönes Gefühl war, im Mittelpunkt zu stehen und sich umsorgt zu wissen. Dennoch, dies konnte nicht meine Lebensaufgabe sein, mich von der Fürsorge anderer abhängig zu machen. Ich wollte verantwortungsbewusst – mit starkem Rückgrat – aufrichtig durch mein Leben schreiten. Ich wollte aus der Weisheit meines Herzens handeln.

Der Unfall und seine Folgen waren wie eine Initialzündung für die Erkenntnis, dass ich für die Heilung auf allen Ebenen selbst verantwortlich bin. So gelangte ich auf wundersamen Wegen auf den Yoga- und Schamanenpfad. Ich musste mir eingestehen, dass der Arzt Recht behalten sollte mit seiner Aussage, dass mein Leben fortan von Rückenschmerzen bestimmt sein würde. Aber ich fand schnell heraus, dass dieser Arzt vermutlich noch nie etwas von Yoga gehört hatte: Wenn ich Yoga praktizierte, war ich schmerzfrei. So wurden meine Rückenschmerzen auf Herzhöhe zu meinem größten Lehrer im Fach Disziplin. Ich kann mir bis heute nicht erlauben, auf meine tägliche Yogapraxis zu verzichten, sonst würde ich mich für ein Leben mit konstanten Schmerzen entscheiden. Yoga ist das Medium, mich zu verwurzeln und die Dankbarkeit in mir zu spüren, am Leben zu sein. Durch Yoga lernte ich das Leben auf der Erde zu lieben.

MEDIZINRAD
- aus yogischer Sicht -

Der Weg des ‚Prozessbegleitenden Yoga' beginnt im Süden. Schritt für Schritt tanzen wir im Uhrzeigersinn durch das Medizinrad. Jeder Himmelsrichtung sind Themenbereiche zugeordnet, die für die Selbstheilung wesentlich sind.

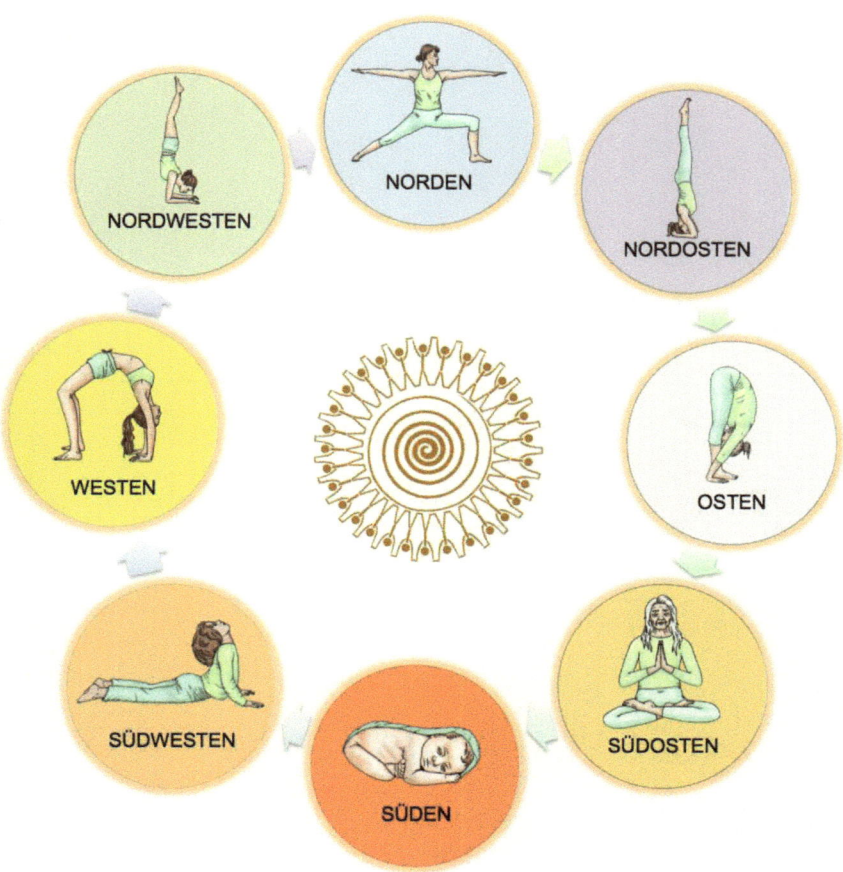

SÜDEN

Ein Kind ist sichtbar gewordene Liebe.

Novalis

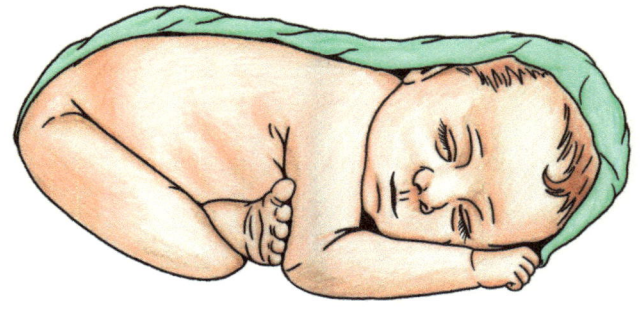

Die Reise deines Erdenlebens beginnt im Süden des Medizinrades. In dieser Himmelsrichtung vollziehst du den ersten Schritt in den heiligen Kreis des Lebens. Ein Baby kommt voller Unschuld und Vertrauen auf die Welt. In diesem Bewusstsein verbindet es sich durch die Kraft des Wurzelchakras (Muladhara Chakra) mit der physischen Welt, dem irdischen Dasein.

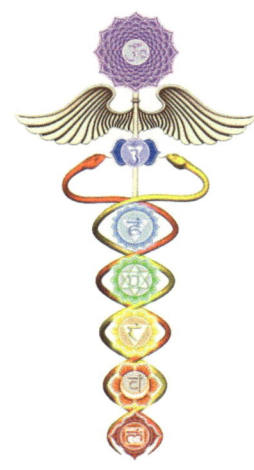

Das Wort ‚Chakra' kommt aus dem Sanskrit und bedeutet ‚Energierad' oder ‚Rad des Lichtes'. Entlang der Wirbelsäule sind die sieben Hauptenergiezentren oder Chakren angeordnet, die durch subtile Energiekanäle verbunden sind. Die Chakren kommunizieren zwischen Körper und Geist und können als dir innewohnende Energien verstanden werden, die ins Leben eingebracht werden möchten. Energien, die ganz bestimmte Eigenschaften haben und für ganz bestimmte Zwecke sowie in ganz bestimmten Lebensphasen und -situationen eingesetzt werden können.

In diesen Zentren befinden sich Lebenskraft und Gesundheit. Die Chakren nehmen positive Energien auf und strahlen diese durch deine Persönlichkeit und deinen Charakter aus. Den Chakren sind verschiedene Qualitäten zugeordnet. Es ist deine Aufgabe, diese im Gleichgewicht zu halten. Dadurch kann die Energie der Kundalini, der mütterlichen Urkraft, ungehindert fließen. Wenn sie jedoch aus dem Gleichgewicht gerät, erkrankt das ganze System.

MULADHARA CHAKRA
- *Wurzelchakra* -

Das Muladhara Chakra befindet sich an der Basis der Wirbelsäule. Es verbindet dich energetisch mit der Erde, da es nach unten geöffnet ist. Die gesamten Bedürfnisse des Lebens und Überlebens auf Erden fallen in den Wirkungsbereich des Wurzelchakras. Erdende Übungen im Yoga, Barfußgehen in der Natur, rhythmisches Trommeln oder Gartenarbeit (in der Erde wühlen) sind für Menschen wie mich, die bei der Geburt vergaßen, ihre Flügel abzustreifen, essenziell. Dies hilft, Eigenschaften des Muladhara Chakras, wie Körperbewusstsein, Lebenskraft und Ur-Vertrauen zu entwickeln.

ANKOMMEN

1964. Drei Tage nach Weihnachten drang im Spital Bülach der Duft von frisch gebratener Rösti – einem typischen Schweizer Kartoffelgericht – durch die halb offene Zimmertür. Meine Mutter presste mit aller Kraft ein letztes Mal. Gleißend helles Licht und Röstiduft waren meine ersten Eindrücke von dieser Welt. Die Krankenschwestern schienen vergessen zu haben, die Küchentür zu schließen. Der erdende Geruch der gebratenen Kartoffeln half mir, auf der Erde anzukommen. Rösti blieb bis heute eine meiner Lieblingsspeisen.

Mein Vater konnte sein Glück nicht fassen, als er sah, dass ich ein Mädchen war. Er durfte mich im warmen Wasser baden. Dieser

Empfang war für meinen kleinen Körper wie Balsam. Die starken Arme meines Vaters gaben mir ein Gefühl von Geborgenheit. In der Nachbarschaft lebte zu jener Zeit eine befreundete Familie. Während ich im Bauch meiner Mutter heranwuchs, starben die Eltern dieser Familie kurz hintereinander und hinterließen vier kleine Kinder. Meine Eltern versprachen ihren Freunden am Sterbebett, die Kinder bei sich aufzunehmen. So wurde ich in eine Großfamilie hinein geboren. Meine Mutter spürte, solange ich in ihrem Bauch war, eine außergewöhnliche Kraft. Nach meiner Geburt fiel diese Energie zusammen. Ein tiefer Erschöpfungszustand übermannte sie.

Meine Eltern wurden rund um die Uhr von dieser Kinderschar in Beschlag genommen. Im tiefsten Winter wurde ich in kuschlige Decken gehüllt und im Kinderwagen auf die geschützte Terrasse geschoben. Sie wollten mich vom Trubel im Haus fernhalten. Dies gab mir die Gelegenheit, oft in der geistigen Welt bei meinen Freunden zu weilen.

Ich wurde gehätschelt und verwöhnt. Alle wollten mich halten und liebkosen. Babys haben eine unvergleichlich schöne Ausstrahlung, sind noch voller Unschuld und Vertrauen. Wenn die leidgeprüften Waisenkinder mich in ihren Armen hielten, war ein kleines Stück ihrer Welt wieder hergestellt. In dieser emotional angespannten Situation war ich ihr kleiner Engel, der sie mit leuchtenden Augen anstrahlte und ihre tieftraurigen Kinderseelen etwas aufheiterte. Mein älterer Bruder Jean verehrte mich zutiefst, da ich eine Verbündete war in dieser für ihn schwierigen Situation. Die anderen Kinder empfand er als Eindringlinge, die ihm seinen angestammten Platz wegnahmen.

Die Situation spitzte sich für meine Eltern immer mehr zu. Schon bald mussten sie sich schweren Herzens entscheiden, diese vier Kinder an eine andere Pflegefamilie abzugeben. Es war ihnen wichtig, dass die vier Kinder zusammen bleiben konnten. Nach langem Suchen fanden sie schließlich einen geeigneten Platz bei einem jungen Paar mit einem großen Haus.

NADIS UND GRANTHIS
- Energiekanäle und Knoten -

Meine Eltern spürten, wie ihre innere Balance unaufhaltsam einem Ungleichgewicht wich und sie aus der inneren Mitte warf. In ihren jungen Jahren sechs Kinder zu betreuen war ein Kraftakt, der sie zu viel Energie kostete und ihre Ressourcen erschöpfte. Sie fühlten sich ausgelaugt, müde und genervt, was sich wiederum auf uns Kinder auswirkte. Ihre Gedanken sandten aufgrund der Überforderung negative Signale aus, die sie in eine destruktive Abwärtsspirale brachte. Sie mussten einen Weg finden, diesen Kreislauf zu durchbrechen, um das innere Gleichgewicht wiederzufinden. Die Lehre der Energiekanäle (Nadis) im Körper zeigt wunderbar auf, wie das Gleichgewicht wiederhergestellt werden kann.

In allen Lebewesen gibt es polare Gegensätze, wie Licht – Schatten, Sonne – Mond, Himmel – Erde, männlich – weiblich, etc. Diese dualistischen Aspekte stehen einander gegenüber, trotzdem benötigen sie einander. Niemals kann nur eines alleine existieren.

Es gibt einen Sender und einen Empfänger, einen Gebenden und einen Nehmenden. Im Sanskrit, der Ursprache der Inder, werden die positiven Ströme mit dem Ton HA bezeichnet, was SONNE bedeutet. Der negative Strom wird mit dem Laut THA bezeichnet – das bedeutet MOND. Demzufolge bedeutet HATHA-Yoga, die beiden gegensätzlichen Energien ins Gleichgewicht zu bringen und somit die aktive und passive Seite des Menschen in den inneren Zustand der Einheit zu führen.

Auch die Erde hat einen positiven und einen negativen Pol, der sich im Menschen spiegelt. Der Wechsel des Atems, der pulsierende Herzschlag und der daraus entstehende Rhythmus beleben das ganze Universum. Auf dem Schädel setzt in spiraliger Wirbelform der Haarwuchs an – direkt darunter findet sich im Gehirn der positive Pol. Der negative Pol befindet sich im letzten Wirbelknochen des Steißbeins. Das Rückgrat ist der Träger des Lebens.

Die beiden Pole sind über subtile Energiekanäle (Nadis) miteinander verbunden. Nadis entstehen bereits im Mutterleib und bilden ein ganzes Netzwerk von feinen, sich verästelnden Bahnen, die durch deinen

Körper laufen. Die Nerven, die Blutgefäße und auch die Knochen sowie die Muskeln formen sich um diese Kanäle herum. Die gesamte Struktur des Körpers ist somit eine vollkommene Widerspiegelung dieses Netzwerks aus Lichtkanälen. Dieses Lichtnetzwerk beginnt beim Svadhisthana Chakra (Nabelchakra) zu wachsen und verzweigt sich in feinen Kanälen in alle Richtungen, wie die Speichen eines Rades. Von ihnen zweigen dann wiederum andere, einschließlich der drei größten und wichtigsten Kanäle (Pingala Nadi, Ida Nadi und Sushumna Nadi), nach oben und unten ab.

Voraussetzung für inneres Gleichgewicht ist ebenfalls eine gleichwertige Aktivität der beiden Gehirnhemisphären. Dabei ist zu beachten, dass die linke Gehirnhemisphäre die rechte Körperhälfte steuert und die linke Körperhälfte wird von der rechten Gehirnhemisphäre beeinflusst.

Rechts von der Wirbelsäule liegt Pingala Nadi, der Sonnenkanal. In diesem Kanal fließen aktive Gedanken, die von der linken Gehirnhälfte gesteuert werden. Der Verstand selektiert Ausschnitte aus deinem Alltagsgeschehen und analysiert, bewertet und vergleicht sie auf Grund deiner Vergangenheit. Die Erkenntnisse daraus projizierst du in deine Zukunft und erschaffst so mit den Gedanken deine Realität.

Auf der linken Seite der Wirbelsäule liegt Ida Nadi, der Mondkanal. In diesem Kanal fließen gefühlsbetonte Gedanken, die von der rechten Gehirnhälfte gesteuert werden. Gefühle kannst du ausschließlich in der Gegenwart wahrnehmen. Über deine Sinnesorgane erlebst du die Realität des Alltags. Wahrhaftige Gefühle sind frei von Bewertungen, sie kennen keine Sorgen, sie sind still und friedlich. Gefühle sind die Sprache deiner Seele.

Der mittlere, wichtigste Kanal läuft als Mittellinie durch den Körper, als die Achse, aus der alle anderen Kanäle hervorgehen. Sushumna Nadi ist der Kanal der Erkenntnis. Darin fließen die Gedanken der Freude und der Reinheit; Gedanken der Gnade und des Friedens.

In den Kanälen befinden sich unsichtbare Energieströme, die gemeinsam mit den Gedanken auf und ab fließen. Der Geist, ein steter Fluss von Gedanken, Gefühlen, Erinnerungen, Phantasien und Wahrnehmungen, reitet sozusagen auf diesen Energieströmen, wie ein

Surfer mit seinem Brett über die Wellen. Sie bewegen sich gemeinsam und sind untrennbar miteinander verbunden.

Ida und Pingala ranken sich den Rücken hinauf und hinab wie Weinreben und überkreuzen sich jeweils zwei Mal auf Höhe der Taille (Brahma Granthi), direkt hinter dem Herzen (Vishnu Granthi) und am untersten Teil des Nackens (Rudra Granthi). An diesen Punkten kreuzen sie Sushumna Nadi, was sie in die Lage versetzt, diesen mittleren Kanal zu blockieren. Dies geschieht, wenn sie randvoll mit abschlägigen Gedanken und somit dick und kräftig sind.

Solange zwischen den beiden Polen eine Verbindung besteht und die Energieströme ungehindert fließen, lebt in deiner Empfindung der Körper. Du fühlst dich zentriert und gesund.

Wenn jedoch ein Ungleichwicht der Energieströme besteht, ist der Zeitpunkt gekommen, etwas im Leben zu verändern. Die Bewusstwerdung des Leidens ist der erste Schritt dazu. Als zweiten Schritt gilt es herauszufinden, welche Veränderung du bereit bist, umzusetzen. Ein bewusster Atem, wie zum Beispiel die ,vollständige Yogiatmung', unterstützt dich dabei, denn die Atmung ist die Basis des Seins.

VOLLSTÄNDIGE YOGIATMUNG

Dein Atem ist wesentlich mit den Energieströmen verbunden. Gezielte Atemtechniken haben die Kraft, zu verhindern, dass sich die Ströme in den Nadis stauen. Die Kanäle Ida und Pingala enden nicht oben am Kopf, sondern ziehen sich durch den Schädel und kommen an den Nasenflügeln heraus. Sushumna Nadi endet am unteren Teil der Stirn, etwas oberhalb des Punktes zwischen den Augenbrauen. Fließend durch die Nase ein- und auszuatmen hilft den Fluss der Energieströme innerhalb der drei Kanäle zu beruhigen. Zu Beginn ist es wichtig, immer gleich lang ein- und auszuatmen. Dabei hilft es, wenn innerlich leise gezählt wird, beginnend bei der Ausatmung. Es muss immer vollständig ein- und ausgeatmet werden. Gelangt nicht genügend frische Luft in die Lungen, hat der Körper nicht genügend Brennstoff. Gelangt die verbrauchte Luft nicht vollständig hinaus, gibt es nicht genügend Platz für den nächsten frischen Atemzug. Dadurch gerät der Atem aus dem Rhythmus und fängt an unregelmäßig zu werden. Das wiederum übt an den Stellen vermehrten Druck auf den Sushumna Kanal aus, an denen er von den beiden Seitenkanälen blockiert wird. Deshalb sollte der Atem immer in Bewegung sein. Eine wunderbare Hilfe ist die Konzentration auf das dritte Auge (Ajna Chakra) sowie das Hochziehen der Mundwinkel zu einem leichten Lächeln. Dies entspannt die Falte, die aufgrund einer körperlichen oder geistigen Anstrengung zwischen den Augenbrauen entsteht. Zudem lockern sich bei einem Lächeln die Endpunkte der beiden Seitenkanäle entlang der Nase, was einen Fluss schöner Gedanken in Sushumna Nadi auslöst.

Ein bewusster Atem führt dich zu deinen Wurzeln zurück, in einen Zustand absoluter Präsenz und Hingabe wobei die Ausatmung dich mit der Erdenergie verbindet. Die Beherrschung der vollständigen Yogiatmung ist die Voraussetzung für das Praktizieren aller weiteren Atemübungen.

Die Bauchatmung, mittlere Atmung und obere Atmung sowie Samavritti Pranayama sind eine wunderbare Vorbereitung für die vollständige Yogiatmung.

EINATMEN

Ich wuchs in einem Pfarrhaus in der Stadt Zürich auf. Das Haus wirkte mit seinen elf Zimmern, die auf drei Stockwerke verteilt waren und einem parkähnlichen, verwunschenen Garten riesengroß auf mich. Ein wahres Paradies für Kinder. Ich teilte mit meinem älteren Bruder Jean und den beiden jüngeren Brüdern Samuel und Andreas ein großes Zimmer im ersten Stockwerk. Wir fühlten uns dadurch sicher und geborgen in diesem für uns Kinder überdimensional großen Haus. Von der obersten Etage hatten wir freie Sicht über die Stadt und auf den Zürichsee. Ich liebte diesen Blick. Er vermittelte mir das Gefühl von Freiheit.

Als kleines Mädchen war ich sehr schüchtern. Ich fühlte mich am wohlsten, wenn ich alleine oder zu Hause bei meinen Eltern war.

Jedes Mal, wenn es an unserer Haustür klingelte, versteckte ich mich an einem sicheren Ort im Haus und hoffte, dass mich niemand finden würde. Bei uns klingelte es andauernd, da immer irgendjemand etwas von meinem Vater wollte. Entweder waren es Randständige, die Hilfe benötigten oder andere Bedürftige, die als letzte Hoffnung den Pfarrer aufsuchten. Einerseits faszinierten mich diese Menschen zutiefst, da sie so anders waren, als die Menschen, die ich kannte. Andererseits flößten sie mir Angst ein, da sie meistens verwahrlost und elend aussahen. Immer erhielten sie von meinem Vater einen guten Rat oder eine Gabe, die ihnen half, eine weitere Zeit zu überbrücken. Es faszinierte mich, dass meine Eltern allen verzweifelten Menschen ihre Hilfe anboten. Die bedingungslose Hilfsbereitschaft meiner Eltern hat mich tief geprägt.

Es gab auch Streit in unserer Familie. Vor allem meine Brüder waren kampflustig. Mein Vorteil war, dass ich als einziges Mädchen, das eher schüchtern und zurückhaltend war, fast immer von den Kämpfen verschont wurde. Wegen meiner blonden Haare wurde ich oft ‚kleiner Engel‘ gerufen. Dieser Status und meine Zurückgezogenheit gaben mir Schutz vor Angriffen.

Jean hat uns Kinder manchmal regelrecht tyrannisiert. Jean's Offenheit, das Leben zu nehmen wie es ist, wurde oft gestört. Auch war er der Älteste und hat diese Rolle sehr ernst genommen. Als seine jüngere Schwester konnte ich noch nicht erkennen, dass er es am schwersten in unserer Familie hatte. Er war der Vorreiter für uns jüngere Geschwister und pfadete den Weg für uns, so dass wir es später viel leichter haben sollten, unsere Bedürfnisse bei den Eltern durchzusetzen. Diese Verantwortung äußerte sich oft in seinem Machtgehabe uns gegenüber. Wir mussten machen, was er uns befahl, sonst setzte es Schläge. Einmal brach er sich während eines Skiurlaubs sein Bein und es wurde eingegipst. Es war unsere Pflicht, jeden Freitagnachmittag unser Spielzimmer aufzuräumen. Da Jean mit einem Gipsbein natürlich nicht mithelfen konnte, thronte er wie ein König auf dem Sofa und bedrohte uns mit seiner Krücke. Samuel bekam am meisten Schläge ab, da er von zarter Statur war und sich am wenigsten wehren konnte.

Später, als Jean viel zu jung diese Erde verließ, erkannte ich, dass er ein wundervoller Lehrer für mich war. Jedoch dazu komme ich etwas später.

ELEMENT ERDE
- *Prithivi* -

Jean wurde, wie jedes Kind, unschuldig und mit einem Urvertrauen geboren. Durch den Schock, den er als kleiner Junge erfuhr, als er plötzlich, von einem Tag auf den anderen, als Einzelkind mit einer Großfamilie konfrontiert wurde, verlor er das anfänglich grenzenlose Vertrauen in die Welt, wie er sie kannte. Er verlor den Boden unter den Füßen und versuchte verzweifelt, die abhanden gekommene Aufmerksamkeit zurückzugewinnen.

Die Verbundenheit mit der Mutter Erde ist für dein Urvertrauen von großer Bedeutung. Je tiefer du deine Wurzeln ins Innere der Erde verankerst, desto weiter kannst du deine Äste zum Himmel ausstrecken, ohne dass du den Halt verlierst und den Boden unter den Füßen nicht spüren kannst.

Wenn du lernst, dich zu erden, bedeutet dies nicht, dass du nun schwer wirst, bis du ‚im Boden fast versinkst'. Die Erfahrung zeigt vielmehr, dass ein Pendel, welches in eine Richtung schwingt, ebenso weit auch in die andere Richtung zurückschwingen wird. Das bedeutet: Je tiefer deine Verankerung im Hier und Jetzt ist, desto größer werden gleichzeitig deine Möglichkeiten, dich dem Himmel zu öffnen.

WURZELN

Da ich ein schüchternes Mädchen war, hatte ich nicht viele Freundinnen. Was ich jedoch immer hatte, war eine enge Freundin. Isabelle war für mich wie eine Schwester, die ich nie hatte. Bei ihr zuhause durfte ich Donald-Duck-Büchlein lesen, die sie unter ihrem Bett versteckt hielt. Wir heckten Streiche aus. Zum Beispiel banden wir uns den rechten Arm mit Stoffbinden so dick ein, dass es aussah wie ein Gips. Der Lehrerin erzählten wir, dass wir unsere Arme gebrochen hätten und deshalb nicht mehr schreiben konnten. Den zweifelnden Gesichtsausdruck der Lehrerin ignorierten wir und banden jeden Morgen unsere Arme erneut gewissenhaft ein.

Ich erlebte eine wunderschöne Kindheit, fühlte mich geliebt, verstanden und getragen von meinen Eltern, beschützt von meinen Brüdern und ‚verschwestert' mit Isabelle. Tief in meinem Inneren schwelgte jedoch leise und konstant ein schwebendes Gefühl, so als hinge ich zwischen Himmel und Erde. Ich flüchtete oft in den nahegelegenen Wald. Die Bäume hatten eine beruhigende Wirkung auf mich. Ich spürte das Pulsieren ihrer Wurzeln tief in der Erde und verband mich mit diesem Gefühl. Gleichzeitig sprach ich mit Nathanael, meinem geistigen Freund und suchte seinen Rat. Mit ihm konnte ich über alles sprechen. Zum Beispiel war es unheimlich schwierig für mich, dass ich mich so schwer von den Geschichten anderer Menschen abgrenzen konnte. Es geschah oft, wenn ich jemandem begegnete und dieser Person in die Augen schaute, dass sich ihre ganze Lebensgeschichte wie ein Film vor mir abspulte. Dies waren zum Teil sehr belastende Bilder. Ich realisierte, dass ich Einblicke in Lebenssituationen erhielt, die nach Lösungen verlangten. Allerdings wusste mein Kinderherz nicht, ob ich die Erlaubnis hatte, etwas zu sagen. Ein einziges Mal getraute ich mich, einer hochschwangeren Frau zu sagen, dass das Herz ihres Kindes im Bauch nicht mehr schlage und fragte sie, ob sie das auch spüren könne. Sie schaute mich entsetzt an und sagte mit erstickter, wütender Stimme: „Du freches Ding! Was erlaubst du dir eigentlich?" Später erfuhr ich, dass dieses Kind tatsächlich nicht mehr lebte und sie den toten Körper trotzdem noch gebären musste. Seither hielt ich lieber meinen Mund.

Irgendwie hatte ich immer das Gefühl, dass ich bei meiner Geburt vergessen hatte, meine Flügel abzustreifen. Das Dasein auf der Erde empfand ich als beschwerlich und mühevoll. Am liebsten wollte ich meinem Körper entfliehen und davonfliegen. Wenn ich in der Einsamkeit weilte, breitete ich meine Flügel aus und meine Seele glitt auf direktestem Weg in die geistige Welt. Dies war meine Realität und da fühlte ich mich zu Hause. Die Erde ist ein wunderschöner Planet und doch empfand ich ihn oft als kalt und öde. Bei Begegnungen mit anderen Menschen staunte ich manchmal wie ein kleines, unwissendes Kind über die Art und Weise, wie miteinander umgegangen wurde. Ich beobachtete schockiert, wie die Menschen einander verletzten. Oft hatte ich das Gefühl, in einem Irrenhaus zu leben. Ich fühlte mich wie eine Touristin in einem fremden Land.

Immerzu beschäftigte mich die Frage, warum ich hier auf der Erde bin und weshalb ich nicht von hier weg kann. Ich fühlte mich gefangen in diesem Körper und wollte diesem Gefühl entrinnen. In mir schrie eine unstillbare Sehnsucht nach etwas, das ich nicht benennen konnte. Oft war ich verzweifelt, denn am liebsten wollte ich mich einfach ins Nichts auflösen. Der einzige Trost war die Anwesenheit von Nathanael, der mir das Gefühl von Heimat vermittelte. Aber auch er konnte meine Sehnsucht nach Befreiung nicht stillen. Geduldig salbte er meinen inneren Aufruhr mit seinem einfühlsamen Wesen.

Ich kann mich sehr gut an ein Erlebnis erinnern, als ich ungefähr neun Jahre alt war. In unserem Haus gab es ein kleines Zimmer, das an das Büro meines Vaters grenzte. Dieses Zimmerchen bestand sozusagen nur aus Fenstern. In alle Richtungen hatte man einen wunderbaren Ausblick, konnte die Wolken am Himmel beobachten und die Vögel auf den Baumspitzen begrüßen. An jenem Tag stand ich mitten in diesem Raum und schaute in die Ferne. In mir wallte wieder diese verzweifelte Sehnsucht nach Befreiung auf. Plötzlich spürte ich, wie Nathanael sachte seine Hand auf meine Schulter legte. Ein unbeschreibliches Gefühl von ‚Schweben' durchströmte mich. Es zog mir förmlich den Boden unter den Füßen weg und ich hatte das Gefühl, ich schwebe irgendwo im Universum. Nach meinem Empfinden dauerte dieses Gefühl nur Sekundenbruchteile und trotzdem eine Ewigkeit. Alles löste sich auf. In mir entstand ein unwiderrufliches Wissen, dass es dort draußen ewig weiter geht und dass das Leben auf diesem Planeten nur vorübergehend ist. Es fällt mir schwer, diese Empfindungen in Worte zu fassen. Mir wurde auf einmal bewusst, dass ich meinem Körper nicht entrinnen kann. Dies ließ pure Verzweiflung in mir hochsteigen, da ich mir nichts sehnlicher wünschte, als für immer bei meinen Freunden in der geistigen Welt zu weilen.

Diese Welt war für mich die Realität und das Leben auf der Erde ein Rätsel, das ich einfach nicht verstehen konnte. Ich fühlte mich fremd und unverstanden, allein und verletzlich. Nach diesem Erlebnis zog ich mich innerlich noch mehr zurück.

Zu jener Zeit verstand ich vieles noch nicht und war verunsichert, wie ich mich unter Menschen verhalten soll. Ich konnte mit niemandem über meine Erlebnisse sprechen, da ich dachte, dass es sowieso niemand verstanden hätte.

Ich begann meine Sehnsucht zu verdrängen und gab mir Mühe, ein fröhliches Kind zu sein. Sämtliche Wahrnehmungen speicherte ich in meinem Innern und erstickte manchmal fast daran. Mein Körper reagierte mit Verstopfung. Ich konnte bis zu zwei Wochen nicht mehr auf die Toilette gehen. Als es dann nicht mehr anders ging, war der Akt des Loslassens dermaßen schmerzhaft, dass ich tagelang erneut voller Schrecken vermied, auf die Toilette zu gehen. Dies dauerte so lange, bis ich es nicht mehr aushielt und meiner Mutter schamvoll davon erzählte. Sie begann mir verdauungsfördernde Ballaststoffe mit viel Flüssigkeit einzuflößen.

Auch litt ich jahrelang fast ununterbrochen an schwerer Angina. Die Entzündung in meinem Rachen verbot es mir zu sprechen, was mir ja nur recht war, abgesehen von den Schmerzen.

Ich aß viel und wurde pummelig. Dies störte mich nicht weiter, denn je fester mein Körper wurde, desto konkreter fühlte ich mich mit der Erde verbunden. In der Schule kamen verächtliche Bemerkungen über die Lippen meiner Mitschüler und ich stopfte noch mehr in mich hinein. Sport, insbesondere Leichtathletik, war der blanke Horror für mich. Ich konnte weder schnell laufen, noch hoch über eine Stange, geschweige denn in die Weite springen. Dafür entdeckte ich meine Freude am Geräteturnen. Ich liebte es, meine Muskeln zu stärken, die Glieder zu dehnen und mit meiner Balance zu spielen. Ich begann in meiner Freizeit bis zu fünf Mal jede Woche zum Geräteturnen zu gehen. Auch in den langen Sommerferien verbrachte ich jeden Tag in einer kühlen Turnhalle und schwitzte leidenschaftlich an den Geräten. Ich begann voller Hingabe an Wettkämpfen teilzunehmen. Dies machte ich so lange, bis ich eines schönen Sommertages ausgerufen wurde: Ich war die Zweitbeste! Stolz trug ich eine Silbermedaille nach

Hause. Die Körperbeherrschung verlieh mir ein Gefühl des nach-Hause-Kommens in meinen Körper. Ich nahm drastisch ab, fühlte mich stark, beweglich und in meiner Mitte verankert.

KÖRPERBEWUSSTSEIN

Dein Körper ist ein Tempel für die Seele. Dank ihm ist es möglich auf der Erde zu sein und deiner Lebensaufgabe nachzugehen. Wenn du deinen Körper vernachlässigst, flüchtet deine Seele, da sie sich im Körper nicht wohl fühlt. Es ist bestimmt nicht immer einfach zu spüren, was dir gut tut und was nicht. Dies hängt mit deinem Gefühl für Bewusstheit zusammen, welches du vermutlich oft erfolgreich ignorierst. In dieser schnelllebigen Zeit ist es immer schwieriger wahrzunehmen, was für Botschaften dein Körper und deine Gefühle aussenden.

Die Haut ist dein größtes Schutzorgan und zeigt innere wie äußere Mängel auf. Ausschläge, Ekzeme, Warzen, Entzündungen machen dich auf einen inneren Hilferuf aufmerksam. Die Sprache des Körpers lügt nie. Er ist ein wunderbarer Lehrer für deine innere Stimme, die allzu oft überhört wird. Mit einer achtsamen Körperpflege schenkst du deiner Haut Aufmerksamkeit. Bist du dir bewusst, wie du deine Haut pflegst? Deinen Körper? Welches Duschmittel verwendest du? Wie schäumst du dich ein? Schnell und ruppig oder zart und achtsam? Nimmst du dir Zeit für die Körperpflege? Für wen pflegst du dich? Für dich selbst oder für andere Menschen?

Auch die äußere Hülle, die Kleidung, sagt Wesentliches über deinen Seelenzustand aus. Wie kleidest du dich? Welche Farben bevorzugst du? Verändert sich dies je nach Lebenssituation? Bevorzugst du weite oder eng anliegende Kleidung? Welche Stoffe spürst du gerne auf deiner Haut?

Durch bewusstes Verhalten lernst du dich besser kennen. Es macht Spaß, mutig zu sein und einmal etwas auszuprobieren und zu beobachten, wie sich diese Veränderung anfühlt.

Der Körper ist Erde. Der Körper ist dein Tempel. Es ist wichtig, ihm Sorge zu tragen, denn du hast nur diesen einen Körper. Dies spürte ich ganz deutlich, als mein Körper – als Antwort auf meine inneren Konflikte – begann zu rebellieren.

METAMORPHOSE

In der Schule stand eine Prüfung an, in der wir uns in leichtathletischen Disziplinen beweisen mussten. Oh je, das hatte mir gerade noch gefehlt! Mein Körper reagierte auf diese Bedrohung mit einem eingewachsenen Nagel an meinem rechten großen Zeh. Meine Mutter schickte mich zu ihrer Pedicure, die kopfschüttelnd bestätigte, dass da wohl nichts mehr zu machen sei; dieser Nagel müsse herausoperiert werden, damit er wieder normal nachwachsen könne. Dieser Meinung war meine Mutter jedoch nicht. Sie wollte es zuerst mit einer alternativen Heilmethode versuchen.

Man muss wissen, dass dies zu jener Zeit für sie als Pfarrersfrau ein großes Wagnis war, da sie sich auf ein esoterisches Territorium wagte. Unter vorgehaltener Hand flüsterte sie mir zu, dass dies nun unser Geheimnis wäre und ich niemandem etwas von ihren Plänen erzählen dürfe. Dies fand ich cool, da es nach etwas Verbotenem klang.

Meine Mutter begleitete mich zu einer Frau, die in einem hellen, freundlich eingerichteten Raum ihre Praxis hatte. Auf dem Schild vor ihrer Praxis stand auf einem kleinen unscheinbaren Schild ,Praxis für Metamorphose-Therapie'. Ich durfte auf einem bequem gepolsterten Sessel Platz nehmen und sie streichelte eine Stunde meine Füße. Zum Glück war ich nicht kitzlig. Nach dieser Stunde verabschiedete sie mich mit den Worten, dass alles gut kommen würde. Ich ging noch ein zweites Mal hin und fühlte mich wiederum rundum wohl. „So, das hätten wir", sage die Heilerin nach dieser zweiten Behandlung, „du brauchst nicht mehr zu kommen."

Nur zwei Wochen waren vergangen seit dem Gespräch mit der Pedicurefrau und es war tatsächlich ein Wunder geschehen, denn die Entzündung war verschwunden und der Nagel begann, in die andere

Richtung zu wachsen. Das einzig Dumme war, dass ich nun trotzdem an der Leichtathletik-Prüfung teilnehmen musste.

Dieses Geheimnis bewahrte ich viele Jahre in meinem Herzen bis ich in einem Seminar bei einer Schamanin selbst die Gelegenheit erhielt, die Metamorphose-Therapie zu lernen.

BANDHAS
- *Verschluss* -

Durch meine Angst, die leichtathletische Prüfung nicht zu bestehen, stockte mir der Atem. Meine destruktiven Gedanken, dass ich die Prüfung nicht überstehen würde, nährten Ida und Pingala und ließen sie dick werden. Die Granthis (Knoten) stauten sich und die Energie konnte nicht länger in die Zone meines großen Zehs fließen.

Neben der Metamorphose-Therapie helfen auch Bandhas (Verschlüsse), die Granthis zu durchbrechen. Bandhas bündeln die Lebensenergie Prana und lenken den Fluss von Prana durch Sushumna Nadi.

Der Begriff Bandha bedeutet binden oder fesseln und meint ursprünglich das Binden einer Garbe Getreide. Mit Fesselung und Ausrichtung von Prana könnte man also die klassische yogische Sicht der Bandhas verstehen.

Analog zu den Granthis gibt es drei Bandhas, um diese Knoten auflösen zu können. Durch eine Kontraktion der Beckenbodenmuskulatur (Mula Bandha) sowie des Bauches (Uddiyana Bandha) oder des Halses (Jalandhara Bandha) wird die Lebensenergie in Sushuma Nadi aktiviert. Maha Bandha ist die Zusammenführung aller drei Bandhas, welches deren Wirkungen verstärkt.

Aus einer westlich medizinischen Sichtweise fällt bei den Bandhas auf, dass sie dazu beitragen, die natürlichen Krümmungen der Wirbelsäule auf sanfte Art auszugleichen, also die Wirbelsäule zu strecken. So wie das Wasser am leichtesten durch einen gestreckten Schlauch fließt und eben nicht mehr richtig fließt, wenn dieser Schlauch geknickt ist, kann auch Prana, die universelle Lebensenergie, am leichtesten fließen, wenn die Wirbelsäule gestreckt ist.

MULA BANDHA
- *Wurzelverschluss* -

Durch Mula Bandha verbinden sich die grobstofflichen und feinstofflichen Energien miteinander. Dadurch werden sie mit Energie aufgeladen und die schöpferische Kraft, die Kundalini, erwacht. Kundalini ist die Schlangenkraft, welche am Eingang des Brahma-Tores (Muladhara) eingerollt schläft. Sie ist die Quelle der gesamten Energie des Menschseins und des Universums.

Das regelmäßige Üben von Atemtechniken (Pranayama) reinigt die Nadis. Das ist die Voraussetzung, um den Lebenshauch (Prana) in die Sushumna zu leiten. Durch die Kontraktion der Damm- und Schließmuskulatur (Mula Bandha) wird Prana von unten nach oben bewegt. Die zusammengerollte Schlange wird eingeladen, sich im Inneren der Sushumna nach oben zu winden. Diese Lebensenergie berührt und aktiviert bei ihrem Aufstieg die Chakren und löst dabei die polaren Gegensätze auf. Die Selbstsucht (Ego) bricht zusammen und der Zustand der Einheit ist erreicht.

Alle Menschen streben tief in ihrer Seele nach diesem Gefühl der Einheit, die durch das ungehinderte Fließen von Prana im Sushumna-Kanal erreicht wird. Im normalen Verlauf eines Lebens bleibt der Sushumna-Kanal nahezu fast immer gestaut, außer während des Sterbeprozesses, wenn sich Ida und Pingala auflösen und die Blockade aufheben. Aber auch in Situationen tiefsten Mitgefühls oder während intensiven Momenten der Liebe können sich die Granthis kurz lockern. Dies geschieht in diesem Fall im Knoten, der direkt hinter dem Herzen liegt, weshalb das Herz seit Jahrhunderten mit den Gefühlen von Liebe und Mitgefühl in Verbindung gebracht wird. Ebenso erleben Menschen diese kurzen Sternstundenmomente während eines sexuellen Höhepunkts. Nun kannst du verstehen, weshalb der Sexualtrieb so machtvoll in uns verankert ist. Er stillt für kurze Momente deine Sehnsucht nach diesem Gefühl der Einheit. Genau so ist es, wenn du bestimmte Drogen oder spezielle Kräuter zu dir nimmst.

DROGEN

Manuel war der Zweitjüngste der Waisenkinder, die meine Eltern kurz vor meiner Geburt bei sich aufgenommen hatten. Zu ihm hatten sie die engste Beziehung. Er fand bei der nachfolgenden Pflegefamilie nie so richtig seinen Platz. Meine Eltern fühlten sich verantwortlich für ihn, da sie dies spürten. Er kam oft zu uns nach Hause, war unser treuer Begleiter während den Campingferien auf verschiedensten Zeltplätzen. Für uns Kinder wurde Manuel wie ein Bruder. Ich bewunderte ihn, da er mit seinen acht Jahren Vorsprung ein großes Vorbild für mich war.

Eines Tages erhielt mein Vater einen Anruf aus Deutschland. Ein Beamter erklärte ihm, dass Manuel in einem Gefängnis in Stuttgart eingesperrt wurde. Er hatte versucht, Drogen über die Grenze zu schmuggeln. Manuel gab meine Eltern als Kontaktpersonen an, was sehr weise von ihm war, denn mein Vater zögerte keine Sekunde und machte sich nach Stuttgart auf. Er ahnte, dass dieser Aufenthalt hinter dicken Gefängnismauern die Entwicklung von Manuel massiv schädigen würde.

Er setzte alles daran, um Manuel mit nach Hause zu nehmen. Als er eine deftige Kaution für ihn bezahlt hatte, kehrten sie zusammen in die Schweiz zurück. Manuel erhielt das Zimmer neben mir im zweiten Stockwerk. Als ich ihn mit seinen siebzehn Jahren wieder sah, erschrak ich gewaltig. Seine strähnigen langen Haare fielen ihm wirr ins Gesicht, er stank zum Himmel und auf seinen Armen konnte ich selbst eingeritzte Tätowierungen erkennen. Die Zeit im Gefängnis hatte ihn zutiefst gezeichnet. Er nahm viele Drogen und wirkte apathisch und verzweifelt auf mich.

Isabelle und ich beschlossen, ihm ein Geschenk zu machen. Wir verpackten ein paar Donald-Duck-Büchlein und leckere Süßigkeiten liebevoll in einer Schachtel und stellten diese vor seine Zimmertür. Da er für uns eine ziemlich unheimliche Ausstrahlung hatte, wollten wir ihm unser Geschenk nicht direkt überreichen. Also klopften wir schüchtern an seine Tür und versteckten uns anschließend schnell in meinem angrenzenden Zimmer. Wir pressten unsere Ohren an die geschlossene Zimmertür und warteten auf eine Reaktion. Plötzlich hörten wir, wie Manuel seine Tür öffnete, das Geschenk entdeckte, es aufhob und damit wieder in seinem Zimmer verschwand.

Uns in Sicherheit wiegend, öffneten wir nun aufatmend unsere Zimmertür, um nach unten in den Garten zu gehen. Als wir leise zur Treppe schlichen, öffnete sich plötzlich wieder Manuels Zimmertür und er schaute uns etwas erstaunt mit seinen verschleierten Augen an.

„Wollt ihr nicht kurz reinkommen?" fragte er uns. Schüchtern willigten wir ein. In seinem Zimmer war ein heilloses Durcheinander. Schmutzige Kleider lagen verstreut auf dem Boden, er stank fürchterlich nach Rauch und ein ohrenbetäubender Lärm drang an unsere Ohren. Er hörte in voller Lautstärke Pink Floyd.

„Danke für das Geschenk! Soll ich euch etwas zeigen?" Verschwörerisch sah er uns an.

Bevor wir antworten konnten, zog er die Ärmel seines rotkarierten Hemdes hoch und deutete stolz mit seinem vergilbten Zeigefinger auf die Tätowierungen auf seinem Arm. Sie waren verschwommen in graublauer Farbe in seine Haut geritzt. Wir waren schockiert von diesen Eindrücken und wollten das Zimmer so schnell wie möglich verlassen.

Nach diesem Erlebnis schwor ich mir, nie mit Drogen anzufangen. So wollte ich auf gar keinen Fall enden.

Manuel lebte fünf Jahre bei uns. Ich lernte ihn so anzunehmen wie er war. Mein Vertrauen in ihn wuchs stetig. Er lehrte uns Kinder verantwortungsbewusst Motorrad fahren und war auch sonst ein großes Vorbild. Er machte uns bewusst, dass wir für unser Leben eigene Verantwortung übernehmen müssen. Ich habe ihn tief in mein Herz geschlossen und er ist bis heute wie ein Bruder für mich geblieben.

Meine Eltern haben sich rührend um ihn gekümmert. Ihre Zuwendung nährte sein Vertrauen ins Leben. Auch die Jugendarbeiterin, in die er sich Hals über Kopf verliebte, half ihm, wieder auf die Beine zu kommen. Er schloss später eine Lehre als Krankenpfleger ab und heiratete eine wundervolle Frau, mit der er zwei süße kleine Töchter hatte.

URVERTRAUEN

Als ich etwa fünfzehn Jahre alt war, besuchte ich regelmäßig einen betreuten Jugendtreff in unserem Quartier. Die meisten Jugendlichen, die dort ein und aus gingen, konsumierten Drogen in jeglicher Form. Ich liebte es, dorthin zu gehen und mit diesen Menschen zusammen zu sein, obwohl der Drogenkonsum für mich nie ein Thema war. Die Erfahrung mit Manuel hatte sich mir unverrückbar eingeprägt.

Meistens ‚hingen' wir nur so herum, denn alle waren bekifft oder sonst mit Drogen zugedröhnt. Einmal wurde in der Runde ein Joint herumgereicht und als er in meine Hand geriet, nahm ich ihn und reichte ihn schweigend an meinen Nachbarn weiter. Einem großen Jungen mit langen verfilzten Haaren fiel auf, dass ich keinen Zug vom Joint genommen hatte. Er fragte mich ganz verwundert, weshalb ich heute nicht rauche.

„Ich habe noch nie geraucht, gekifft oder sonst eine Droge genommen!" Ich war erstaunt, dass mich das jemand fragte. Alle waren verblüfft, dass es ihnen bis dahin noch nicht einmal aufgefallen war, dass ich noch nie eine Droge genommen hatte.

„Aber weshalb bist du dann mit uns zusammen und weshalb bist du immer so gut drauf?" fragte mich ein zierliches Mädchen mit traurigen Augen. Tja, was hätte ich darauf wohl antworten sollen?

Ein Junge fiel mir besonders auf. Er war groß, hatte eine tiefe Stimme und ein schalkhaftes Grinsen überzog sein hübsches Gesicht. Seine dunklen Augen schauten oft sehr ernst und etwas traurig. Was mich an diesem Jungen am meisten verwirrte war sein Geruch. Er strahlte einen Duft aus, der mich auf eine magische Art und Weise anzog, dem ich nicht widerstehen konnte. Er roch einfach himmlisch. Verliebt habe ich mich jedoch vor allem in seine Sommersprossen, die keck auf seinem ganzen Körper tanzten und mir zuzurufen schienen: Komm näher und tanz mit uns!

Dieser Junge wurde später mein Mann und der Vater von unseren beiden großartigen Kindern. Zu jener Zeit strahlte er jedoch etwas Haltloses aus, etwas Heimatloses. Er konsumierte viele Drogen und war selten er selbst. Sein Gymnasiumstart endete im Desaster und er verließ die Schule nach einem Jahr ohne Abschluss. Um sich finanziell über Wasser zu halten, leistete er harte Arbeit auf diversen Baustellen. Mein Herz schlug wie wild, wenn er die Schwelle des Jugendtreffs überschritt und meine Seele wusste, dass es mein tiefster Wunsch war, mit ihm zusammen zu sein.

Die Jugendbetreuer taten ihr Bestes, um ihre Schützlinge für Aktivitäten zu motivieren, was ihnen ab und zu auch gelang. Einmal fuhren wir bepackt mit Zeltausrüstung, Schlafsäcken und Proviant an einen schönen Fluss in der Nähe und schlugen unser Nachtlager auf. Am Abend nahmen ein paar von den Leuten halluzinogene Drogen. Auch mir wurden welche angeboten, die ich dankend ablehnte. Ich war immer nur die stille Beobachterin. Ich hatte auch keine Angst, da ich fühlte, dass ich nie alleine war und ich Nathanael neben mir spürte. Ich beobachtete diejenigen, die Drogen genommen hatten und war erstaunt, was ich sah. Einige waren ganz ruhig und murmelten irgendetwas vor sich hin, währenddessen andere aktiv herumsprangen und zum Teil laut schrien. Es war ziemlich Furcht einflößend, denn man wusste nie, was sie als nächstes anstellten. Ein Junge verwandelte sich in eine Raubkatze und wollte seine Beute anfallen. Ein anderer Junge wollte ins Wasser springen, denn er dachte, er sei ein Fisch. Eine junge Frau begann schrecklich falsch zu singen, weil sie davon überzeugt war, eine berühmte Opernsängerin zu sein. Dieses Erlebnis hat mich tief beeindruckt und ich fragte mich, weshalb es notwendig ist, auf diese Art und Weise über seine Grenzen zu gehen. Ich empfand es als gefährlich, da die Kontrolle über die Handlungen absolut verschwunden war. Später las ich alle Bücher von Carlos Castaneda und verstand den Nutzen dieser Drogen etwas besser. Allerdings nahm er sie ausschließlich unter der Betreuung seines Lehrers Don Juan ein, um in spirituelle Erfahrungen einzutauchen.

Meistens war ich mit drei Jungs unterwegs, die sich um mich sorgten, als wenn man mich besonders beschützen müsste. Ricco war schon etwas älter und besaß bereits einen Führerschein. Sie nahmen mich überall hin mit und ich war einfach zufrieden, mit ihnen zusammen sein zu dürfen. Es war immer so, dass ich mich unter Männern geborgen gefühlt habe. Vielleicht weil ich mit drei Brüdern aufgewachsen bin. Vielleicht weil mich Männer erden.

An einem schönen Abend fuhren wir mit dem alten klapprigen Auto von Ricco in das Langstraßenquartier von Zürich und parkten vor einem modernen Gebäude. Als wir mit dem Lift zu einer Wohnung hochfuhren, erklärte mir ein anderer Junge, der offenbar in dieser Sache das Sagen hatte, dass ich mich bei diesem Besuch ruhig verhalten solle. Ein bisschen erstaunt willigte ich ein. Ein unsympathischer Mann öffnete uns die Tür. Er hatte lange fettige Haare und glitzernde Ketten schmückten seinen Hals. Die Wohnung war modern eingerichtet, und soweit ich mich erinnern kann, ziemlich klein. Im Zentrum des Wohnzimmers stand ein gigantisch großer Fernseher. Dahinter wurde mit einem schweren Vorhang ein zweiter Raum abgegrenzt. Sie setzten mich vor den Fernseher und sagten mir, dass ich einen Film schauen soll. Währenddessen verschwanden sie hinter dem Vorhang. Ich hörte, wie sie heftig zu diskutieren begannen. Irgendwie ging es um einen Verkaufspreis. Ich hatte das Gefühl, dass sie nach einer Lösung suchten. Nach einer Weile kamen sie in den Wohnraum zurück und schauten mit mir zusammen den Film zu Ende.

Etwas später erfuhr ich, dass ich in der Wohnung von einem der gesuchtesten Dealer der Stadt war und die Polizei ihn kurz darauf in seiner Wohnung verhaftete.

Ungefähr zur selben Zeit entdeckte eine Freundin von mir ein Inserat in der Zeitung. Es wurden Tänzerinnen gesucht, die Freude hätten im Fernsehen in einer Tanzshow aufzutreten.

„Das ist genau das, was wir möchten!" Ihr Tonfall duldete keinen Widerspruch. Sie meldete uns an.

Eine Weile später bekamen wir Antwort von dieser Agentur: Wir könnten uns vorstellen. Wir erhielten eine Adresse und den genauen Zeitpunkt, wann wir zu erscheinen hatten. Herausgeputzt und nervös machten wir uns auf den Weg. Es war mir überhaupt nicht wohl bei dieser Sache. Zwanzig andere junge Mädchen warteten bereits vor dem Eingang eines heruntergekommenen Hauses in der Nähe der Langstraße. Punkt sechs Uhr wurde die Eingangstür geöffnet. Wir stiegen in einem engen Treppenhaus die abgewetzten Stufen in den ersten Stock hinauf. In einer Nische stand eine nackte Frauenfigur, die anbiedernd auf uns herunter blickte. Das fand ich schon ein wenig seltsam. Im Raum angekommen, mussten wir etwas Persönliches von uns erzählen. Der Agent sah nicht wirklich vertrauenerweckend aus. Er hatte etwas Abgebrühtes an sich. Er erklärte uns den weiteren Ablauf. Wir vereinbarten, dass wir uns eine Woche später zur selben Zeit wieder an diesem Ort treffen wollten.

Ich wollte nicht mehr hingehen. Ich hatte das Gefühl, dass dies eine Falle war. Meine Freundin bearbeitete mich so lange mit ihren Überredungskünsten, dass ich sie nicht hängen lassen wollte und schließlich einwilligte, nochmals mitzugehen.

Eine Woche später waren nur noch ungefähr zehn Mädchen anwesend. Der Agent forderte uns auf, zu zweit am Boden auf die Knie zu gehen und dem Gegenüber in die Augen zu schauen. Ich war unwahrscheinlich erleichtert, dass ich diese Übung mit meiner Freundin machen konnte. Dann sollten wir uns berühren und streicheln und schlussendlich küssen. Dies fanden nun alle sehr befremdend und niemand fühlte sich wohl dabei. Der Agent brach die Übung ab und sagte: „Das nächste Treffen ist am nahegelegenen Waldrand. Dies ist eine schöne Kulisse für die ersten Aufnahmen und es wird sich zeigen, wer sich fürs Fernsehen eignet und wer nicht."

Eine Woche später erhielten meine Eltern einen Anruf von der Polizei. Sie fielen aus allen Wolken, denn sie wussten gar nicht, dass ich dort hin gegangen war. Die Polizei informierte sie darüber, dass sie den Zuhälter gefasst und verhaftet hätten. Er sei einer von der übelsten Sorte, der die Mädchen in ferne Länder verkauft.

Nie hatte ich das Gefühl, dass mir ernsthaft etwas geschehen könnte. Immer spürte ich die beschützende Umarmung von Nathanael und wusste instinktiv, dass sämtliche Erfahrungen, die ich machte, ihre Gründe hatten. Dies war auch so bei meinen Abenteuern im Zürcher Langstraßenquartier. Oft hörte ich von meinen Freunden, dass ich sehr naiv und träumerisch sei. Und dann wollten sie wissen, woher ich mein Urvertrauen habe.

YAMA

Durch den Kontakt mit Menschen in der Drogenszene konnte ich deutlich erkennen, dass alle Menschen tief in der Seele nach Glück, unbeschränkter Freiheit und innerem Frieden streben. Sie erhofften sich, dass sie diesen inneren Zustand mit Hilfe der Drogen erreichen würden. Dabei entfernten sie sich immer weiter davon, auch wenn sie diese Gefühle unter Drogeneinfluss zu spüren glaubten. Spätestens wenn die Wirkung abklang und die alten Gefühle der Leere sie wieder einholten, realisierten sie, dass es eine Illusion war und diese Gefühle nicht aus ihnen geboren wurden. Oft stellte ich mir die Frage, weshalb wir unsere Wahrnehmungen von uns abschneiden, wir den Lärm der Welt nicht aushalten und uns selbst nicht lieben können.

Die Lehre von Yama (ethische Empfehlungen, Yama ist auch der Gott der Rechtschaffenheit und führt Buch über unser Karma, unsere Handlungen) zeigt eine Möglichkeit auf, wie du aus dem Hamsterrad der Selbstzerstörung ausbrechen und der Welt in bedingungsloser Liebe, Hingabe, Wahrheit und Weisheit dienen kannst.

Der Weg der Erkenntnis verlangt einen bewussten und liebevollen Umgang mit allen Lebewesen in tiefer Demutshaltung. Du begegnest anderen Menschen mit offenem Herzen, egal welchen Geschlechts, welcher Rasse, Religion oder Kultur. Du verhältst dich respektvoll und sprichst freundlich und liebevoll. Du bist höflich und zuvorkommend und behandelst Menschen nicht dogmatisch oder ,von oben herab'. Du hörst gut zu, bevor du reagierst. Du stellst dich nie über einen anderen Menschen und bist gewillt, andere Menschen selbstlos und bedingungslos zu unterstützen. Du gehst immer vom Guten im Menschen aus und verlierst das Vertrauen und den Glauben daran nie. Du verletzt einen anderen Menschen nie. Du tust alles, um Menschen zu unterstützen, ihnen zu helfen, selbstlos für sie da zu sein.

Im Yoga und in der Lehre des Medizinrades gehen wir davon aus, dass es nach dem Tod weiter geht. Dort kommt es nicht darauf an, was du alles in deinem Leben erreicht hast. Im Sinne von Äußerlichkeiten wie: Was du dir alles aufgebaut hast, wie groß dein Haus ist, wie teuer dein Auto war oder ob du berühmt warst. Nach dem Tod zählt nur noch die Liebe, die du entwickelt hast und die Ethik deiner Handlungen. Und auch wie viele Samen du gestreut hast. Wie viele Herzen du berühren konntest.

Jede Handlung, die aus bedingungsloser Liebe geboren wird, fließt in unendlicher Fülle zu dir zurück. Dies führt dich zu Glück, unbeschränkter Freiheit und innerem Frieden.

DEMUTSHALTUNG

Mein Onkel lebte mit seiner Frau und sieben Kindern in einem großen Haus im Zürcher Oberland. In einem Anbau befand sich seine Arztpraxis. Da ich nicht so richtig wusste, was für einen Beruf ich lernen wollte, schickten mich meine Eltern für eine Woche zu diesem Onkel, um herauszufinden, ob der Beruf der Medizinischen Praxisassistentin mich begeistern würde. Staunend beobachtete ich seine geschickte Arztgehilfin, die ihm jeden Wunsch von den Augen abzulesen schien. Er war ihr dankbar, dass sie mit ihrem sonnigen Wesen so selbstständig die gesamte Organisation in seiner Praxis im Griff hatte. Was mich jedoch an diesem Beruf am meisten überzeugte, war die Tatsache, dass diese Arztgehilfin ihr eigener Chef sein durfte. Ich entschied mich nach dieser eindrücklichen Erfahrung dafür, diesen Beruf zu lernen. Ich wollte auch mein eigener Chef sein.

Als ich nach zweieinhalb Jahren die Ausbildung abgeschlossen hatte, musste ich meine erste Anstellung als diplomierte Medizinische Praxisassistentin suchen. Es war aussichtslos, da es einfach keine offenen Stellen gab zu jener Zeit. Wenn ein Arzt eine freie Stelle inserierte, bewarben sich mindestens hundert Stellensuchende und dann stellte er meistens eine Glückliche ein, die schon Erfahrung mitbrachte. Wir Frischlinge hatten keine Chance! Neunzig Prozent von unserem Lehrgang suchten sich anderweitig als Arztsekretärin oder im Kaufmännischen Bereich eine Anstellung.

Ich bewarb mich unter vielen anderen auch bei einem Arzt im Kreis Vier in Zürich. Tatsächlich wurde ich zu einem Vorstellungsgespräch eingeladen. Mit nicht allzu viel Hoffnung erschien ich pünktlich in seiner bescheidenen Praxis.

Die erste Frage, die er mir stellte war: „Was ist Ihr Vater von Beruf?"

Das fand ich äußerst merkwürdig. Es ging ja um mich und nicht um meinen Vater. Da ich unbedingt arbeiten wollte, antwortete ich: „Er ist Pfarrer."

Ein Aufblitzen in seinen Augen ließ mich augenblicklich erkennen, dass diese Aussage zu meinem Vorteil war.

Er stellte mir noch ein paar weitere Fragen, stand auf und sagte: „Wann können Sie bei mir anfangen?"

„Sofort!" war meine hastige Antwort.

Überglücklich rannte ich nach Hause und umarmte stürmisch meine überraschte Mutter mit den Worten: „Gottseidank ist Vati ein Pfarrer!"

Meine Vorgängerin führte mich uninteressiert in die Arbeit ein. Sie wirkte unzufrieden und frustriert. Sie klagte ununterbrochen über den Chef, dass er sie schlecht behandeln würde. Nach einem Tag mit ihrem Gejammer reichte es mir. Ich legte ihr nahe, dass ich nichts mehr von ihrem Frust hören möchte: „Ich will meine eigenen Erfahrungen machen mit dem neuen Chef und zwar unvoreingenommen. Denn die Menschen sind verschieden. Du hast deine Geschichte mit ihm und bitte gib mir die Chance, meine eigene Geschichte zu leben."

Ich gebe zu, diese Worte kamen ein wenig heftig über meine Lippen, jedoch hatte ich keine Lust, mich auf diese Art und Weise von ihr beeinflussen zu lassen.

Mein Gefühl bestätigte sich. Dieser Arzt wurde ein großes Vorbild für mich. Jeden Morgen, wenn ich die Praxis betrat, rief er mich in sein Sprechzimmer. Und dann erzählte er mir von seinem Leben und seinen Erkenntnissen. Er sprach und sprach. Und ich stand in seinem Sprechzimmer und hörte zu. Dies war unser morgendliches Ritual, welches wir beide genossen. Ich lernte unwahrscheinlich viel von ihm

und seinen Erfahrungen und er konnte einem dankbaren, interessierten, jungen Menschen sein Wissen weitergeben. Eines Morgens
wurde es mir furchtbar schwindlig nach dem langen Stehen. Plötzlich
hörte ich seine Stimme nur noch wie durch eine dicke Watteschicht
und es wurde dunkel um mich herum. Als ich wieder aufwachte, lag
ich auf seiner Behandlungsliege. Er beobachtete mich besorgt. Von
diesem Augenblick an durfte ich bei diesem Morgenritual auf seinem
bequemen Bürostuhl sitzen.

Er hatte eine Frau und drei Kinder und lebte bescheiden in einer kleinen Wohnung am Stadtrand von Zürich. Jeden Mittwoch war die Praxis geschlossen und ich hatte zehn bezahlte Wochen Urlaub im Jahr.
Es war für ihn wichtig, dass er genügend Zeit für seine Kinder hatte.
Er war sehr sparsam. Zum Beispiel musste ich die Nadeln von den
Spritzen sterilisieren, damit ich sie mehrmals benutzen konnte. Er sah
nicht ein, weshalb man diese Einmalspritzen nur ein einziges Mal
benutzen sollte. Ich konnte nicht leugnen, dass die Nadelspitzen mit
der Zeit etwas stumpfer wurden und bekam den Patienten gegenüber ein schlechtes Gewissen.

Jeden Montagmorgen Punkt neun Uhr kam ein Buchhalter in unsere
Praxis. Er erhielt eine konstante Blutverdünnung. Deshalb musste ich
ihm regelmäßig Blut abnehmen, um den Wert der Blutverdünnung zu
kontrollieren. Manchmal kam etwas dazwischen. Es klingelte das
Telefon oder ein anderer Patient musste noch einen Termin vereinbaren. Dann geschah es, dass ich diesen Buchhalter etwas warten lassen
musste, bevor ich ihn zu mir ins Labor bat. Wenn dies geschah, wurde
er furchtbar wütend. Er klopfte mit dem Zeigefinger aufgeregt auf
seine billige Armbanduhr und erinnerte mich daran, dass er um Punkt
neun Uhr einen Termin hätte. Auch ich wurde dann wütend, da ich
seine Ungeduld nicht verstand und ließ ihn aus Trotz manchmal noch
etwas länger warten. Er behandelte mich wie den letzten Dreck, war
arrogant und überheblich. Meine Wut steigerte sich ins Unermessliche. Ich beschloss, für ihn die stumpfsten Nadeln aufzuheben.

Jedoch irgendwie kam ich mit dieser Strategie nicht weiter. „Es
muss doch einen anderen Weg geben, das Verhalten dieses kompli-
zierten Menschen zu verändern", dachte ich. Also heckte ich einen
neuen Plan aus. Am nächsten Montagmorgen rief ich ihn pünktlich

um neun Uhr ins Labor. Ich umschmeichelte ihn übertrieben mit zuckersüßer Stimme. Fragte ihn, wie er sich heute fühle, ob alles okay sei und ob er noch einen Wunsch hätte. Er schaute mich, nach unseren vorhergehenden eiskalten Begegnungen, verwundert an und stammelte irgendwelche unsicheren Worte. Dies wiederholte ich von diesem Moment an jeden Montag und gewöhnte mich immer mehr daran, dass durch meine offene, herzliche Art mein Gegenüber auch freundlicher wurde. Hinter seiner mürrischen Fassade konnte ich plötzlich einen zutiefst verletzten Kern erkennen. Meine Augen sahen nun sein wahres Wesen und nicht mehr das, was er sich als Schutzmantel umgelegt hatte. Unser Blut steht symbolisch für Lebenskraft. Wenn zu wenig Blut in unseren Adern fließt, bedeutet dies einen Energieverlust. Wir leiden unter Antriebsschwäche, werden von Müdigkeitsgefühlen überrollt und fühlen uns depressiv. Wie kann ein Mensch seine Lebensfreude zeigen, wenn diese durch eine Blutverdünnung im Keim erstickt wird? Diese Sichtweise öffnete mein Herz. Es wurde von Mitgefühl für seinen Schmerz überschwemmt. Am liebsten hätte ich ihm diese Traurigkeit abgenommen und ihm geholfen, wieder in seine Lebenskraft zurückzufinden.

Nach einem Jahr packte mich zum ersten Mal das Reisefieber und ich kündigte. Am letzten Montag, bevor ich meine Sachen zusammen packte, nahm ich bei der Eingangstür ein raschelndes Geräusch war. Neugierig blinzelte ich um die Ecke. Ich beobachtete, wie sich der Buchhalter mit einem überdimensional großen Blumenstrauß zur Tür hinein zwängte. Mit einer verlegenen, dankbaren Geste überreichte er mir die Blumen. Ich strahlte ihn an und einem inneren Impuls folgend, umarmte ich diesen Mann, was ihn noch verlegener machte. Die Umarmung war ein großes Danke für die wundervolle Erkenntnis, dass Mitgefühl die mürrischsten Herzen öffnen kann.

MANTRAS

Worte, die du in deinem Alltag gebrauchst, sind sehr machtvoll. Sie erzeugen eine bestimmte Schwingung, die einen starken Einfluss auf dein Energiefeld und auf die Umgebung ausübt. Mit deinen Worten bewegst du etwas im Energiefeld der Zuhörenden. Je nachdem, was und wie du etwas sagst, kann dies Freude oder Trauer auslösen, Herzen öffnen sich vertrauensvoll oder umhüllen sich mit einem Schutzmantel, weil sie sich angegriffen fühlen.

Dasselbe geschieht mit dem Hören von Musik oder den Klängen aus Radio und Fernsehen. Auch dies beeinflusst deinen Geist auf eine Art und Weise, die du vermutlich unterschätzt. So ist es nicht schwierig, sich vorzustellen, wie machtvoll befreiende Klänge eines Mantras (Klangschwingungen, die aus Silben, Worten oder kurzen Sätzen bestehen) auf dein Energiesystem einwirken. Wird das Mantra mit wahrer Liebe und Hingabe über längere Zeit rezitiert, werden die Klangschwingungen die Praktizierenden bis in ihr tiefstes Inneres mehr und mehr durchdringen. Der Geist wird immer ruhiger und öffnet sich einer stillen Klarheit, die zu immer höheren Einsichten führt. Diese Mantra-Energie verbindet dich mit einem hohen Bewusstseinsfeld, welches deine Gedanken, Worte und Handlungen stark beeinflusst und mit geistiger Kraft auflädt.

MOOLA MANTRA
- Moola = Wurzel -

Das Moola Mantra gilt als ein besonderes Heilmantra. Es verstärkt den Kontakt zur göttlichen Quelle, indem es dich mit dem inneren Licht – der inneren göttlichen Kraft – die alles erschafft, verbindet. Dieses Mantra baut eine Brücke zu dieser Kraft, wodurch Vertrauen in das Leben, Freude über die eigene Existenz und inneren Frieden im Sein auf natürliche Weise entstehen kann.

OM	der uranfängliche Klang des Universum
SAT	Wahrheit, Ewigkeit, Raum- und Zeitlosigkeit
CHIT	reines Bewusstsein
ANANDA	Seligkeit, in Freude
PARABRAHMA	höchster Schöpfe
PURUSHOTHAMA	die Kraft, die sich als Avatar inkarniert, um uns zu führen
PARAMATMA	die Gottheit zeigt sich in jedem Sein
SRI BHAGAVATI	der weibliche Aspekt der Schöpfung
SAMETHA	in Verbindung mit
SRI BHAGAVATE	dem männlichen Aspekt der Schöpfung
NAMAHA	Ehrerbietung darbringen, ich verneige mich vor
HARI OM TAT SAT OM	der göttlichen, vollkommenen Wahrheit

HEILERIN

Als ich mit neunzehn Jahren wieder in die Schweiz zurückkehrte, machte ich mich auf die Suche nach einer Wohnung. In Zürich-Höngg wurde ich fündig. Die kleine Wohnung lag im Parterre von einem alten Haus und hatte zwei gleich große Zimmer. Ein kleiner, schattiger, von Bäumen umsäumter Sitzplatz konnte über ein Zimmer erreicht werden. Ich richtete die Wohnung kärglich mit den nötigsten Möbeln ein und versuchte sie so gemütlich wie möglich zu gestalten.

Das Telefon klingelte. Meine Mutter erkundigte sich behutsam, ob alles in Ordnung sei. Sie machte sich Sorgen, ob ihre nun erwachsene Tochter ihr selbstständiges Leben in den Griff kriegen würde. Die Eltern haben die Aufgabe, ihren Kindern einen Körper zu schenken, sie an der Hand zu nehmen und zu begleiten, bis sie flügge sind. Es braucht viel Vertrauen und Mut ihnen zum richtigen Zeitpunkt einen liebevollen, unmissverständlichen Schubs ins selbstständige Erwachsenenleben zu geben. Meiner Mutter war dies gelungen. Sie gab mir diesen Schubs nach meiner Rückkehr von einer Weltreise. Ich freute mich darüber, dass ich trotzdem spürte, wenn sie besorgt um mich war.

„Alles in bester Ordnung", beruhigte ich sie.

„Isst du auch genug?" wollte sie wissen.

Ich ignorierte ihre Frage und fragte zurück, was es Neues gäbe.

„Tante Nina ist gestorben und nun wird nächste Woche ihre Tochter aus Amerika anreisen um ihren Haushalt aufzulösen."

„Wer ist Tante Nina?" frage ich, da mir dieser Name nichts sagte, außer dass es irgend eine Tante sein musste.

„Sie ist eine Großtante von dir", erklärte mir meine Mutter. „Die Tochter fragte mich, ob wir Interesse am Inventar hätten. Sie kann nichts mit nach Amerika nehmen und müsste alles verkaufen oder verschenken."

Da ich gerade in einer halb leeren Wohnung saß, war dies natürlich eine willkommene Einladung, in der Hoffnung, etwas Nützliches zu finden. Tante Nina war eine Pionierin in der Heilkunst. Sie konnte mit Verstorbenen kommunizieren und eignete sich die Akupunkturlehre an. Zu jener Zeit hätte sie als Hexe durchgehen können, denn sie praktizierte Heilmethoden, die als suspekt und abgehoben galten.

Als ich ihre Wohnung betrat, überschwemmte mich ein Gefühl der Faszination und Ehrfurcht. Ich sah sie bildlich vor mir auf dem kleinen goldenen verzierten Hocker sitzen und sah, wie sie ihre warmen knochigen Hände heilend auf den Körper von kranken Menschen legte. Auf dem zierlichen Tisch daneben lagen Akupunkturnadeln fein säuberlich aufgereiht. Daneben stand eine weiße Kerze und leuchtende Heilsteine rundeten das Mandala anmutende Bild ab. Wie betäubt ging ich auf das Bücherregal zu, welches die lange Wand des Raumes schmückte. Unendlich viele, vorwiegend alte, vergilbte Bücher lachten mich an.

Die Tochter von Tante Nina lächelte mir aufmunternd zu: „Du kannst so viele Bücher nehmen, wie du möchtest! Ich bin froh, wenn sie einen guten Platz erhalten."

Ja, Platz hatte ich mehr als genug in der neuen Wohnung. Ohne Nachzudenken griff ich ins Bücherregal. Ich zog wahllos ein Buch nach dem anderen heraus und packte sie in meine mitgebrachte Tragetasche. Als sie bis zum Rand gefüllt war, fragte ich schüchtern, ob ich den goldenen Hocker und die Akupunkturnadeln auch mitnehmen dürfe.

Glücklich fuhr ich mit meinen neuen Errungenschaften nach Hause. Als ich die Bücher auspackte und die Buchtitel etwas genauer studierte, war ich erstaunt, dass sie fast ausschließlich vom selben Autor verfasst waren – von Selvarajan Yesudian. Da mir dieser Name damals noch kein Begriff war, packte ich die Bücher vorerst in eine Kiste und verstaute sie in einem Regal im Keller. Der goldene kleine Hocker erhielt einen Ehrenplatz inmitten meines Wohnzimmers.

ERNÄHRUNG

In der Nähe der Wohnung fand ich eine Stelle in einer Arztpraxis. Dies war ideal, da ich über Mittag zu Fuß nach Hause gehen konnte. Meine Ernährung war eine Katastrophe. Am Morgen nach dem Aufstehen kleidete ich mich nach einer erfrischenden Dusche an und verließ mit leerem Magen das Haus. Am Mittag aß ich manchmal einen Nussgipfel oder gar nichts. Am Abend wiederholte ich diese Gewohnheit meistens. Das Essen bedeutete mir absolut nichts. Ich empfand es lediglich als eine lästige, zeitraubende Pflichtübung und aß nur etwas, damit ich nicht verhungern musste. Außerdem wollte ich kein Geld ausgeben für die Nahrung, da ich jeden einzelnen Rappen für meine nächste Reise auf die Seite legte.

Nach ein paar Monaten kam ich morgens fast nicht mehr aus dem Bett, so unendlich müde fühlte ich mich. Meine Glieder waren schwer wie Blei und meine Augenlider fielen immer wieder zu. Ich schleppte mich mühsam zur Arztpraxis und zählte die Minuten, bis es Mittag wurde. Dann schleppte ich mich mit bleiernen Gliedern wieder nach

Hause, fiel komatös ins Bett und schlief traumlos bis der Wecker klingelte und ich wieder in die Praxis musste. Am Abend wiederholte sich dieser Vorgang. Ich schaffte es problemlos, jede Nacht bis zu zwölf Stunden durchzuschlafen. Und am nächsten Morgen kam ich vor lauter Müdigkeit wieder nicht aus dem Bett. Dies ging eine ganze Weile so und schon bald dachte ich, dies sei ein normaler Zustand, den alle erleben, die einer Arbeit nachgingen.

Sogar meinem Chef fiel auf, wie ich mit Augenringen in der Praxis auftauchte und meiner Arbeit immer mühseliger nachging. Er sprach mich darauf an und wollte mir anschließend Blut abnehmen, um herauszufinden, woher meine Müdigkeit kam.

Als die Resultate vorlagen, rief er mich zu sich in sein Sprechzimmer und erklärte mir mit besorgtem Gesichtsausdruck: „Sie haben einen massiven Eisenmangel! Der Wert ist so tief, dass es keine Möglichkeit gibt, ihn mit Medikamenten wieder hinzukriegen. Sie müssen für ein paar Tage in einem Krankenhaus an eine Infusion angeschlossen werden."

Er wollte von mir wissen, wie ich mich ernähre und schüttelte verständnislos den Kopf als ich versuchte, ihm meine Lieblingsmenüs schmackhaft zu machen.

Ich realisierte, dass ich so nicht weiterleben konnte und erkundigte mich, wie ich den Eisengehalt im Blut mit der Ernährung wieder anheben konnte. Ich vernahm von einer Ernährungsberaterin, dass ich am Morgen etwas essen müsse und zwar etwas salziges. Am besten ein Stück Vollkornbrot mit einem Salatblatt, etwas Salz und Käse. Vor dem Brot würgte ich jeweils ein Glas Randensaft herunter. Säfte waren noch nie mein Lieblingsgetränk! Mittags und abends begann ich eine warme ausgewogene Mahlzeit zu mir zu nehmen. Außerdem unterstützte ich diesen Aufbauprozess mit Schüssler-Salzen und Floradix-Saft. Ich war fest davon überzeugt, dass ich diesen Mangel auch ohne Spitalaufenthalt beheben konnte, indem ich die Ernährung umstellte. Mein Chef zweifelte an dieser Vorstellung, ließ mich jedoch gewähren. Nach einem Monat untersuchte er wieder mein Blut und siehe da, der Wert war deutlich gestiegen. Meine Müdigkeit war merklich zurückgegangen. Langsam kehrten die Lebensgeister wieder in meinen Körper zurück. Dies motivierte mich, genau so weiter zu machen. Nicht nur so lange, bis der Eisengehalt wieder im Normbereich war, sondern ein Leben lang. Ich nahm mir selbst das Versprechen ab, dass ich gut für meinen Körper sorgen wollte, damit er stark und gesund bleibt. Denn ich erkannte, dass er mein Tempel ist, in dem ich wohne. Ich trug ja auch für meine Wohnung Sorge und reinigte und pflegte mein Fahrrad. Genau so wichtig erschien es mir, meinem physischen Zuhause Sorge zu tragen.

Nach diesem Erfolgserlebnis begann ich im Konsum von Nahrungsmitteln großen Wert auf Nachhaltigkeit, Umweltschutz und Menschenrechte zu legen. Ich zog mir ein grünes Mäntelchen an und kaufte ausschließlich nur noch Bio-Produkte, die mit einer Knospe versehen waren. Ich begann alles zu verteufeln, was in meinen Augen nicht gesund war und setzte mich selbst unter Druck bei der Auswahl der Zutaten für meine Ernährung. Mein Wasser trank ich nur noch, wenn es durch eine Wasserfilterungsanlage gereinigt und mit einer energetisierenden Rechtsdrehbewegung aus dem kleinen Plastikhähnchen der Maschine floss. Kaffee, weißer Zucker, Alkohol und Zigaretten waren sowieso ein Tabu.

Zu jener Zeit hörte ich auch auf, Fleisch zu essen. Dieser Entscheid kam ganz natürlich. Ich sah einfach nicht ein, weshalb mein Körper Fleisch als Nahrung brauchte. Diesem Entscheid folgte bald darauf die Erkenntnis, dass ich auch keinen Fisch mehr essen würde. Meine Verdauung dankt es mir bis heute. Ich war noch nie eine dogmatische Fleisch- und Fischverwerferin. Wenn ich jedoch den massiven Einsatz von Arzneimitteln in der Massentierhaltung beobachte, fällt es mir schwer, die Gedankenlosigkeit der Fleischesser zu verstehen. Dies kann ich mir nur mit Verdrängung erklären. Indianer aßen (und essen) auch Fleisch. Dies jedoch in einem natürlichen Bewusstsein der Schöpfung gegenüber. Einige Stämme jagten zum Beispiel Büffel, die sie als Teil ihrer Seele empfanden. Der Büffel gab ihnen alles, was sie zum Leben brauchten. Ihre Tipis waren aus seiner Haut gemacht, sein Fell war ihr Bett, ihre Decke, ihr Wintermantel. Seine Haut war ihre Trommel, die durch die Nacht klang, lebendig, heilig. Aus dieser Haut machten sie auch ihre Wassersäcke. Sein Fleisch gab ihnen Kraft, wurde in ihnen wieder zu Fleisch. Nicht der kleinste Teil wurde vergeudet. Sein Magen wurde zum Suppenkessel. Dazu füllten sie ihn mit rot-glühenden Steinen. Aus den Hörnern entstanden Löffel, aus den Knochen Messer und die Ahlen und Nadeln der Frauen. Aus den Sehnen machten sie Bogensehnen und Faden. Die Rippen wurden zu Kinderschlitten umgearbeitet, aus den Hufen wurden Rasseln. Sein mächtiger Schädel war ihr Altar. Gegen ihn wurde die heilige Pfeife gelehnt.

Der mit dieser Nutzung verbundene Respekt vor dem Tier kam uns definitiv abhanden. Ich denke, wenn wir unsere eigenen Tiere jagen und töten müssten, würden viele Menschen aufhören, Fleisch zu essen.

Eine Zeit lang ernährte ich mich auch vegan. Dies jedoch unfreiwillig, da mein Körper die Milchprodukte nicht mehr verwerten konnte. Jedes Mal, wenn ich etwas zu mir nahm, das Milchprodukte enthielt, rannte ich anschließend mit Magenkrämpfen zur Toilette.

Als ich älter wurde, ließ dieser dogmatische Zug immer mehr nach und ich gewann die Einsicht, dass die Gedanken schlussendlich formen, ob eine Speise dem Körper und der Seele gut tut oder nicht. Ich begann mir gegenüber tolerant zu werden und genoss zum Beispiel ein herrlich duftendes Stück Streuselkuchen. Jeden Bissen ließ ich auf meiner Zunge zergehen und freute mich über die wunderbare Süsse des Gebäcks. In der Freude und im richtigen Maß liegt das Geheimnis – das war meine wichtigste Erkenntnis. Während der ayurvedischen Ausbildung fand ich schlussendlich eine ganzheitliche Form von Ernährung, die mir bis heute entspricht.

KÖRPERÜBUNGEN
- *Asanas* -

Eine ausgewogene Ernährung stärkt deinen Körper und schenkt ihm ein Gefühl von Harmonie und Ausgeglichenheit. Auch eine regelmäßige Yogapraxis lässt dich schlanker, strahlender und glücklicher aussehen. Die Yogaübungen ‚klopfen' von Außen auf deine Nadis und bringen Bewegung in die gestauten Kanäle. Um dieses Wohlbefinden beizubehalten, ist es empfehlenswert die Asanas regelmäßig und ohne Lücken zu üben.

Um eine stabile Grundlage zu erhalten, müssen die Übungen korrekt ausgeführt werden. Auch die Reihenfolge der Asanas ist wichtig, da dahinter eine bestimmte Absicht liegt. Jede Stellung gleicht die vorherige Stellung aus und die Wirkung auf den Übenden fließt in eine bestimmte Richtung und hat ein bestimmtes Ziel. Es wird der Zeitpunkt kommen, an dem gewisse Vorlieben keine Bedeutung mehr haben, da tief im Inneren die Energie immer freier fließt und alles in Richtung Einheit strebt. Das Ziel ist demzufolge, dass jede einzelne Stellung in der Abfolge mit derselben Begeisterung und der gleichen Freude geübt wird. Keine Stellung ist wichtiger als eine andere. Manche sind einfacher, manche schwieriger, alle sind verschieden. Du solltest jede einzelne Asana mit der Absicht praktizieren, dass sie dich dem Ziel ein kleines Stück näher bringt: dem Ziel, dass du sie für etwas tust, was bedeutender ist als du selbst.

Die Praxis muss über einen längeren Zeitraum aufgebaut werden. Vielleicht hast du dich über Jahrzehnte an eine Körperhaltung gewöhnt, die plötzlich Schmerzen erzeugt. Der Wunsch, diese Fehlhaltung innerhalb von ein paar Wochen wieder zu korrigieren, ist absurd. Das muss langsam geschehen und mit viel Geduld. Wenn du einen jungen Baum, der etwas schief gewachsen ist, gewaltsam aufrichten möchtest, verletzt du ihn. Dasselbe geschieht mit deinem Körper. Ein langsamer, stetiger Aufbau führt dich zum gewünschten Ziel.

- Tadasana -

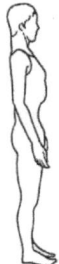

In der Berghaltung richtest du dich auf, sowohl deinen Körper, wie auch dein Inneres. Tadasana spiegelt deine innere Haltung. Bist du ehrlich zu dir selbst wie auch zu deinen Mitmenschen? Schreitest du ‚aufrichtig' durchs Leben?

Wenn dir die Kraft fehlt, dich aufzurichten und dein Körper in sich zusammensinkt, drückst du Resignation, Müdigkeit, ein ‚sich aufgeben' aus. Oftmals verschränkst du in solchen Momenten die Arme vor der Brust. Ein klares Zeichen von ‚komm mir ja nicht zu nahe‘. Du öffnest in dieser zusammengesunkenen Haltung deine Rückseite, den Rücken. Er bietet eine ungeschützte Fläche an, welche dich noch verletzlicher macht. Die unvorhersehbaren Angriffe überfallen dich vorwiegend von hinten. In dieser nach vorne gebeugten Haltung bist du ungeschützt und ohne Präsenz.

Hingegen eine aufrechte Haltung bietet dir Schutz, Präsenz und Klarheit. Überraschende Angriffe rutschen dir ‚den Buckel hinunter‘ und finden keine ungeschützte Fläche um anzudocken. Der Brustraum öffnet sich, du atmest tiefer und vertraust dich dem Leben an.

Du verbindest dich mit Erde und Himmel, fühlst dich getragen. Spürst die wärmende Geborgenheit der Erde unter deinen Füssen. Spürst die Verbindung nach oben in die unendliche Weite des Universums. Du nimmst wahr, wie du gehalten bist, dass es keine Trennung gibt, spürst dich als Teil vom Ganzen. Deine Mitte öffnet sich voller Vertrauen ins Leben im tiefen inneren Wissen, dass du in einem Netz der Liebe gehalten bist. Du spürst das Pulsieren deines Seins, der Stille in dir.

- *Uttanasana* -

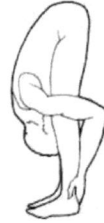

In dieser Vorwärtsbeuge verneigst du dich in tiefer Achtung und Demut vor deinem eigenen inneren Licht, der Weisheit in dir, deinem Ursprung, deiner Schöpfung. Vor dem, der du wirklich bist.

- *Pada Prasaranasana* -

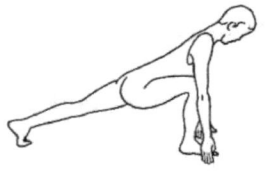

In dieser Stellung machst du einen großen Ausfallschritt nach hinten. Du befindest dich in einer Startposition, bereit zum Aufbruch.

- Adho Mukha Svanasana -

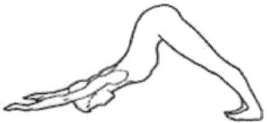

Im ‚Hund, der nach unten schaut' verneigst du dich tief zur Mutter Erde und nimmst bewusst ihre nährende, pulsierende Kraft in dich auf.

- Kumbhakasana -

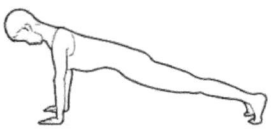

Die Bretthaltung stärkt das Selbstbewusstsein, gibt dir innere Stärke und steht für Macht und Führung in deinem Leben.

- Chaturanga Dandasana -

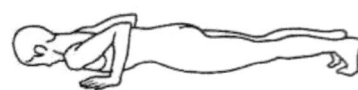

Die Liegestützhaltung schenkt dir innere Stärke.

- Bhujangasana -

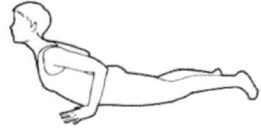

Die Kobra befreit den Geist, stärkt das Vertrauen ins Leben und öffnet das Herz. Durch Bhujangasana entsteht eine Verbindung mit der universellen kosmischen Energie – mit Kundalini, der Schlangenkraft.

SÜDWESTEN

Solange Kinder noch klein sind, gib ihnen Wurzeln,

wenn sie älter sind, gib ihnen Flügel.

Indisches Sprichwort

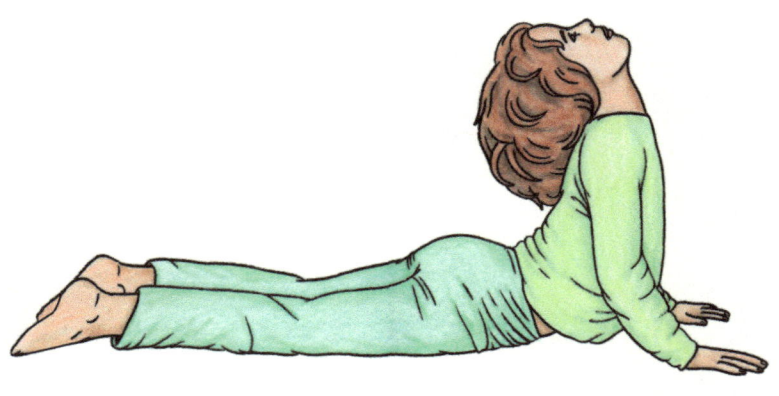

INNERE MITTE

Im Leben eines jeden Menschen gibt es Zeiten, in denen er ausgeglichen, glücklich und entspannt ist, aber auch Zeiten, in denen er aus seiner inneren Mitte geworfen wird. Zum Beispiel, wenn er eine Kündigung von seinem Chef erhält, ein Unfall seine Pläne durchkreuzt oder Schwierigkeiten in der Beziehung auftreten. Alles, was Angst macht oder Schuldgefühle hervorruft, kann dich aus deiner inneren Mitte stoßen.

In der Regel stellt sich nach einer Weile die innere Ausgeglichenheit wieder von selbst ein. Wenn du es aber nicht schaffst aus dem Ungleichgewicht wieder herauszukommen, hat das auf lange Sicht Auswirkungen auf deinen Körper. Die ewigen Schuldgefühle oder Ängste können sich an körperlichen Schwachstellen, wie zum Beispiel im Magen oder Darm oder auch in Form von Rückenschmerzen äußern. Manche bekommen Kopfschmerzen oder Schwindelanfälle, die das Ungleichgewicht am treffendsten ausdrücken.

Es gibt aber auch Menschen, die sich nicht so leicht aus der Ruhe bringen lassen. Diese Menschen spüren eine große Eigenliebe. Die innere Mitte hat mit deinem Gefühl zu dir selbst zu tun, mit einem Gefühl, das aus dem Herzen kommt.

Liebst du dich selbst? Kannst du diese Frage aus tiefstem Herzen mit ‚Ja' beantworten? Dabei ist nicht die egozentrische, narzisstische Liebe gemeint. Sondern die bedingungslose Liebe zu dir selbst. Bedingungslose Selbstliebe ist, sich selbst zu lieben und zu akzeptieren wie du bist – mit allen Mängeln und Fehlern (es fehlt einfach noch etwas ...).

Leben ist Bewegung, und immer wieder kreist es um die innere Mitte, findet seine Mitte. Das Leben ist wie ein Wirbelsturm, dessen Zentrum völlig still ist, auch wenn er wütend über das Land fegt und vieles mit sich reißt. Dieses Zentrum ist da, wenn er beginnt, und es ist da, wenn er aufhört. Während alles von den äußeren Schichten ergriffen und bewegt wird, während die Kräfte des Windes toben, ist das Zentrum unberührt davon. Es ist still, vollkommen still.

Das ganze Leben ist ein Kreisen um das Gleichgewicht. Die Mitte ist immer da. Und du kannst vertrauen, dass du deine Mitte, dein Gleichgewicht immer wieder finden wirst.

SVADHISTHANA CHAKRA
- Sakralchakra, Sexualchakra -

Das Svadhisthana Chakra ist der Nabel, das Zentrum des Seins. Es liegt ungefähr zwei Fingerbreit unterhalb des Bauchnabels. Das Lichtnetzwerk der Nadis beginnt bei diesem Chakra zu wachsen und verzweigt sich in feinen Kanälen in alle Richtungen. Hier ist der Sitz der inneren Kraftquelle. Wenn du in deiner Mitte verankert bist, dich stark und zentriert fühlst, öffnet sich das Tor für das sinnliche Erfahren des Lebens.

Das Svadhisthana Chakra spielt eine wesentliche Rolle für das Empfinden von Emotionen. Sobald dich Emotionen überfluten, wird dein Zentrum erschüttert und du lässt dich vom Sturm der Gefühle überwältigen. Wenn deine Gefühle nicht im Gleichgewicht sind, wenn dich etwas belastet oder blockiert, dann reagiert zunächst der Verstand. Er versucht, irgendwelche Erklärungen dafür zu finden, warum du dich jetzt gerade nicht gut fühlst. Vielleicht findet dein Verstand tatsächlich die Störfaktoren, die zu den Gefühlsausbrüchen führen. Jedoch durch das Analysieren wirst du nicht zu dir selbst finden. Tatsache ist, dass es nicht nur schöne Gefühle gibt, sondern auch ängstliche und traurige. Durch das Annehmen dieser Gefühle kannst du den Kontakt zu dir selbst wieder spüren.

Ein gesundes Svadhisthana Chakra verbindet dich mit Kreativität. Es drückt ein tiefes Bedürfnis aus, mit schöpferischer Kraft Neues zu erschaffen und Kanal für die Lebensenergie zu sein. Auch das Loslassen und sich in den Lebensfluss einlassen, gehört zu den Eigenschaften dieses Chakras.

Meine Sehnsucht nach innerem Frieden führte mich zu einer Schamanin, die mir das Tor zum kreativen Ausdruck meines Seins öffnete. Ich brauchte eine Weile, bis ich den Mut fand, einen ersten, entscheidenden Schritt durch dieses Tor zu wagen und mich dem Fluss des Lebens anzuvertrauen.

DIE SCHAMANIN

Nach meinem zwanzigsten Geburtstag sagte ich zu meiner Mutter: „Ich will massieren lernen. Jedoch", versuchte ich ihr mein Bedürfnis verständlich zu machen, „nicht einfach massieren. Du weißt schon, was ich meine … "

Meine Mutter ist der Mensch in meinem Leben, der immer zur richtigen Zeit am richtigen Ort eine Tür für mich offen hält. Sie ist das Licht auf meinem Weg. Jedes Mal, wenn ich an einer Weggabelung stand, erhielt ich von ihr entweder ein Buch mit den Antworten, die ich mir wünschte, in die Hand gedrückt oder sie steckte mir eine Adresse von einem Menschen zu, der mir weiterhelfen konnte. Oder sie gab mir sonst einen Hinweis, der meine Augen für die wesentlichen Dinge öffnete.

So war es auch mit der Frage nach dieser besonderen Massage, die ich nicht in Worte fassen konnte. Sie erzählte mir, dass eine Schamanin eine Ausbildung anbietet, die vermutlich meinen Herzenswunsch erfüllen könnte. Ich musste nicht lange überlegen. Das Vertrauen in meine Mutter ist so tief, dass ich mich sofort für diese Ausbildung anmeldete.

Als ich am ersten Tag den Kursraum betrat, saßen die anderen Teilnehmer bereits ehrfürchtig auf ihren Meditationskissen und schauten erwartungsvoll in die Runde. In der Mitte des Kreises stand ein riesiger Bergkristall und um den Bergkristall leuchteten acht weiße Kerzen, für jede Himmelsrichtung eine. Zwei wunderschöne Blumensträuße, deren Blüten einen betörenden Duft ausströmten, rundeten das Bild ab. Die Schamanin wirkte auf mich sehr weise. Ihre Augen waren durchtränkt von Liebe. Ich fühlte mich sofort wie zu Hause.

Nach einer Vorstellungsrunde ließ sie uns eine Meditationshaltung einnehmen. Für mich war dies neu und ich beobachtete die anderen, wie sie sich auf ihren Kissen einrichteten. Bereits nach wenigen Minuten stellte sich heraus, dass der Schneidersitz, den ich eingenommen hatte, äußerst unbequem war. Unauffällig versuchte ich, die Position zu verändern, was aber peinlich laute Geräusche verursachte. Das Kissen knirschte, meine Knochen knackten und der Boden knarrte. Die anderen saßen mucksmäuschenstill. Wie machten sie das bloß? Meine Knie schmerzten nach weiteren fünf Minuten an Stellen, von denen ich gar nicht wusste, dass sie existieren. Ich veränderte wieder meinen Sitz, dafür tat mir jetzt das Kreuz weh. Ich atmete in die schmerzende Stelle bis sich die Beschwerden etwas beruhigt hatten. Die Schamanin ermahnte uns, die Gedanken nicht festzuhalten. Wir sollten jeden Gedanken in eine Wolke einpacken und sie weiterziehen lassen. Unverhofft erfasste mich tatsächlich für einen winzigen Moment ein Gefühl des Friedens. Des Friedens mit mir selbst. Mit meinem Körper. Die Schmerzen hatten sich aufgelöst. So wie meine Gedanken. Euphorisch begann ich über dieses Gefühl nachzudenken und spürte, wie mein linker Fuß eingeschlafen war. Nun konnte ich nur noch an ihn denken und schon kehrten auch die anderen Schmerzen mit voller Wucht zurück. Ich begann die Sekunden zu zählen, bis diese Folter endlich ein Ende fand. Nach einer Stunde erlöste mich die sanfte Stimme der Schamanin mit den Worten: „Ihr könnt jetzt langsam in euren Körper zurückkommen."

Zurückkommen? Ich spürte mich noch nie so klar in meinem Körper. Ich hätte viel darum gegeben, wenn ich ihm hätte entfliehen können. Wieso war es so schwierig, ruhig zu sitzen?

Mit den störenden Geräuschen machte ich mir nicht gerade viele Freunde in dieser disziplinierten Gruppe. Den Blick auf mich gerichtet, mahnte die Schamanin uns, während der nächsten Meditation ganz still zu sitzen. Bewegung lenke uns von der Meditation ab.

Nach der Mittagspause forderte sie uns auf, einen Partner auszuwählen, um gemeinsam eine Energieübung zu machen. Ehe ich mich umschauen konnte, kam ein kleiner runder älterer Mann auf mich zu und fragte mich, ob ich diese Übung mit ihm machen möchte.

„Ja, klar", antwortete ich etwas verunsichert, denn ich wusste nicht, was auf uns zukommen würde. Wir standen uns gegenüber und ohne den Körper des anderen zu berühren – dies war sehr wichtig – fühlten wir mit den Handflächen die Energieschichten des Partners. Für mich war dies fremd und ich fühlte mich nicht sonderlich wohl dabei. Ich spürte die Energie dieses Mannes in meine Aura eindringen. Es fühlte sich warm und etwas aufdringlich an. Erstaunlich war die Erfahrung, dass man einen Menschen nicht mit den Händen berühren musste, um ihm nahe zu sein, sondern dass es um die Ausdehnung der Energiekörper geht, sowie auch um die Art und Weise, wie ein Mensch in unseren Raum eintritt. Macht er dies achtsam und gefühlvoll, fühlt es sich wunderschön an. Wenn jemand jedoch ohne Respekt in den Raum des anderen eindringt, kann sich dies wie ein energetischer Übergriff anfühlen.

Während dieses Tages war ich überzeugt, dass dies mein erster und letzter Kurstag gewesen ist. Ich fühlte mich unfähig, ruhig zu sitzen und zu meditieren. Mein Körper kam mir vor wie ein Gefängnis, der trotzend rebellierte, wenn er ruhig dasitzen sollte. Auch die Gruppendynamik, mit dem heiligen Getue war für mich irritierend und nicht einzuordnen.

Am Abend, als wir uns überschwänglich herzlich voneinander verabschiedet hatten und ich wieder zu Hause war, überkam mich ein Gefühl von einem tiefen inneren Frieden in meinem irdischen Körper. Ich kannte dieses Gefühl von meinen Ausflügen zu meinen geistigen Freunden. Dass es auch möglich war, in meinem irdischen Körper solch ein Gefühl zu empfinden, war neu für mich. Eine befreiende Leichtigkeit nahm von mir Besitz und ich hätte die ganze Welt umarmen können, so schön war dieses Gefühl. Ich fühlte Freiheit. Also gab es doch eine Möglichkeit, mich in meinem Körper zu Hause zu fühlen!

Nach dieser Erfahrung ging ich immer wieder zu den Seminaren – insgesamt neun Jahre lang. Die Schamanin konnte meine Sprache verstehen und gab mir das Gefühl, dass alles in Ordnung ist, so wie es ist. Mein Vertrauen in mich selbst und in meine Wahrnehmungen wurde von ihrer Liebe genährt und gestärkt. Dank ihres Segens konnte ich mich bedenkenlos dem Fluss ihrer Lehre anvertrauen. Manchmal war die emotionale Strömung während diesen Jahren reißend, bis sie sich in einem erlösenden Wasserfall ergoss. Dann wieder ließ die Schamanin mich in stillen Gewässern treiben. Immer jedoch fühlte ich ihre schützende Hand über mir.

ELEMENT WASSER
- *Apas* -

Flüsse, Seen, Bäche und Meere sind mit flüssigem Wasser gefüllt. Gefroren wird es zu Eis. Erhitztes Wasser verändert sich zu Dampf. Das Element Wasser ist ein wunderbarer Spiegel der Emotionen. Zum Beispiel Tränen können gleichermaßen Ausdruck des Schmerzes oder der Freude sein. Das emotionale Sein wird in Verbindung mit dem weiblichen Aspekt der Natur und den Kräften des Mondes gebracht.

Masaru Emoto hat mit der Kristallfotographie des Wassers bewiesen, dass die Struktur des Wassers auf Schwingung, Musik, Gedankenkraft und Worte reagiert. Wenn du bedenkst, dass dein Körper aus siebzig Prozent Wasser besteht, wird es noch klarer, wie beachtlich die Einwirkung von äußeren Einflüssen auf dein ganzes System ist.

Wasser ist die Grundlage für alles Leben auf der Erde und steht für alles, was fließt. Die Wirkung des Wassers ist reinigend, sanft, kühlend, aber auch äußerst energisch. Wasser passt sich jeder Form an. Im übertragenen Sinne ist dies die Fähigkeit, die Kontrolle loszulassen und deine Gaben und Fähigkeiten dem Fluss der Lebenskraft anzuvertrauen.

EINE GABE

Acht Jahre lang verabschiedete ich mich über die Winterzeit von zu Hause und erforschte andere Länder. Um die Reisen zu finanzieren, arbeitete ich während der Sommerzeit in temporärer Anstellung in einer Arztpraxis. Eine dieser Anstellungen erhielt ich bei einem indischen Allgemeinmediziner. In seine Sprechstunde kamen vor allem Spanier, Portugiesen und Italiener. Er sprach sieben Sprachen perfekt. Als außergewöhnlich feinfühliger Mensch half er, wo er konnte. Das ging so weit, dass er illegale Abtreibungen während der Nacht durchführte, für Frauen, die keine Aufenthaltsbewilligung für die Schweiz erhielten. Als ich diese Stellung antrat, fragte er mich, ob ich ihm dabei helfen würde. Natürlich konnte ich nicht nein sagen, da er mein Chef war. Nach der ersten Abtreibung, die sehr blutig endete, sagte ich zu ihm, dass ich das nicht könne. Fortan half ihm seine Frau oder er machte die Eingriffe selbst. Wenn ich am darauffolgenden Morgen in die Praxis kam, musste ich die blutdurchtränkten Tücher wegräumen und die Blutlachen am Boden zusammenwischen. Im Abfalleimer lagen mehrere Flaschen Portwein. Ich fragte mich, wie er dies mit seiner Sensibilität aushielt.

Er besaß die Fähigkeit Krankheiten vorauszusagen, wenn er in die Augen der Patienten schaute. Einmal war zum Beispiel eine Frau für eine Routineuntersuchung bei ihm. Er sah in ihren Augen, dass sie Brustkrebs im Anfangsstadium hatte und schickte sie zu einer Biopsie. Allerdings waren die Resultate dieser Gewebsentnahme negativ und er schickte sie nochmals an einen anderen Ort für eine zweite Biopsie. Und tatsächlich entdeckten sie Krebszellen im Anfangsstadium. Dank dieser frühen Erkennung konnte sich diese Patientin einen langen Leidensweg ersparen. Mein Chef war unkompliziert, er vertraute mir voll und ganz und ich konnte mein Organisationstalent bei ihm entfalten. Ich arbeitete sehr gerne mit ihm zusammen.

Die Wände in der Praxis waren hellblau und mit kleinen feinen Wölkchen bemalt. Wenn ich diese Wände betrachtete, fühlte ich mich wie im Himmel. Wie zu Hause. In seinem Sprechzimmer herrschte ein riesiges Chaos. Dieses Zimmer war sein heiliger Bereich, in dem niemand etwas anfassen oder ordnen durfte. Tausende Blätter lagen wie durcheinander gewirbelt auf seinem Fenstersims. Oft hörte ich ihn, wie er verzweifelt nach einem Formular oder einem wichtigen Dokument suchte und dann resigniert aufgab. Eines Tages war es wieder so weit. Er suchte und suchte. Offenbar vermisste er dieses Mal ein wichtiges Dokument. Nach einer Weile kam er frustriert zu mir und fragte mich, ob ich diese Unterlagen für ihn suchen könnte. Mir war flau im Magen, denn ich befürchtete, dass ich sämtliche Blätter einzeln durchzuschauen habe. Dann geschah etwas Faszinierendes. Ich stand vor den Papierbergen, griff mit meiner Hand instinktiv hinein, zog ein Blatt heraus und der Arzt starrte mich mit weit aufgerissenen Augen an. Er stammelte: „Wie um Himmels Willen haben Sie das gemacht? Das ist genau das Dokument, welches ich vermisst habe!"

Ich war ebenfalls perplex über diesen Erfolg und konnte seine Frage nicht beantworten. Von diesem Zeitpunkt an, rief er mich regelmäßig, wenn er etwas suchte. Er sagte zu mir, dass dies eine besondere Gabe wäre. Also probierte ich auch für mich selbst aus, ob ich verlegte Dinge auf diese Art und Weise finden würde. Es funktionierte jedes Mal, außer wenn ich meinen Kopf einschaltete. Nun kamen andere Leute auf mich zu, die etwas verlegt hatten, oder deren Katze zu Hause nicht mehr auftauchte. Ich fand heraus, dass ich diese Gabe auch auf Distanz anwenden konnte. Ich loggte mich sozusagen in den Gegenstand oder das Lebewesen ein und konnte beschreiben, wo sie sich befanden.

Auch meine Kinder wollten die Gelegenheit dieser Gabe nutzen, wenn sie wie so oft ihren Hausschlüssel oder ihre Monatskarte für die Straßenbahn verlegt hatten. Manchmal, wenn sie im Stress waren, half ich ihnen gerne. Jedoch meistens forderte ich sie auf, es selbst zu versuchen. Und wenn es ihnen gelang, wuchsen sie voller Stolz ein paar Zentimeter in die Höhe und gewannen so das Vertrauen in ihre eigenen Fähigkeiten. Immer häufiger wurde ich von hilfesuchenden

Leuten kontaktiert. Bis es mir zu viel wurde und ich mich entschied, auch diesen Hilfesuchenden zu erklären, wie sie selbst Dinge finden konnten. So fand ich wieder meine Ruhe.

Dieser indische Arzt hatte die Angewohnheit, seine Behandlungstür abzuschließen, wenn er eine gynäkologische Untersuchung durchführte. Das fand ich seltsam. Ich fragte mich, weshalb es dies tat. Eines Morgens, das Wartezimmer war randvoll, stürmten zwei uniformierte Polizisten in die Praxis und wollten meinen Chef sprechen. Als sie wieder aus dem Sprechzimmer herauskamen, waren sie nicht mehr allein. Mein Chef wurde mit Handschellen vor den Augen der Patienten abgeführt. Meine Praktikantin und ich erschraken zutiefst. Der Arzt rief uns zu, wir sollen alle Patienten nach Hause schicken und seine Frau informieren. Das taten wir und sie stand wenige Minuten später kreidebleich in der Praxis. Sie schickte uns nach Hause und sagte, dass sie sich melden würde, wenn sie Näheres erfahren hätte.

Einen Tag später rief sie mich zu Hause an und fragte, ob ich in die Praxis kommen könne. Sie sah schrecklich aus. Dunkle Augenringe in ihrem leichenblassen Gesicht gaben ihrem sonst so lieblichen Wesen einen gespenstischen Anschein. Sie wirkte um Jahre gealtert. Mit stockender Stimme erklärte sie mir, dass ihr Mann wegen Vergewaltigung in der Praxis angeklagt sei. Ich war sprachlos. Also deshalb hatte er die Sprechzimmertür abgeschlossen. Augenblicklich fiel es mir wie Schuppen von den Augen.

Meine junge Praktikantin und ich mussten vor Gericht aussagen. Ich wurde zuerst in den Gerichtssaal gerufen. Unseren Chef hatten sie aus der Einzelhaft geholt. Er saß arg mitgenommen hinter mir auf einer harten Bank. Der Richter löcherte mich mit Fragen. Ich sagte ihm immer wieder dasselbe, dass ich schon etwas verwundert war, dass er jeweils die Tür zu seinem Sprechzimmer abgeschlossen hatte. Mehr wisse ich nicht. Interessant war, dass ich innerlich schrecklich nervös, äußerlich jedoch die Ruhe selbst war. Nach zehn Minuten wurde ich entlassen und meine Praktikantin wurde hereingebeten. Auch sie war furchtbar aufgeregt, konnte ihre Nervosität aber nicht unterdrücken. Je länger der Richter sie mit Fragen quälte, desto tiefer geriet sie in einen Irrgarten der Verwirrung. Ich wartete geschlagene zwei Stunden auf sie. Als sie schlussendlich, völlig in Tränen aufgelöst, aus dem stickigen Vernehmungsraum strauchelte, nahm ich sie liebevoll in meine Arme, bis sie sich wieder ein wenig beruhigt hatte.

Ich lernte durch diese Situation, dass es in gewissen Momenten ein großer Vorteil ist, wenn man die Fähigkeit besaß, in seiner Mitte zu bleiben, egal wie stark der Sturm um einen herum tobt.

Dieser Prozess wurde zu einer längeren Geschichte, denn es tauchten immer mehr Frauen auf, die Anklage gegen ihn erhoben. Die Frau des Arztes konnte ihn vorerst gegen eine hohe Kaution freikaufen, jedoch unter der Bedingung, dass er das Land nicht verlassen durfte. Ich bewunderte die Stärke dieser Frau. Sie stand immer voll hinter ihrem Mann in einer Klarheit und Liebe, die mich tief beeindruckte.

Einige Zeit später rief sie mich wieder an und fragte, ob ich helfen würde die Praxis aufzulösen. Was war geschehen? Wurde er in einem Gefängnis verwahrt? Oder war er nach Indien geflohen? Mein zweiter Gedanke bestätigte sich als richtig. Er war tatsächlich geflohen und ließ seine Frau und seine drei kleinen Kinder zurück. Manchmal frage ich mich, ob sie jemals wieder Kontakt zueinander hatten.

Auch wenn er nach Indien flüchtete, die Verantwortung für seine Handlungen nahm er mit. Wohin auch immer.

NIYAMA

Niyamas sind Empfehlungen für deine persönliche Disziplin, die persönliche Lebensführung. Beim Einsetzen der Niyamas übernimmst du Selbstverantwortung. Wenn du in den Spiegel schaust, weißt du, dass die Verantwortung für dein Leben und für dein Tun bei dir liegt. Und bei niemandem sonst. Du brauchst keine Sündenböcke mehr und beginnst Eigenverantwortung für deine Handlungen zu übernehmen.

In diesem Bewusstsein liebst und achtest du dich selbst und bleibst mit deinem Höheren Selbst verbunden. Du hast Vertrauen in die höhere Kraft und lässt dich von ihr führen. Du bist ehrlich und bleibst bescheiden in allem, was du tust und sagst. Du verhältst dich authentisch und agierst nur aus deiner eigenen Erfahrung. Du bist positiv, inspirierend, ermutigend und motivierend sowie geduldig mit dir selbst wie auch mit den anderen. Und vertraust deinem inneren Wissen und deiner eigenen Erfahrung.

OM NAMAH SHIVAYA MANTRA

Shiva unterstützt dich als ‚Zerstörer' in der Umsetzung von Niyama, indem er Eigenschaften wie Unwissenheit, Hass und Gier in der Welt und vor allem im Geist der Menschen beseitigt. Durch das Rezitieren des Om Namah Shivaya Mantras aktivierst du die Qualitäten von Shiva, der vor allem an der geistig-spirituellen Transformation des Menschen arbeitet, die letztlich zur Gottverwirklichung oder Vereinigung mit Gott führen soll. Wortwörtlich übersetzt bedeutet Shiva einfach glückverheißend, gütig, freundlich.

OM   der uranfängliche Klang des Universums

NAMAH   ich verneige mich vor

SHIVAYA   Shiva, dem Glückverheißenden

GRAND-MAMAN

Grand-maman war meine Lieblingsgroßmutter. Sie war eine elegante alte Dame, die ihre Wurzeln in der französisch sprechenden Schweiz hatte. Ihr Mann, der Vater meiner Mutter, starb, als meine Mutter fünfundzwanzig Jahre alt war. Seither lebte Grand-maman alleine in ihrem heimeligen Häuschen direkt neben dem Zürcher Zoo. Wenn wir bei ihr auf Besuch waren, hörten wir die Affen schreien und die Löwen brüllen. Wir fühlten uns wie im Urwald.

Eine Nacht vor meinem Geburtstag lag Grand-maman schwer krank in einem Spitalbett. Sie erzählte meiner Mutter mit strahlenden Augen, dass sie in der letzten Nacht Besuch von ihrer Schwester erhalten hat. Tante Marion war bereits vor einigen Jahren gestorben.

„Sie sagte zu mir, dass sie mich abholen wird und dass ich keine Angst haben muss", erzählte sie mit einem ruhigen Ausdruck auf ihrem faltigen Gesicht.

An meinem einundzwanzigsten Geburtstag wurde sie von ihrer Schwester abgeholt. Ich war unsagbar traurig. In einem kühlen Raum durfte ich mich von ihrem Körper verabschieden. Es war das erste Mal, dass ich einen toten Körper sah. Er sah wunderschön aus, gelöst und entspannt. Ich streichelte sachte ihre kühle weiße Haut. Ich vermisste sie schrecklich.

Zu jener Zeit hatte ich einen Freund, der in Bern lebte. Wir unternahmen Ausflüge oder genossen die gemeinsame Zeit in seinem kleinen Wohnwagen an der Aare, die sich mitten durch Bern schlängelt. An einem freien Wochenende schlug er mir vor, seinen besten Freund in Neuchâtel zu besuchen. Ich war begeistert von dieser Idee, da die Westschweiz ein kleines Stückchen Heimat für mich war. Meine über alles geliebte Grand-maman wuchs in Neuchâtel auf. Und ihre Schwester Marion wohnte bis zu ihrem Tod in dieser eindrücklichen Kulturstadt.

Als wir in Neuchâtel an der Rue de Préels 7 ankamen, wurden wir herzlich von seinem Freund empfangen. Die Wohnung lag im ersten Stockwerk auf der linken Seite. Er kochte ein vorzügliches Essen für uns. Der Wein dazu war süffig und verleitete uns, etwas zu viel zu trinken. Ich fühlte mich hier wie zu Hause und hatte das Gefühl, dass dieser Ort eine ganz besondere Ausstrahlung hatte. Es wurde spät. Wir realisierten, dass wir nicht mehr so richtig geradeaus laufen, geschweige denn mit dem Auto nach Hause fahren konnten. Fürsorglich bot uns dieser Freund an, bei ihm über Nacht zu bleiben. Dankbar nahmen wir sein Angebot an.

Ungefähr ein Jahr später reiste ich mit meiner Mutter und meinem Bruder Andreas durch Amerika. Auf dem Weg nach Seattle übernachteten wir in einem bescheidenen kleinen Hotel. Ich kaufte mir ein paar Postkarten, die ich an diesem Abend schreiben wollte. Auch der Freund in Neuchâtel sollte eine Karte erhalten. Ich suchte seine Adresse hervor und sprach sie leise vor mich hin, damit ich sie in korrekter Weise auf die Postkarte schreiben konnte. Meine Mutter saß neben mir und als sie mich hörte ‚Rue de Préels' murmeln, schaute sie zu mir auf und fragte mich: „Was hast du gerade gesagt? An welche Adresse schreibst du diese Karte?"

Als ich ihr die Nummer von der Rue de Préels verriet, fragte sie mich erstaunt: „Wer wohnt dort?"

Wir fanden heraus, dass ich in derselben Wohnung übernachtet hatte, in welcher Tante Marion jahrzehntelang gewohnt hatte. Dieser Freund zog im selben Jahr, als sie gestorben war, in diese Wohnung ein. Für mich war sofort klar, dass dies kein Zufall war. Ich glaube so oder so nicht an Zufälle. Es fällt einem höchstens etwas zu. In diesem Fall war es ein warmes Gefühl in meiner Bauchgegend, als ich wieder an diese Wohnung dachte und wie wohl ich mich dort gefühlt hatte. Irgendwie hatte ich auf diesem Weg nochmals Abschied von meiner Grand-maman nehmen können.

An meinem zweiundzwanzigsten Geburtstag war Grand-maman die erste ‚Person', die mir gratulierte. Sie stand plötzlich in meinem Zimmer und sang mit klarer Stimme ein ‚joyeux anniversaire' für mich. Ich war überwältigt und Freudentränen benetzten meine Wangen. Ich realisierte, dass sie immer noch ab und zu bei mir war.

LEBENS(T)RAUM

Deine Wohnung, dein Haus ist der Tempel für den Körper, genau so wie dein Körper der Tempel für die Seele ist.

Hast du dir schon einmal bewusst darüber Gedanken gemacht, wie du wohnst? Auf dem Land oder in der Stadt? Wie sieht deine Wohnung, dein Haus aus? Wie ist dein Zuhause eingerichtet? Mit welchen Möbeln und sonstigen Gegenständen? Sind die Räume vollgestopft oder sieht es bei dir eher kärglich eingerichtet aus? Welche Farben und Formen umgeben dich jeden Tag? Wie sieht es in deinem Keller und auf dem Dachboden aus? In welchem Raum fühlst du dich am wohlsten? In welchem Raum hältst du dich praktisch nie auf?

Wenn dein Zuhause – meistens betrifft es den Keller oder den Dachboden – mit Gegenständen vollgestopft ist, ist auch dein Geist verstopft, was wiederum die inneren Energieströme und die

Knotenpunkte in den Kanälen verstopft. Stell dir vor, wie du einen Raum betrittst, der mit tausend Dingen gefüllt ist. Der Geist kann sich an jedes einzelne Ding erinnern und immer wieder kommen neue Dinge hinzu, welche den Raum verstopfen. Da der Geist eine beschränkte Kapazität hat, wird er bei so vielen Dingen auch verstopft. Es ist viel entspannter, zehn Gegenstände in einem Raum anzuschauen, als tausend.

Wie oft bewahrst du Dinge auf, die du seit Jahren nicht mehr in den Händen gehalten, beziehungsweise benutzt hast? Der Kopf sagt dir, dass du sie irgendwann sicherlich noch brauchen kannst. Wenn ein Gegenstand seit zwei Jahren ungenutzt herumliegt, kannst du ziemlich sicher davon ausgehen, dass du ihn auch in den nächsten zwei Jahren nicht benötigen wirst. Um dich frei zu fühlen, ist es unerlässlich, diese überflüssigen Gegenstände ‚auszumisten'. Am besten verschenkst du sie oder entsorgst sie. Die größte Befreiung erreichst du, indem du Dinge verschenkst, an denen dein Herz hängt. Für jeden neuen Gegenstand, den du dir anschaffst, kannst du mindestens einen Gegenstand oder noch besser – zwei entsorgen! So schaffst du Raum für etwas kreatives Neues. Raum für deinen Geist, damit er zur Ruhe kommt. Raum für deine Nadis, damit die Energieströme ungehindert darin fließen können.

Die Räume sollen gepflegt und sauber sein. Äußere Sauberkeit spiegelt die innere Sauberkeit. Wenn du in einem verdreckten Loch haust, kannst du davon ausgehen, dass deine Nadis mit schmutzigen Gedanken verdreckt sind. Reinigen tut auch deiner Psyche gut. Sobald du mit den Armen eine Anstrengung machst, wirkt sich das positiv auf deinen Gemütszustand aus. Selbstverständlich kannst du auch ein paar Liegestützen oder Handstände praktizieren, jedoch das Schrubben der Wohnung hat in solch einem Moment einen wunderbaren Doppeleffekt. Die Wohnung ist sauber und du bist glücklich. Es ist wie in der Geschichte des Mannes, der Gott erwartet:

Ein Mann erfuhr, dass Gott zu ihm kommen wollte. „Zu mir?", schrie er. „In mein Haus?" Er rannte durch alle Zimmer, er lief die Stiegen auf und ab, er kletterte zum Dachboden hinauf, er stieg in den Keller hinunter. Er sah sein Haus mit anderen Augen. „Unmöglich!", schrie er. „In diesem

Sauhaufen kann man keinen Besuch empfangen. Alles verdreckt. Alles
voller Gerümpel. Kein Platz zum Ausruhen. Keine Luft zum Atmen."

Er riss Fenster und Türen auf. „Brüder! Freunde!", rief er. „Helft mir
aufräumen – irgendeiner! Aber schnell!" Er begann sein Haus zu kehren.
Durch dicke Staubwolken sah er, dass ihm einer zu Hilfe gekommen war.
Sie schleppten das Gerümpel vors Haus, schlugen es klein und
verbrannten es. Sie schrubbten Treppen und Böden. Sie brauchten viele
Kübel Wasser, um die Fenster zu putzen und immer noch klebte der
Dreck an allen Ecken und Enden. „Das schaffen wir nie!" schnaufte der
Mann. „Das schaffen wir!" sagte der andere. Sie plagten sich den ganzen
Tag. Als es Abend geworden war, gingen sie in die Küche und deckten
den Tisch. „So", sagte der Mann, „jetzt kann er kommen, mein Besuch!"
Jetzt kann Gott kommen. Wo er nur bleibt?" „Aber ich bin ja da!", sagte
der andere und setzte sich an den Tisch. „Komm und iss mit mir!"

WOHNUNGSSUCHE

Pascal und ich wollten einen gemeinsamen Haushalt gründen. Also
machten wir uns auf die Suche. Wir hatten klare Vorstellungen von
unserer Traumwohnung. Sie musste zentral in einem ruhigen Quartier liegen, im obersten Stockwerk sein und natürlich durfte der Mietpreis nicht zu hoch sein, da Pascal noch in der Schule für die
Erwachsenenmaturität war und anschließend studieren wollte. Wir
meldeten uns bei diversen Baugenossenschaften an in der Hoffnung,
dass wir nicht jahrelang auf eine freie Wohnung warten mussten.
Denn sie gaben uns ausnahmslos alle zu verstehen, dass die Aussicht
auf eine Wohnung nicht gerade rosig sei. Eine Woche später rief uns
doch tatsächlich eine sympathische Frau aus dem Büro einer Bauge-
nossenschaft an. Sie fragte uns, ob wir Interesse an einer Wohnungs-
besichtigung im Kreis Drei hätten. Das musste sie uns nicht zweimal
fragen. Aufgeregt machten wir uns, ohne allzu große Erwartungen,
auf den Weg, um die Wohnung anzuschauen. Wir waren angenehm
überrascht, als wir in einer ruhigen Seitenstraße in der Nähe des
Stadtzentrums vor einem schönen alten Gebäude standen. Die Wohnung lag in der obersten Etage, also stiegen wir die vielen Stufen hinauf und klingelten an der Tür. Wir lauschten den langsam näher

kommenden schlurfenden Schritten hinter der Tür. Nach einer gefühlten Ewigkeit öffnete eine uralte Frau die Tür spaltbreit. Sie musterte uns mit misstrauischem Blick. Offenbar sahen wir vertrauenswürdig genug aus, denn sie bat uns schließlich einzutreten. Die Wohnung war mit vielen alten dunklen Möbeln verstellt. Wir schlängelten uns durch den engen Korridor an diesen Möbeln vorbei und warfen schüchterne Blicke in jedes Zimmer. Die Zimmer wirkten klein, da sie mit diesen dunklen Möbeln vollgestopft waren. Von der bescheidenen Küche aus führte ein winzig kleiner Balkon nach draußen. Es gab gerade so viel Platz, dass zwei Personen eng nebeneinander sitzen konnten. Die Aussicht in den grünen Innenhof war sehr schön und der Charme der Wohnung tat sein übriges dazu, so dass wir uns augenblicklich in diese Wohnung verliebten. Wir wussten, dass wir hier wohl sein würden.

Voller Vorfreude riefen wir umgehend die freundliche Sekretärin an und teilten ihr mit, dass wir gerne in diese Wohnung einziehen möchten. Da es noch andere Bewerber gab, bat sie uns um etwas Geduld, um eine definitive Zusage machen zu können. Sie wollte uns spätestens in einer Woche Bescheid geben.

Ich packte meine Sachen zusammen und fuhr ins Tessin in ein Seminar der Schamanin. Pascal hielt unterdessen die Stellung und wartete ungeduldig auf den Entscheid. Ein paar Tage später rief er mich an.

Seine Stimme klang enttäuscht, als er sagte: „Die Wohnung wurde leider an ein anderes Paar vergeben."

Oh nein! Das durfte nicht wahr sein! Auch mich überkam ein heftiges Gefühl der Enttäuschung. Ich war so sicher, dass dies unser neues Zuhause sein würde.

Wir hatten gerade Mittagspause und eine Frau, die auch in diesem Seminar war, bemerkte meinen enttäuschten Gesichtsausdruck.

Sie fragte mich: „Was ist los mit dir?"

Ich erzählte ihr die Geschichte von der Wohnung. Ein wissendes Lächeln überzog ihr Gesicht als sie mir erklärte, was ich tun konnte, um die Wohnung doch noch zu erhalten.

„Es gibt eine schöne Übung, die du machen kannst", erklärte sie mir. „Du setzt dich hin, beruhigst deinen Atem und bittest die geistige

84

Welt um Unterstützung. Voller Demut und mit tiefer Achtung vor dem großen Ganzen bittest du die geistige Welt darum, diese Wohnung für euch reservieren zu dürfen. Dann stellst du dir die Wohnung vor und beginnst sie in die Regenbogenfarben einzupacken. Du beginnst mit der Farbe Rot und umwickelst die Wohnung mit einer tiefroten Watte. Dann machst du dasselbe mit Orange, Gelb, Grün, Blau, Violett und schlussendlich packst du die Wohnung in eine weiße Watte ein, so dass ein luftiger Ballon entsteht. Du gibst dem Ballon einen liebevollen Schups und lässt ihn nach oben schweben. Das Universum wird ihn in Empfang nehmen und es wird wissen, was damit zu tun ist. Und dann bedankst du dich für die Wohnung, die bereits auf euch wartet und für die Unterstützung."

„Aha, so einfach soll das sein", dachte ich und machte mich auf den Weg zu einem ruhigen Platz. Inbrünstig vertiefte ich mich in diese Meditation.

Eine Stunde später rief mich Pascal erneut an und jubelte in den Hörer: „Hey, jetzt musst du mir unbedingt zuhören, was geschehen ist! Die von der Genossenschaft haben mich soeben nochmals angerufen und mir erklärt, dass das andere Paar eine andere Wohnung haben wollte, welche näher bei ihrer pflegebedürftigen Mutter liegt. Wir haben die Wohnung! Na, was sagst du dazu?"

Was ich dazu sagte? Mir fehlten ehrlich gesagt die Worte. Jedoch konnte Pascal zu diesem Zeitpunkt noch nicht wissen, weshalb! Ich war überwältigt von dieser Kraft. Ein Traum war in Erfüllung gegangen.

TRÄUME

Die Grundlage aller schamanischer Kulturen ist eine ganzheitliche Weltsicht. Der Mensch ist Teil der Natur und alles was passiert ist Teil des Ganzen. Auch was in dir passiert. So wie Innen, so Außen, so wie Oben, so Unten.

Die alltägliche Realität im Wachzustand hat die gleiche Bedeutung wie die Traumrealität. Es gibt keinen Unterschied in der Bedeutung.

Der Schamane träumt die Realität und bringt erst damit aus dem Traum Dinge in seine Welt. Für ihn gibt es keinen Unterschied zwischen diesen Ebenen. Er kann sie sehr wohl unterscheiden, aber beide haben gleichwertigen Sinn und Bedeutung.

Das bedeutet, dass der Schamane fähig ist, während des Traumschlafs einen wachen Bewusstseinszustand aufrecht zu erhalten, um die Geschehnisse im Traum gezielt zu lenken (Spiegeltraum).

- Es gibt tonale und naguale Träume -

Tonal ist all das, was du in der normalen Welt kennst, was du anfassen kannst, was Form angenommen hat. Dazu gehören auch die energetischen und subtilen Aspekte, wie gedankliche Formen und Konzepte. Tonale Träume ereignen sich am Tag, denn sie sind nach außen gerichtet.

Nagual sind die Schwingungen des Bewusstseins, das Unfassbare. Naguale Träume träumst du in der Nacht, denn sie sind nach innen gerichtet.

Bei den tonalen und nagualen Träumen gibt es Licht- und Schattenträume. In der Nacht zwischen 24:00 und 04:00 Uhr sowie am Tag zwischen 12:00 und 16:00 Uhr besteht die beste Aussicht, Träume bewusst wahrzunehmen.

- Es gibt vier Arten zu träumen -

Der **Schlafwandlertraum** (tonaler Schattentraum) ist der Gefährlichste, denn du bist dir nicht bewusst, dass du träumst. Du schlafwandelst im Wachzustand durch die Gegend ohne Bewusstsein. Du baust in deiner Fantasie Luftschlösser, vertraust auf deine Einbildung und verwechselst die Traumwelt mit der Wirklichkeit. Du flüchtest vor der Realität in eine Scheinwelt von Ruhm, Güte, Reichtum, Besitz etc. Du bist nur am träumen, wirst aber nie aktiv. Wenn du in schlafwandlerischen Tagträumen versinkst, schadest du dir selbst damit. Du bist überall, nur nicht im gegenwärtigen Augenblick.

Im **Wachtraum** (tonaler Lichttraum) tanzt du aus der Schattenseite ins Licht – in die Entwicklung hin zur Erleuchtung. Du bist dir bewusst, dass du deine Arbeit, die Familie, dein Leben selbst gewählt hast. Die Frage ist: Was mache ich aus mir und meiner Kraft? Du tanzt den Traum, bist aktiv, kannst etwas verwirklichen. Du bist fähig, etwas in die Tat umzusetzen, deine Gabe zu leben.

Im **Schattentraum** (nagual) bist du ohne Bewusstsein. Diese Träume tauchen auf, wenn du Stress im Alltag hast. Du bist ohne Bewusstsein dem Traumgeschehen ausgeliefert. Du müsstest aktiv eingreifen, jedoch als unbewusster passiver Zuschauer bist du handlungsunfähig. Du versuchst, Symbole zu erkennen, was nicht gelingt, da alles eine Illusion ist. Du hast das Gefühl, der Traum sei Wirklichkeit, aber er ist nicht deine Wirklichkeit. Es gibt im Schattentraum keine Möglichkeit für eine geistige Entwicklung. Du wirst genarrt, es passt nichts mehr zusammen.

Im **Spiegeltraum** (nagualer Lichttraum) gelingt es dir dein Bewusstsein im Traumkörper zu halten. Das bedeutet, dass du beim Träumen weißt, dass du träumst. Du bist der Handelnde im Traum. Du bist aktiv und kannst im Traum die Handlung verändern und die Symbolik erkennen. Der Alltag verändert sich entsprechend. Dies ist wichtig für dein persönliches Wachstum. Spiegelträume stärken dein Höheres Selbst.

- *Wie empfängst du die klarsten Träume?* -

Die Schamanin gab mir auf diese Frage eine ausführliche Antwort. Sie betonte, dass der Schlafraum klar und übersichtlich sein soll. Es ist der Ort, wo der Körper sich regenerieren und die Seele zur Ruhe kommen soll. Es ist wichtig, dass der Schlafraum ein Kraftplatz ohne Störfelder ist. Es sollten in diesem Raum kein Spiegel und keine elektrischen Geräte stehen, insbesondere kein Fernseher. Auch solltest du in deinem Bett nicht lesen oder arbeiten. Sofern du neben einer anderen Person schläfst, achte besonders auf deine Träume. Es geschieht oft, dass du Träume, Bilder und Empfindungen vom Energiefeld der anderen Person während des Schlafes aufnimmst.

Es gibt dir ein sicheres Gefühl, wenn dein Bett so im Raum steht, dass die Tür in deinem Blickfeld ist, jedoch die Füße nicht direkt zur Tür gerichtet sind. Eine Wand hinter dem Bett repräsentiert Schutz, Stärkung und Sicherheit. Ist sie vorhanden, wird dir niemand so schnell ‚in den Rücken fallen'. Der Raum sollte während des Schlafes mittels Vorhängen oder Rollos abgedunkelt werden.

Wenn du mit dem Kopf im Norden liegend schläfst, schwingst du im Magnetfeld der Erde. Die Träume können besser erfasst werden. Dies ist auch der Fall, wenn der Kopf im Südwesten liegt. Die Ausrichtung des Kopfes im Westen ergibt starke Träume.

Ein Traumfänger besteht aus einem Kreis, der den ewigen Kreis des Lebens symbolisiert. Das Netz in der Mitte zieht die unangenehmen Träume an, wo sie bis zum Erwachen eines neuen Tages hängen bleiben. Die Form des Kreises zieht schöne, klare Träume an. Die Federn (am besten Eulenfedern) leiten diese Träume an den Schlafenden weiter. Das Krafttier Bär hilft dir dabei, dass du dich am Morgen an deine Träume erinnern kannst. Die Schamanin schenkte mir einen kuschligen Stoffbär, der mich von da an in den Schlaf und die Traumwelt begleitete.

Bevor du einschläfst, ist es wichtig zur Ruhe zu kommen, so dass du balanciert ein- und auch wieder aufwachen kannst. Erlaube dir, dich an die Träume zu erinnern. Du kannst ein Stück Papier und einen Stift neben dich legen, dass du jederzeit bereit bist, Träume oder Traumfetzen aufzuschreiben.

Die klarsten Spiegelträume kommen beim Schlafen auf dem Rücken. Die Körperlage auf der linken Seite ist die ungünstigste Haltung zum Behalten der Träume, da die Empfindung zusammengedrückt wird und ein Druck auf das Herz entsteht. Die Schattenträume träumst du vorwiegend, wenn du auf der rechten Seite schläfst. Dabei ist zu beachten, dass Albträume nicht unbedingt Schattenträume sein müssen. Beim Schlafen auf dem Bauch wirst du vor allem in Farben und Bildern träumen.

Während des Traumes ist es wichtig, dass du dich entscheidest, die Handlung zum Positiven zu ändern. Erkenne, ob du rückwärts oder vorwärts gesehen hast oder ob der Trauminhalt ein Symbol war. Es ist gut, wenn du den Schlüssel zum Traum hast ohne die Deutung aus

Büchern zu verwenden. Du hast deine eigenen Symbole. Die Qualität der Meditation führt zur Bewusstseinserweiterung.

Wenn du am Morgen erwachst (am besten ohne Wecker), liege noch einen Moment still, ohne dich zu bewegen. Atme tief durch und nimm deinen physischen Körper wahr. Wenn du bereit bist, drehe dich auf die rechte Seite und lasse dir Zeit, dich aufzusetzen und den neuen Tag dankbar zu begrüßen.

LONDON

Eines Nachts hatte ich einen Traum. In diesem Traum lief ich mitten in London über eine große, saftig grüne Wiese auf eine große Theke zu. Hinter der Theke standen drei Engel, die den Ankömmlingen ihren weiteren Weg aufzeigten. Sie erklärten mir, dass ich immer weiter gerade aus zu gehen hatte, durch einen Wald, der Pfad würde mich dann zu dem richtigen Haus führen. Also ging ich diesen Pfad entlang, immer weiter, bis ich vor einem relativ großen Haus stand. Ich kannte das Haus. Es war mir vertraut, als wenn ich schon oft hier gewesen wäre. Menschen standen vor dem Haus und waren gerade im Begriff, hinein zu gehen. Ich schloss mich ihnen an und erkannte jeden Winkel des Hauses. Ein Mann kam auf uns zu, der von innen her leuchtete. Als er mir in die Augen schaute, durchströmte mich eine unglaubliche Wärme und mein Herz war seltsam tief berührt.

Dies war einer jener Träume, die ein Gefühl von Wirklichkeit hinterlassen. Ich wachte auf und trug den ganzen Tag diese Wärme in mir, was ein wunderschönes Gefühl war. Dieser Traum war so real, dass ich keine Sekunde zögerte und einen Flug nach London buchte. Ich wollte dieses Haus und den Mann finden. Kurz bevor ich abflog, steckte mir eine Yogaschülerin eine Adresse von einem bekannten spirituellen Zentrum zu, das etwas südlich von London lag. Sie meinte, ich könne ja zuerst dort hinfahren und in Ruhe ankommen.

In London gelandet, nahm ich ein Taxi und ließ mich zu diesem Zentrum chauffieren. Als ich das Haus dieses Zentrums von weitem sah, stockte mir der Atem. Es war identisch mit dem Haus aus meinem Traum. Ich bezog ein kleines Zimmer und verbrachte eine Woche an diesem Ort. Kein Mensch war anwesend. Ich war ganz alleine in diesem Haus untergebracht. Tagsüber unternahm ich stundenlange Spaziergänge, und das Interessante war, dass ich jeden Weg kannte. Einmal kam ich in ein kleines Nachbardorf. Ich setzte mich eine Weile in die Kirche, um auszuruhen. Ein unbeschreibliches Gefühl überkam mich und Tränen benetzten meine Wangen.

Eines Abends hörte ich, wie jemand zur Tür hinein kam. Ich wollte mir gerade einen Tee zubereiten, als sich jemand näherte. Ich drehte mich um, und dieser Mann aus dem Traum stand vor mir. Ich erschrak zutiefst und mein erster Impuls war wegzulaufen. Dabei hatte ich so sehr auf diesen Augenblick gehofft. Ich stand jedoch wie eine Salzsäule da und konnte mich nicht bewegen. Er stand vor mir und sagte auf Englisch: „Hallo, ich bin Peter Goldman und ich wohne hier, wenn ich nicht gerade unterwegs bin, um Seminare abzuhalten. Ich wollte mir gerade etwas kochen. Hättest du Lust, mit mir zusammen zu essen?" Das musste er mich nicht zweimal fragen. Ich erwachte aus meiner Erstarrung und nahm seinen Vorschlag dankend an.

Als ich wieder zu Hause in der Schweiz war, erfuhr ich, dass Peter Goldman ein bekannter spiritueller Lehrer ist, der auch in der Schweiz Seminare anbot.

Er kochte hervorragend und es wurde ein inspirierter Abend, der mir viele meiner Fragen beantwortete. Aber das Beachtlichste für mich war, dass sich der Traum bewahrheitet hatte. Es war ein Beweis, dass es visionäre Träume gibt.

Es fühlte sich an, als ob während dieses Traumes für einen Moment ein kurzer Windstoß – der Atem des Geistes – den mittleren Kanal (Sushumna Nadi) entlang fegte. Die Voraussetzung dafür war, dass die Sonnenenergie (Surya) in Pingala Nadi und die Mondenergie (Chandra) in Ida Nadi für einen kurzen Augenblick miteinander verschmolzen, eins wurden und die Knoten (Granthis) lösen konnten. Dies ermöglichte meinem Geist während des Traumes in einen klaren, visionären Zustand einzutauchen.

SURYA BHEDA PRANAYAMA
- Sonnenatmung -

Surya bedeutet ‚Sonne' und Bheda bedeutet ‚durch etwas durchbrechen'. Surya Bheda ist eine Atemübung, die Pingala Nadi, den inneren Sonnenkanal auf der rechten Körperhälfte stärkt. Indem durch das rechte Nasenloch geatmet wird, wird die Feuerenergie erhöht und das Energie-System gestärkt. Dies reinigt die Sushumna und bringt Blockaden zum Schmelzen.

CHANDRA BHEDA PRANAYAMA
- Mondatmung -

Chandra Bheda erhöht die Mondenergie. Chandra steht im Hatha Yoga symbolisch für das weibliche Prinzip und ist mit Ida Nadi, dem Mondkanal, verbunden. Wird durch das linke Nasenloch geatmet, fließt eine kühlende, harmonisierende und entspannende Mondenergie ins Körpersystem. Diese Atmung hilft das innere Feuer zu beruhigen und ist gut gegen Heißhunger, Reizbarkeit, Schlaflosigkeit und Nervosität. Sie wirkt unterstützend zur Regeneration, gegen Schmerzen und zur Stärkung der Intuition und der geistigen Fähigkeiten.

CHANDRA NAMASKAR
- Mondgruß -

Namaskar	Ehrerbietung, Huldigung
Namas	sich verbeugen, sich verneigen
Chandra	Mond

Der Mondgruß ist eine Übungsabfolge, bei dem sich ein Asana (Übung) in das Nächste als choreografischer Ablauf verwandelt. Es

91

gibt viele verschiedene Variationen von Chandra Namaskar. Ziel dabei ist, die kühlende Mondenergie im Körper zum Fließen zu bringen. Dies ist immer dann nötig, wenn du dich in Stresssituationen befindest und es darauf ankommt, innere Unruhe aufzulösen. Körperliche Verspannungen werden durch die geschmeidigen und neutralisierenden, ausgleichenden Asanas gelöst. Diese Abfolge kann zu einer Wendung nach innen führen, die es dir erlaubt, dich von der Außenwelt in die stille Innenwelt deines Wesens zurückzuziehen. Indem du durch den ‚Tanz des Atems' von einem Asana in das nächste gleitest, wird der Körper in eine Art der ‚Bereitschaft des Zuhörens' versetzt. Chandra, der Mond, führt dich augenblicklich in Resonanz mit deiner Seele, deinem Gefühl und deiner Intuition, so dass du Kraft, Ruhe und Licht – wichtige Ressourcen – schöpfen kannst. Du verneigst dich vor deiner mondhaften, weiblichen Seite und wendest dich ihr zu. Dadurch entsteht ein Gefühl der Hingabe und des Verschmelzens von Körper, Geist und Seele.

- Navasana -

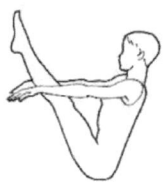

Das Boot fördert das innere Lebensfeuer indem es die Bauchmuskulatur und den Rücken stärkt.

- Shalabhasana -

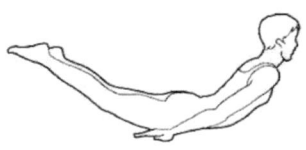

Die Heuschrecke kräftigt die Rückenmuskulatur und öffnet das Herz.

- *Vrikshasana* -

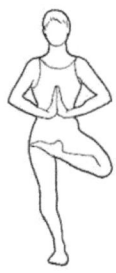

Der Baum ist ein Symbol des Lebens. Er ist in Mutter Erde verwurzelt. Gleichzeitig zeigt die Krone zum Himmel und schafft Verbindung mit dem Universum. Ein junger Baum steht noch unsicher. Erst die Zeit und die Erfahrung stärken sein Zentrum und geben ihm Kraft und Widerstandsfähigkeit gegen den Sturm des Lebens.

Jeder Baum ist ein Individuum. Keiner gleicht dem anderen. Ein Baum, der im Wald steht, ist fähig, in Gemeinschaft zu leben. In der Erde verflechten sich die Wurzeln aller Bäume und dadurch geben sie sich gegenseitig Halt.

Kein Baum beansprucht alles für sich allein. Jeder nimmt sich nur soviel Wasser aus der Erde, soviel Licht von der Sonne und soviel Sauerstoff aus der Luft, wie er für seine Existenz benötigt.

Ein Baum muss gleichzeitig stabil und beweglich sein. Ist er zu starr, so bricht ihn ein Sturm entzwei. Ist er zu beweglich, so schaukelt ihn der Wind hin und her. Gleichgewicht kommt aus deinem Herzen. Mitgefühl und Liebe verankern dich stabil im Leben.

WESTEN

Jugend ist Tollheit; sie überspringt den Bach wo es eine Brücke gibt.

Chinesische Weisheit

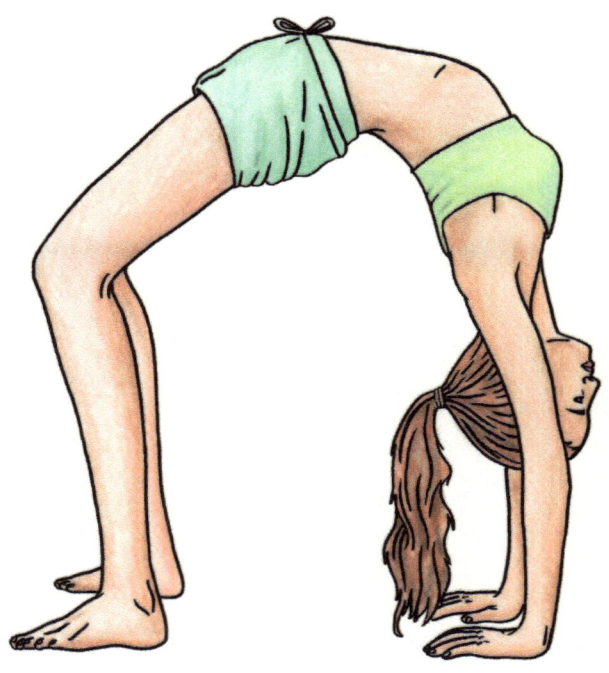

HANDLUNG – WANDLUNG – HEILUNG

Schamanismus gilt als das älteste Wissen über die unsichtbaren und heilsamen Kräfte des Universums. Unter anderem die Urvölker Amerikas sehen sich als lebendigen und beseelten Teil der Natur. Die Erde, Sonne, Mond, Steine, Pflanzen und Tiere wirken in einem engen Kreislauf harmonisch zusammen. Auch du bist eingebettet in die Kräfte und Rhythmen der Natur. Aus dieser Verbundenheit heraus kannst du deinen eigenen Heilungsweg gestalten.

Genauso führt der Yogapfad zurück zur Natur. Sie ist ein wunderbarer Spiegel für das Zusammenspiel der inneren und äußeren Kräfte. Wenn du diese Gesetze in dir selbst erkennst, kannst du ihr Wirken beeinflussen. Erleuchtete Meister wussten um diese Weisheit und begannen, die nach Freiheit strebenden Mitmenschen einzuweihen. Diese Wissenschaft wurde fortwährend weiterentwickelt und so entstand die einzigartige, vollkommene Lehre Yoga.

Beide Lehren sind Wege der Erkenntnis, welche Disziplin und vollkommene Selbstbeherrschung verlangen. Ablenkung, Bequemlichkeit und Trägheit sind die größten Feinde. Solange du nicht in die Handlung, die Umsetzung deiner Visionen, Ideen und Eingebungen gehst, kann auch keine Wandlung geschehen, die dich zur Heilung führt.

AGIEREN

Gibt es etwas Unerledigtes in deinem Leben, das dich belastet? Wandern deine Gedanken immer wieder zu diesem einengenden Gefühl? Dann ist es an der Zeit, dich davon zu befreien, indem du handelst. Wenn du wartest, bis der andere auf dich zukommt, wirst du alt und grau. Spätestens auf dem Sterbebett ergreifst du dann (vielleicht?) die letzte Chance zur Klärung. Aber wieso erst dann? Willst du dieses Lager von negativen Samen wirklich ins nächste Leben mitnehmen? Weshalb quälst du dein System über so lange Zeit mit diesen Gefühlen? Mögest du voller Vertrauen und Mut sein, JETZT aufzustehen und aktiv zu handeln. Mögest du den ersten Schritt in den Heilungsraum des inneren Friedens tun.

Klärende Gespräche kannst du auch gedanklich führen, sofern du spürst, dass es unmöglich ist, mit dem betroffenen Menschen zu sprechen, da er keinen Kontakt mit dir möchte. Du kannst diesen Menschen persönlich oder gedanklich um Vergebung bitten, ihm lichtvolle Gedanken senden und dich in tiefer Achtung vor ihm verneigen, damit auch er seinen inneren Frieden spüren kann. Dies lässt einen befreienden Windhauch durch Sushumna Nadi strömen, was dir das Gefühl gibt, als könnte dein innerster Körper – dein Geist selbst – nach Jahren ohne Luft endlich einen tiefen Atemzug nehmen.

Die Seele ist dann frei, wenn keine Schuldgefühle mehr da sind, keine Angst mehr vor dem Tod, wenn Vergebung stattgefunden hat gegenüber sich selbst und allen anderen Menschen oder Wesen, wenn innerlich aufgeräumt wurde, so dass der Mensch in jedem Augenblick von dieser Welt gehen kann.

- Vergebungs-Gebet -

Ich ... (dein Name) ... aus dem tiefsten Grunde meines Seins,
vergebe jetzt allen Wesen, die mir jemals Schmerz zugefügt haben,
auf allen Ebenen, auf alle möglichen Arten und Weisen,
bis hin zum Anfang aller Zeiten.
Ich vergebe ihnen hier und jetzt !

Ich ... (dein Name) ... aus dem tiefsten Grunde meines Seins,
vergebe jetzt mir selbst, dass ich anderen Schmerz zugefügt habe,
auf allen Ebenen, auf alle möglichen Arten und Weisen,
bis hin zum Anfang aller Zeiten.
Ich vergebe mir hier und jetzt !

Ich ... (dein Name) ... aus dem tiefsten Grunde meines Seins,
vergebe jetzt mir selbst, dass ich mir all die Schmerzen und das Leid zugefügt habe,
auf allen Ebenen, auf alle möglichen Arten und Weisen,
bis hin zum Anfang aller Zeiten.
Ich vergebe mir hier und jetzt !

Ich ... (dein Name) ... befreie mich jetzt selbst auf allen Ebenen und auf alle möglichen Arten und Weisen und ich erteile mir jetzt die absolute und uneingeschränkte Erlaubnis, dem eigenen wahren Pfad meiner Seele zu folgen.

(von Michael Breadford)

LEBENSTANZ

Schon immer wollte ich Tänzerin werden. Als ich sieben Jahre alt war, durfte ich mit meiner Mutter zu einer Ballettvorführung ins Opernhaus gehen. Ich war gefesselt von den graziösen Tänzerinnen, die geschmeidig über die Bühne schwebten. Als sich die Darsteller am Ende der Aufführung vor dem Publikum verneigten, spürte ich, dass mein ganzer Körper in Schweiß gebadet war. Ich hatte sämtliche Bewegungen sitzend, in meinen Gedanken, mitgetanzt. Mein Traum, eine berühmte Balletttänzerin zu werden, wurde jedoch von meinem Vater im Keim erstickt, da er sich mit dieser Idee absolut nicht anfreunden konnte.

Als ich etwas älter war, durfte ich dann trotzdem einen Tanzunterricht besuchen. Dies war ein großes Glück, da ich so mein Körperbewusstsein auf eine spielerische Art schulen konnte. Jahrelang traten wir mit unserer Tanzgruppe an verschiedensten Anlässen auf. Als ich siebzehn Jahre alt war, unternahm ich den ersten Schritt in Richtung Lehrerin, indem ich begann, Kindern Unterricht zu geben.

Ich sollte jedoch einen ‚richtigen' Beruf erlernen, mit dem ich meinen Lebensunterhalt verdienen konnte. Nach meiner Ausbildung zur Medizinischen Praxisassistentin wollte ich so schnell wie möglich etwas Geld verdienen. Mein Drang nach Freiheit war unendlich groß und ich wollte mit Pascal die Welt entdecken.

Als wir dann durch Neuseeland und Australien reisten, wurde mir klar, dass mein Kinderwunsch, tanzend durch das Leben zu gleiten, immer noch da war. Dieser innere Drang war so stark, dass ich mich sofort, als wir wieder zurück in der Schweiz waren, für die Aufnahmeprüfung bei einer renommierten Tanzschule anmeldete. Diese Schule bildete Tänzer für professionellen Bühnentanz aus. Obwohl ich eigentlich schon viel zu alt für diese Ausbildung war und zudem keine Erfahrung im Balletttanzen mitbrachte, habe ich die Aufnahmeprüfung bestanden. Ich war überglücklich, dass sich mein Traum doch noch erfüllen sollte. Natürlich war mir bewusst, dass mich diese Ausbildung körperlich und emotional an meine Grenzen bringen würde. Deshalb trainierte ich fleißig Tag und Nacht, um mich so gut wie möglich darauf vorzubereiten.

Der Fahrradunfall geschah ungefähr hundert Meter von der Tanzschule entfernt, zwei Wochen vor Ausbildungsbeginn. Ein paar Monate nach dem Sturz war für mich immer noch klar, dass ich in die Tanzausbildung einsteigen wollte.

Sobald die Schmerzen einigermaßen erträglich geworden waren, marschierte ich zielstrebig und erhobenen Hauptes in die Tanzschule. Ich wollte mir beweisen, dass ich diese Ausbildung auch mit meiner Verletzung schaffen könnte.

Die Räumlichkeiten der Tanzschule lagen inmitten von Zürich in einem Fabrikgebäude. Es gab zwei große Tanzsäle und einen Umkleideraum mit hohen Garderobenschränken, die in Reih und Glied nebeneinander angeordnet waren und die Wände dieses Raumes schmückten. Ich meldete mich beim Sekretariat an und erhielt einen Schrank mit einem Vorhängeschloss zugewiesen, in dem ich meine Wertsachen und meine Kleidung verstauen konnte. Die Garderobe fühlte sich wie ein Bienenhaus an. Blutjunge Mädchen schnürten geduldig ihre Spitzenschuhe für den Ballettunterricht zu. Bei der Hälfte der Mädchen hatte ich das Gefühl, dass sie magersüchtig waren. Man konnte jeden einzelnen Knochen an ihren Hüften und Schultern erkennen. Sie liefen wie Charlie Chaplin mit stark ausgedrehten Füßen. Ihr Gang war unvergleichlich weich, schwebend und rund. Ich fühlte mich hingegen steif und ungelenkig, wie ein Bauer, der sein Feld pflügt. Mein Rücken schmerzte und am liebsten wäre ich aus diesem Raum geflüchtet. Meine Sturheit ließ dies jedoch nicht zu und ich zwängte mich ungelenkig in meinen Tanzdress. Drei Monate waren eine lange Zeit, die ich verpasst hatte. Dies wurde mir an diesem ersten Tag so richtig bewusst. Während des Unterrichts zeigten mir die Schmerzen gnadenlos meine Grenzen auf. Viele Bewegungsabläufe musste ich auslassen. Sprünge trieben den Schmerz auf den Höhepunkt, Rollen am Boden war unmöglich und die Angst umzufallen hinderte mich daran, alles zu geben.

Ich liebte Ballett nach wie vor über alles. Auch wenn ich eine blutige Anfängerin war und mit den anderen nicht mithalten konnte, fühlten sich diese Stunden für mich rund an. Ballett war der Schwerpunkt dieser Ausbildung. Der Ballettlehrer war sehr geduldig mit mir. Er setzte mich nie unter Druck. Dies gab mir die Freiheit, mit Freude zu lernen. Neben dem Ballettunterricht lernten wir auch Jazztanz, Modern Dance, Steppen, Flamenco und Singen.

Eine große Herausforderung waren für mich die Stunden bei einem jungen, afrikanischen Tanzlehrer, der uns in Modern Dance unterrichtete. Er war sehr streng. Seinen Adleraugen entging nichts. Ich versteckte mich meistens in der hintersten Ecke, damit er mich nicht kontrollieren konnte. Aber irgendwie hatte er es auf mich abgesehen. Egal aus welcher Ecke ich seinen Anweisungen folgte, ich spürte seinen durchdringenden Blick. Er korrigierte mich andauernd. Nichts konnte ich ihm recht machen. Jede Bewegung musste anders ausgeführt werden. Er stellte mich vor allen bloß. Ich hatte das Gefühl, dass er seinen Fokus ausschließlich auf meine Fehler gerichtet hatte. Ich fühlte mich in seinen Klassen unfähig, überhaupt einen Ablauf richtig zu machen. Oft war ich den Tränen nahe und tief beschämt. Er verfolgte mich bis in meine Träume. Und dann ging ich voller Panik am nächsten Tag wieder in seinen Unterricht.

Meinen Mitschülern war es auch aufgefallen, dass dieser Lehrer immerzu an meinem Platz stand und mich kritisierte.

Eine Tanzfreundin versuchte mich zu trösten, indem sie sagte: „Sei doch froh, dass er dich beachtet. Uns andere schaut er nicht einmal an. Der sieht in dir bestimmt ein großes Talent!"

Sie hatte es gut gemeint und wollte mich motivieren, nicht aufzugeben. Für mich war jedoch klar, dass ich ab sofort seinen Unterricht nicht mehr besuchen würde. Ich war sicher, dass sich dieser Lehrer mir gegenüber nicht ändern würde. Seine Ausrichtung war: Wenn ein Lehrer Druck auf einen Schüler ausübt, wird dieser über sich hinauswachsen. Vermutlich hatte er dies genauso von seinem Lehrer gelernt und kannte es nicht anders. Das kann sicherlich bei manchen

Menschen funktionieren. Bei mir zog sich innerlich alles zusammen und sein Vorgehen bewirkte genau das Gegenteil. Ich bin ein Mensch, der mit Liebe lernt. Dann bin ich fähig, Berge zu versetzten. Ein Lehrer sollte die Fähigkeit haben, dies bei einem Schüler zu erkennen.

Später wurde mir bewusst, dass er mir am deutlichsten aufgezeigt hat, dass diese Ausbildung nicht das Richtige für mich war. Es ging nur noch um Leistung. Inzwischen sahen wir alle magersüchtig aus und hatten bei jedem Schokoriegel ein schlechtes Gewissen. Nach einem Jahr spürte ich, dass mir die Freude am Tanzen immer mehr abhanden kam. Ich wollte aus Lust an der Bewegung frei tanzen können, ohne diese ständige Kontrolle über meinen Körper.

Eine wundervolle Lehrerin an der Schule unterrichtete Ballett-Performance. Ich liebte ihren Unterricht, denn nach diesen Stunden waren sämtliche Schmerzen spurlos verschwunden. Sie flocht seltsame unkonventionelle Übungen in ihren Unterricht ein, die niemand von uns Schülern kannte.

Neugierig fragte ich diese Lehrerin nach einer Stunde: „Was sind das für Übungen?" Sie antwortete mit leuchtenden Augen: „Yoga".

Das war meine Initialzündung. Ich tänzelte begeistert nach Hause und verkündete Pascal, dass ich nach Indien in einen Ashram reisen werde, um Yoga zu lernen. Natürlich war er nicht wirklich überzeugt von dieser spontanen Idee. Er ließ sich jedoch leicht von meinem Enthusiasmus anstecken und erklärte sich bereit, mich zu begleiten.

Wenig später saßen wir im Flugzeug nach Indien. Meine Vorfreude stieg ins Unermessliche. Ich spürte genau, dass dies eine Reise zu mir selbst werden würde. Diese Reise würde mich zu meiner Lebensaufgabe führen.

INDIEN

Die geistige Ebene mit Yoga zu verbinden, dieser Gedanke ließ mein Herz höher schlagen. Pascal und ich standen ehrfürchtig vor dem Eingangstor des Sivananda-Ashrams in Kerala, Trivandrum. Wir waren jung und unerfahren und wussten nicht, wie man sich in einem Ashram verhält. Um sicher zu gehen, dass wir nichts falsch machten, warteten wir ehrfürchtig vor dem Eingang in der Hoffnung, dass jemand käme und uns einladen würde. Lange geschah nichts. Wir warteten mit einer Engelsgeduld. Dann endlich, als wir schon fast nicht mehr daran glaubten, kam ein Ashrambewohner auf uns zu. Er musterte uns erstaunt und wollte von uns wissen, was uns hierher geführt hat. Offenbar kam es nicht oft vor, dass sich junge Rucksacktouristen in diesen Ashram verirrten. Er lud uns ein, mitzukommen. Wir folgten ihm einen schmalen Weg über Felsen entlang, der zu einem zentralen Platz im Herzen des Ashrams führte. Freudig entdeckte mein forschender Blick eine Shala, in der Yoga geübt wurde. Sie befand sich im Freien und war überdacht mit einem Segeltuch, welches als Sonnenschutz diente. Wir wurden zu einem kleinen Gebäude geführt. Der Swami empfing uns sehr herzlich. Auch er wollte von uns wissen, was uns an diesen Ort geführt hatte und wie lange wir bleiben wollten.

Neben meiner Vorfreude überkamen mich nun plötzlich Zweifel. Waren wir am richtigen Ort gelandet? Würden wir finden, was wir suchten? Was suchten wir überhaupt? So ganz sicher war ich mir nicht mehr, ob dies unserer Kultur entsprach. Alles war anders als zu Hause. Es roch anders, die Menschen sahen anders aus, sie sprachen anders, bewegten sich anders. Doch die Freude auf den Yogaunterricht war stärker als sämtliche Befürchtungen.

Uns wurde der Tagesablauf erklärt: 05:20 Uhr Tagwacht, zwei Stunden Satsang mit stiller Meditation und Gesang, gefolgt von zwei Stunden Asanas und Pranayama. Frühstück, eine Stunde Karma Yoga, vier Stunden Theorie und Philosophieunterricht, anschließend nochmals zwei Stunden Yogapraxis. Abendessen, zwei Stunden Satsang mit Meditation und Gesang. Bettruhe. Jeden Tag dasselbe Programm von der ersten bis zur letzten Minute. Durch diesen stringenten Ablauf konnte sich der gesamte Organismus dem Rhythmus anpassen. Dies sollte uns zu einem Zustand von harmonischem Einklang mit unserer Seele führen. Das klang wunderbar! Die Acharyas (spirituelle Lehrer) gaben ihre Weisheit und ihr Wissen voller Hingabe an die Schüler weiter.

Männer und Frauen wohnten in getrennten Hütten. Mir wurde eine Holzhütte zugewiesen, die mit acht schmalen Liegen aus Eichenholz ausgestattet war. Auf einigen Betten lagen hauchdünne Matten.

Darüber hingen an einem Rohr Moskitonetze. Ich entdeckte unmittelbar neben dem Eingang eine freie Liege, die allerdings weder eine Matte noch ein Moskitonetz hatte. Die Inderinnen in der Hütte empfingen mich eher zurückhaltend. Vermutlich waren sie verunsichert, da sie nicht wussten, was eine junge, blonde Europäerin an diesem Ort zu suchen hatte. Ich wandte mich an eine hübsche Inderin mit großen dunklen Augen: „Kannst du mir sagen, wo ich eine Auflage für den Holzrost bekommen kann?"

Ein nachsichtiges Lachen überzog ihr Gesicht: „No mattress. Sleep on wood."

Okay, alles klar! Ich breitete meinen dünnen Stoffschlafsack auf dem Eichenholzb(r)ett aus und legte mich hin. Ich versuchte einzuschlafen. Es war stickig heiß in der Hütte. Ich wälzte mich von einer Seite auf die andere, was keine gute Idee war, denn ich spürte jeden Knochen meines Körpers auf der harten Unterlage. „Morgen werde ich mir eine Auflage organisieren", dachte ich noch und schon fielen mir die Augen zu. Fast schon eingeschlafen, hörte ich, wie sich sirrend eine Mücke näherte. Jetzt wusste ich, weshalb die Inderinnen unter einem Moskitonetz schliefen. Ich war so müde, dass ich mir keine große Mühe machte, die Mückeninvasion zu vertreiben. Morgen würde ich mir auch noch ein Moskitonetz besorgen.

Mitten in der Nacht drang ein dunkler Klang von weit her an meine Ohren. Ich dachte, dass ich träume und blieb einfach liegen. Um mich herum wurde es lebendig. Müde spähte ich unter meinen halb geschlossenen Augenlidern hervor und sah, wie Schattengestalten ihre Sachen zusammenpackten und die Hütte eilig verließen. Oh nein, es war tatsächlich schon zwanzig nach fünf. Ich musste mich beeilen, dass ich nicht zu spät zum Satsang kam. Dies war jedoch nicht so einfach, da sich nach dem harten Nachtlager sämtliche Knochen in meinem Körper wie Holzstöcke anfühlten. Mit steifen Bewegungen quälte ich mich auf die Beine. Die junge Inderin stand mit breitem Lächeln vor mir, zeigte mit ihrem langen schmalen Zeigefinger auf die Pritsche und sagte: „That's normal in the beginning. Two or three more nights and is no problem."

Ich war unendlich dankbar für diese aufbauende Aussage und schlich schlaftrunken, mit steifen Schritten, hinter ihr her zur Shala.

Nach dem langen Chanten schlief ich während der Meditation ein. Mein Körper zuckte zusammen, als ich plötzlich wieder Bewegung in der Halle spürte. Die Inder schwebten langsam aus dem Raum, zogen ihre Sandalen an und schwebten weiter zum Essensraum. Dieser war im Hauptgebäude untergebracht. In einem großen kühlen Saal lagen einfache Sitzkissen auf dem Boden. Alle saßen in einer Reihe der Wand entlang vor einem Aluminiumteller, der in drei Fächer unterteilt war. Helfer verteilten in je ein Fach Reis, Dal und Gemüse – und praktizierten so Karma Yoga (Yoga des selbstlosen Dienens). Alle stürzten sich wie hungrige Löwen auf das Essen und verschlangen es gierig mit Hilfe der Finger. Mein Appetit war vergangen und ich rührte mein Essen kaum an. Als die Teller der anderen Ashrambewohner leer waren, schauten sie sehnsüchtig auf meinen vollen Teller. Erleichtert, dass ich nichts essen musste, gab ich ihn weiter und hatte dadurch bestimmt ein paar neue Freunde gewonnen.

Nach dem Frühstück wurde Karma Yoga praktiziert. Arbeiten wie WC reinigen, Kochen, Abwaschen, Wischen usw. wurden unter den Bewohnern aufgeteilt. Pascal und ich wurden vorerst verschont, da wir offensichtlich eine Eingewöhnungszeit brauchten. Wir fühlten uns tatsächlich mit unserer weißen Haut wie Außerirdische unter den Indern.

Um neun Uhr versammelten wir uns in der Shala. Ich konnte die Yogalektionen kaum erwarten. Ein strenger indischer Acharya wies uns an, von einer Übung in die nächste zu gleiten. Für uns waren die Asanas Neuland und so schauten wir einfach bei unseren Nachbarn ab, in welcher Verrenkung sie sich gerade befanden. Für mich war diese erste Yogaerfahrung eine Erfüllung, die ein tiefes Glücksgefühl in mir auslöste. Einerseits waren die Übungen für mich fremd, andererseits hatte ich das Gefühl, dass ich schon seit Urzeiten mit ihnen vertraut war. Nach meinem Unfall nutzte ich die Zeit in der Tanzausbildung, um meinen Körper wieder aufzubauen. Wir hatten jeweils bis zu sieben Stunden Tanztraining an einem Tag. Dadurch fühlte sich mein Körper gestärkt und beweglich an. Deshalb fiel es mir leicht, in die einzelnen Asanas zu gleiten. Für Pascal war es eine Tortur, da er eher der Ausdauersportler war. Wir mussten die einzelnen Asanas zum Teil sehr lange halten. Ich höre heute noch die Stimme dieses Lehrers in meinem Ohr, wie er uns immer wieder mit singender Intonation aufforderte: „Relaaaaaaax, juuuuust relaaaaaax."

Nach einer kurzen Mittagspause spazierten wir durch das Gelände. Im Hintergrund hörten wir Affen schreien und Löwen brüllen, da sich der Ashram inmitten eines Naturparks befand. Dies erinnerte mich an das Häuschen von Grand-maman. Der Weg führte durch eine wunderschöne Vegetation mit alten Baumbeständen und blühenden Büschen direkt an einen kleinen See. Oberhalb dieses Sees thronte ein Pavillon mit einem grandiosen Ausblick auf die grüne Parkanlage und den See. In diesem Pavillon wurden Yoga-Philosophie und Geschichte unterrichtet, Lesungen abgehalten und es wurde meditiert. Ich sog diese Lehren gierig in mich auf, obwohl ich das indische Englisch nur mit großer Mühe verstand.

Nach dem Theorieunterricht praktizierten wir nochmals zwei Stunden intensiv Yoga. Nun hatte auch ich Appetit bekommen und ich freute mich auf das Abendessen, sehr zum Bedauern meiner hungrigen Mitbewohner. Nach weiteren zwei Stunden Meditationspraxis und Chanten fielen wir todmüde auf unsere harten Pritschen und schliefen traumlos durch bis zum nächsten Morgen. Die Inderin hatte recht gehabt mit ihrer Aussage. Nach ein paar Tagen wurde das Holz irgendwie weicher – oder anders ausgedrückt: Man ist nach diesen Tagen einfach dankbar, in horizontaler Lage die Augen schließen zu dürfen und in einen komatösen Schlaf zu sinken.

An einem Morgen nach der Meditation sah ich Pascal todunglücklich, wie ein Häufchen Elend, auf einem Treppenabsatz sitzen.

Ich fragte ihn: „Was ist los mit dir?"

„Ich halte das hier nicht länger aus, das ist nicht meine Welt!", klagte er mir sein Elend. „Ich möchte nach Australien reisen. Dort gibt es bestimmt viele gute Yogaschulen, die uns entsprechen. Und in jener Kultur fühlen wir uns als Europäer eher zu Hause!"

Zuerst erschrak ich. Seine Beweggründe verstand ich jedoch sehr gut. Die indische Mentalität entspricht nun mal nicht unserer. Und um sich tief und vertrauensvoll auf den Yogaweg einlassen zu können, muss die Umgebung stimmen. Für mich war die Tatsache, dass ich Yoga lernen wollte, wesentlich. Der Ort spielte keine Rolle. Hauptsache, ich konnte so oft wie möglich Yoga praktizieren.

Ich wurde als Kind, das in einem Pfarrhaus aufgewachsen war, von einem christlichen Glauben geprägt. Ich bin meinem Vater heute noch dankbar, dass er uns Kinder nie gezwungen hat, in die Kirche zu gehen. Gebetet haben wir am Sonntag vor dem Mittagessen, wenn meine Großeltern zu Besuch kamen und vor dem Einschlafen. Meine Eltern ließen mich mit der Freiheit, meinen eigenen Glauben zu entwickeln, in einem christlichen Glaubenssystem aufwachsen. Sie lasen uns oft kindergerechte Geschichten aus der Bibel vor, die sie nie interpretierten. Ich liebte es, zum lieben Gott zu beten und meiner Mutter zuzuhören, wenn sie uns ein gottnahes Gutenachtlied vorsang. Meine Eltern halfen uns, offen zu bleiben für unsere eigenen Wahrheiten. Wir lernten, tolerant gegenüber anderen Glaubensrichtungen zu sein. Sobald ich spürte, dass mir jemand seine dogmatischen Ansichten aufdrängen wollte, zog sich in mir alles zusammen, was ein Notsignal war, welches mir zurief: Gehe deinen eigenen Weg! Und bewerte ihn nicht!

Wir sind Geist, wir kommen aus dem Geist und gehen auch wieder dahin zurück. Und der Sinn des Lebens ist es, dies zu erkennen. Es ist nicht wichtig, auf welche Art und Weise, zu welchem Zeitpunkt und an welchem Ort wir uns dem Yogaweg widmen. Die Stimme des Herzens weist uns den Weg. Der Ort ist auf unserer Gefühlslandschaft eingezeichnet, denn wenn wir uns in uns selbst zu Hause fühlen, spielt der äußere Ort keine wesentliche Rolle.

Unser Geist wurde während des Ashramaufenthalts an seine Grenzen geführt. Er vollzog die tollkühnsten Akrobatikkunststücke, kam wieder zur Ruhe, bis ihn die nächste Verzweiflungswelle überfiel. Immer wieder verlor er den Halt, die Kontrolle, die Übersicht und stürzte ins leere Ungewisse. Versuchte sich krampfhaft an den nächsten Strohhalm zu klammern, bis er erkannte, dass dies eine erneute Illusion war. Tiefe Verkrustungen wurden aufgeweicht, bis sie sich schließlich dem Reinigungsprozess ergaben und hinausgeschwemmt wurden.

SATKARMA / KRIYA

In der Lehre des Yoga geht man davon aus, dass Atman, das reine Selbst, von einem Körper-, Atem- und Verstandes-Nebel verdeckt ist. Nebel können zum Beispiel Schadstoffe in der Luft sein, die du atmest oder deine Ernährung sowie destruktive Gedanken und Emotionen. Diese verschmutzen Körper und Geist. Durch die Reinigung dieses Nebels wird er immer durchscheinender und klarer, was den göttlichen Funken, das wahre Selbst enthüllt.

Es ist ein normaler Vorgang, dass der Körper versucht die Balance zu halten, damit er gesund bleibt. Er eliminiert fleißig Toxine durch Fieber, Ausscheidungen von Urin, Fäkalien, Schweiß und Schleim. Sofern du über längere Zeit eine gesunde Lebensweise missachtest, werden die natürlichen Funktionen des Körpers blockiert. Er verliert sein Gleichgewicht und warnt mit Alarmsignalen vor Krankheiten. Wenn du die Zeichen des Körpers missachtest und dich taub stellst, indem du weiterhin mit denselben schlechten Gewohnheiten lebst, kann die Krankheit ausbrechen und/oder chronisch werden. Unreinheiten und Verschlackungen fördern Krankheiten und verstopfen den Geist. Du reinigst dein Haus und dein Auto. Was jedoch tust du mit deinem Körper und Geist? Wenn du bedenkst, dass der Körper dein Tempel für die Seele (Atman) ist, desto stärker wird die Gewissheit, dass du diesem kostbaren Tempel Sorge tragen und ihn achtsam salben, hegen und pflegen musst. Neben einer gesunden Lebensweise ist eine regelmäßige Reinigung von Körper und Geist unerlässlich für den spirituellen Weg.

Im Hatha Yoga sind Kriyas (Handlung, Tat, Ausführung, Mühe) oder auch Satkarma (sechs Handlungen) ein System von sechs Reinigungstechniken mit sechsundzwanzig einzelnen Übungen und Variationen. Die Reinigungstechniken helfen, den physischen und feinstofflichen Körper mittels Wasser und innerem Feuer zu reinigen, indem sie auf verschiedene Art und Weise die Ausscheidungssysteme des Körpers anregen und unterstützen.

Die Hatha Yoga Kriyas stellen die Balance zwischen den beiden Energieströmen Ha und Tha her. Wenn dort ein Gleichgewicht besteht, fließt die Lebensenergie Prana frei durch die Nadis und du fühlst dich

im Einklang mit dir selbst. Somit geht es um die Reinheit der Gedanken und der Gefühle. Es geht darum, mit sich im Reinen zu sein.

Die Reinigungstechniken werden in den alten Yogaschriften als
geheim bezeichnet. Sie durften ausschließlich unter Anleitung von
einem erfahrenen Lehrer gelernt werden. Ansonsten konnten sie
unangenehme Folgen für den Schüler haben. Daran hat sich bis heute
nichts geändert.

In der Hatha Yoga Pradipika werden sechs Übungen beschrieben.
Sie sind die wichtigsten der Kriyas, von denen es aber noch unzählige
weitere gibt:

Trataka
Augenreinigungsübung, Meditationstechnik

Neti
Nasenspülung und Massage der Nasenschleimhäute

Kapalabhati
Lungenreinigung durch Schnellatmung, Feueratmung

Dhauti
Reinigung des oberen Verdauungskanals

Nauli
Darmreinigung

Basti
Einlauf

KAPALABHATI PRANAYAMA

Kapalabhati ist eine der sechs Reinigungstechniken im Hatha Yoga und wird auch Feueratmung oder Schädelleuchten genannt. Diese Atmungsübung aktiviert die Energiezentren (Chakren) deines Körpers, insbesondere das Sonnengeflecht (Manipura Chakra). Die Energie steigt in den Kopf und bringt ihn zum Leuchten. Es gibt ein dauerhaftes energiegeladenes Gefühl. Geistige Klarheit und Vitalität werden gefördert, das Bewusstsein erhöht sich und deine Wahrnehmung wird verbessert.

SYDNEY

Die Zeit im Ashram öffnete uns durch den inneren und äußeren Reinigungsprozess das Tor zu vertrauensvoller Klarheit. Wir verließen diesen magischen Ort und flogen nach Sydney. Ich liebte das Pulsieren dieser riesigen Stadt an der Ostküste von Australien. Sie war uns vertraut, da es bereits unser dritter Besuch in Down Under war. Wir mieteten ein kleines Appartement in Bondi Beach und machten uns auf die Suche nach einer geeigneten Yogaschule. Zu jener Zeit gab es ungefähr fünf Yogaschulen in der Nähe von Bondi Beach. Wir besuchten eine nach der anderen und nach jeder Probestunde schüttelten wir enttäuscht den Kopf, da sie unser Herz nicht berührt hatte. Wir fragten uns, was wir überhaupt suchten? Hatten wir zu hohe Ansprüche? Die meisten Schulen waren überfüllt und auf Leistung getrimmt. Auch wenn wir noch nicht viel Erfahrung hatten, spürten wir, dass Yoga noch etwas anderes beinhalten sollte. Für mich war der geistige Aspekt sehr wichtig, die Herzensenergie eines Lehrers – und dass er Zeit für uns hat.

Die letzte Schule, deren Adresse wir im Telefonbuch gefunden hatten, lag an einer sehr gut frequentierten Straße. Der Eingang war dunkel und eine schmale Treppe führte ins Obergeschoss. Oben angekommen standen wir inmitten einer Yogaklasse, die in vollem Gange war. Jeder einzelne Platz war besetzt. Also drehten wir uns um und wollten die Stufen wieder hinuntersteigen.

In diesem Moment entdeckte uns der Lehrer. Er befahl einem seiner Schüler, uns in einem kleinen Nebenraum eine Privatlektion zu geben. Aber auch nach dieser Stunde verließen wir enttäuscht das Studio, denn der Schüler war während des Unterrichts mehr mit sich selbst beschäftigt als mit uns. Wir waren mutlos und in dem Moment, als wir bereit waren, unsere Vision von einer Herzens-Yogaschule loszulassen, fiel unser Blick auf einen kleinen unscheinbaren Fensteraufkleber im Nachbargebäude: Eastern Suburbs Yoga Centre. Diese Schule war in keinem Telefonbuch zu finden. Internet gab es zu dieser Zeit noch nicht. Wir beschlossen, einen letzten Anlauf zu nehmen und wollten in dieser Schule eine Morgenstunde besuchen.

Der Eingang befand sich etwas versteckt neben einer Garage. Wir stiegen einige abgewetzte Stufen hinauf. Nichts deutete darauf hin, dass sich am Ende dieser Treppe eine Yogaschule befand. Wir entdeckten einen schmalen Durchgang und befanden uns unvermittelt in einem bescheidenen, hellen Raum. Der Yogalehrer stand hinter einer Theke und begrüßte uns mit strahlenden Augen. Als wir ihn so dastehen sahen, wussten wir augenblicklich, noch bevor die Stunde begonnen hatte, dass dies unser Ort sein würde, an dem wir lernen wollten. Julian war ein kleiner, asketischer Yogi, wie er im Buche steht. Seine spärlichen Haare waren mit einem Haarband zusammengebunden und aus seinen Augen leuchtete es schalkhaft. Wir waren an diesem Morgen seine einzigen Schüler. Der Unterricht war einfach eine Wucht. Er führte uns bis an die äußersten Grenzen und dies mit einer Liebe und Fürsorge, die uns überwältigte. Ja, wir hatten unseren Lehrer gefunden!

Drei Monate waren wir täglich seine Schüler. Wir verschlangen sämtliche Information, die er mit uns teilte. Nach jeder Morgenlektion saßen wir gemütlich in unserem Lieblingscafé in der Mall von Bondi Junction und bestellten einen Grüntee und ein Stück Karottenkuchen. Wir konnten unwahrscheinlich viel von Julian lernen. Er teilte sein Wissen bedingungslos mit uns.

Unser Zuhause während dieser Zeit befand sich an einer Durchgangsstraße zwischen Bondi Beach und Bondi Junction. Die fünfzig Appartements verteilten sich auf zehn Stockwerke. Unser Appartementzimmer befand sich in der dritten Etage, war ziemlich klein und ausgestattet mit einem großen Bett, einem Tisch und zwei Stühlen. Auf dem Dach thronte ein Swimmingpool. Es war herrlich im kühlen Wasser zu schwimmen mit dieser traumhaft schönen Aussicht auf die Stadt und auf die Weite des Meeres. Die Lage war für uns entscheidend. Zu Fuß erreichten wir die Yogaschule sowie die Küste von Bondi Beach in jeweils zehn Minuten.

An den freien Nachmittagen unternahmen Pascal und ich ausgedehnte Spaziergänge über die Meeresklippen, wir lasen viel oder ruhten uns auf der Dachterrasse unseres Appartementhauses aus. Während dieser Augenblicke fühlte ich mich eins mit mir selbst. Ich weiß nicht, ob ich mich jemals zuvor so ausgeglichen und im Reinen mit mir gefühlt hatte. Und dann plötzlich überfielen mich aus dem Nichts destruktive Emotionen, die mich in die dunkelsten Winkel meiner Gefühle drängten. Ein innerer Kampf begann, denn meine Sehnsucht nach dem Glücksgefühl ließ sich das nicht gefallen. Der Konflikt endete meistens in Resignation. Ich brach in Tränen aus. Das Wort ,Loslassen' wurde zu einem wertvollen inneren Mantra. Es führte mich über die Akzeptanz meiner Gefühle hin zur Selbstliebe.

Der Handstand entpuppte sich als eines der unangenehmen Lernfelder. Es war mir unmöglich, meine Beine elegant nach oben zu schwingen. Ich übte und übte. Es wollte einfach nicht gelingen. Ich beobachtete mich, wie ich in einen Frust eintauchte. Dann schwelgte ich in Selbstmitleid und gewaltige Zweifel überfluteten mich. Nicht nur Zweifel, weil ich den Handstand nicht konnte, sondern grundsätzliche Zweifel an meinem ganzen Wesen. Diese Gefühle endeten in einem furchtbaren Wutanfall und ich übte noch intensiver als zuvor. Irgendwann gelang es mir, den Buchstaben ,W' von Wut umzudrehen und ich fand den Mut, mich diesem Unvermögen zu stellen. Ich erkannte, dass meine Frustration mit meinen Gedanken zusammenhing. Sie flüsterten mir unermüdlich ein: „Das wirst du nie können, vergiss es einfach! Wieso gibst du nicht auf? Es macht keinen Sinn, noch weiter zu üben!" Sobald ich mir dieser Gedanken bewusst wurde, wusste ich, dass ich sie ändern konnte. Ich begann, mir selbst Mut zuzusprechen (Julian machte dies von Anfang an, was aber aussichtslos war, da mein innerer Kampf noch nicht ausgefochten war). Ich setzte jedem destruktiven Gedanken einen konstruktiven entgegen. Ich sagte zu mir selbst: „Das kannst du! Habe einfach ein wenig Geduld." Ich stellte mir in meinen Gedanken vor, wie sich meine Beine mühelos voller Eleganz hochschwingen ließen. Immer und immer wieder visualisierte ich dieses Bild. Und siehe da, plötzlich waren meine Beine oben, was mir einen Freudenschrei entlockte. Ich konnte dem Engegefühl in meinem Geist Raum geben und durch das Loslassen die Situation so akzeptieren, wie sie war.

An einem Morgen hatte Pascal starke Schmerzen in seinem linken Knie. Bei jedem Schritt schnitt er eine qualvolle Grimasse. In diesem Zustand war es schwierig, weiterhin Yoga zu praktizieren. Sein Knie war überzogen von einer alten Narbe. Bei der Schamanin hatte ich gelernt, wie man Narben entstören kann. Dazu brauchte ich allerdings zwei klare Bergkristalle, die zu Hause in meiner Wohnung in einer schönen Schatulle aufbewahrt wurden. Wir telefonierten mit einem Freund und baten ihn, uns die Kristalle so schnell wie möglich nach Sydney zu schicken. Pascal fand diese Idee ziemlich komisch. Er nicht daran glaubte, dass dies seine Schmerzen lindern könnte. Die Kristalle kamen ein paar Tage später bei uns an. Ich hielt sie unter fließendes kaltes Wasser, um sie zu reinigen und legte sie dann für eine Weile an die Sonne, um sie mit Energie aufzuladen. Dann entstörte ich die Narbe an Pascals Knie mit streichenden Bewegungen, so wie ich es von der Schamanin gelernt hatte.

Am nächsten Morgen stand Pascal auf und erst als wir wie jeden Morgen durch eine kleine Parkanlage zur Yogaschule gingen, bemerkte er erstaunt: „Hey, die Schmerzen sind weg! Das kann gar nicht sein! Was hast du gemacht?"

Ich gemacht? Ich habe gar nichts gemacht. Die Kristalle hatten ganze Arbeit geleistet. Meine Freude war grenzenlos. Es hatte tatsächlich funktioniert. Offenbar störte diese Narbe einen Energiefluss in Pascals Knie.

An einem schönen Sommertag spazierten wir mit Julian durch einen prachtvollen Park inmitten von Sydney. Ich fragte ihn, wie er zum Yoga gekommen sei. Er fing an zu erzählen, dass er früher Alkoholiker war. Dieser Zustand wurde immer dramatischer und eines Morgens wachte er mit der Erkenntnis auf, dass es so nicht weitergehen konnte. Er machte einen Alkoholentzug und mutierte dafür zum

Sportsüchtigen, der mit Gewichten an den Füssen stundenlang den Sandstrand entlang joggte, bis er seine Beine nicht mehr spürte. Eines Tages sah er einen Yogi auf der Straße, der verschiedene Yogapositionen vorzeigte.

Julian blieb abrupt stehen und dachte, offensichtlich berührt, an diese Begegnung zurück.

„Ich stand vor diesem Mann und wusste genau, was er uns vorzeigte. Ich kannte jede einzelne Position bis ins Detail."

Nach diesem Erlebnis ging er nach Hause und fing an, diese Übungen zu praktizieren. Das Gefühl, welches sich einstellte, war nicht vergleichbar mit seinen Rauschzuständen oder dem Zustand nach den übermäßigen Sportaktivitäten.

„Es war wie ein Ankommen. Ich wusste plötzlich, wonach ich ein Leben lang gesucht hatte." Julian war überzeugt, dass er in einem früheren Leben ein Yogi gewesen sein musste. Ohne einen äußeren Impuls konnte er sämtliche Yogaposen aus seinem inneren Wissen abrufen. Sogar in seinen Träumen praktizierte er Yoga. „Zum Beispiel," erzählte er uns, „als ich am Üben der Rückbeuge war, ist etwas Interessantes geschehen. Ich ging ins Bett und schlief selig ein. Ich träumte, dass ich in einer perfekten Brücke stand und erwachte mitten in der Nacht – und befand mich genau in dieser Position in meinem Bett! Von da an war die Rückbeuge in meinem Wesen verinnerlicht und ich konnte sie mühelos."

Wow, das war beeindruckend! Wir waren in unserem Gefühl bestärkt, den richtigen Lehrer gefunden zu haben. Julian hatte durch seine eigenen Erfahrungen die Fähigkeit, unsere inneren Qualitäten zu fördern. Seine Herzensweisheit strahlte in unsere Herzen und mit dieser Fähigkeit lehrte er uns die Yoga-Weisheiten immer tiefer zu verinnerlichen. Er unterstützte uns unermüdlich dabei, unsere Widerstände zu überwinden, bis wir spürten, dass sich Schicht um Schicht unser kontrollierender Geist auflöste. Meine Schmerzen gehörten der Vergangenheit an. Pascal hörte auf zu rauchen. Jeden Tag wurde unsere äußere und innere Heilung fühlbarer.

Ich erkannte den Meister in Julian, was nicht bedeutete, dass nicht auch er anfällig für Fehler (es fehlt noch etwas) war oder dass ich ihm hätte blind folgen müssen. Ein Lehrer ist ein Gefäß, welches einen kostbaren Wissensschatz in sich birgt. Yoga fing vor unendlich langer Zeit an und dieses Wissen wurde weitergereicht – von Gefäß zu Gefäß geschüttet, vom Lehrer an den Schüler weitergegeben und dann an dessen Schüler. Dieses Wissen hat nicht nur in Büchern überlebt. Yoga wurde in Worten, in Berührungen und in Gedanken mit anderen Lebewesen geteilt. Es ist unwesentlich, was du über Lehrer denkst. Es ist egal, was für Schwächen und Fehler du in ihnen sehen magst, denn sie sind lediglich ein kostbarer Spiegel für dein inneres Wachstum. Deine Lehrer sind das einzige Tor, das du zur lebendigen Erfahrung unzähliger Generationen von Lehrern vor ihnen hast. Jeder Lehrer trägt in sich das Wissen aller Lehrer vor ihm.

Ich spürte, dass durch meinen Respekt gegenüber Julian etwas geschah. Eine Art Magie wurde freigesetzt. Julian schüttete sein Wissen unermüdlich in mein durstiges Gefäß, bis es begann überzulaufen und in mir der eindeutige Wunsch erwachte, dieses große Geschenk an die nächste Generation weiterzugeben, damit es weiterlebt.

Nach der Hälfte unseres Aufenthalts lud Julian uns ein, am frühmorgendlichen Work-out teilzunehmen. Alle Yogalehrer versammelten sich zu früher Stunde in der Yogaschule. Sie übten gemeinsam, jeder für sich. Die Atmosphäre in dieser Zeit war wunderbar. Die Lehrer übten hoch konzentriert und gewissenhaft drei Stunden hintereinander. Dies gab uns, neben den regulären Lektionen, die wir immer noch besuchten, die Gelegenheit, noch tiefer in die einzelnen Übungen einzutauchen.

Während dieser Work-outs lernten wir Dave kennen. Er war ein paar Jahre älter als wir. Sein sehniger, muskulöser Körper zeugte von einer intensiven Praxis. Auch er war ein Suchender auf dem Weg zu seiner inneren Weisheit. Ernährung war sein Lieblingsthema. Lange Zeit ernährte er sich ausschließlich von Rohkost.

„Ich nahm massiv an Gewicht ab und fühlte mich teilweise wie gelöscht. Es war seltsam", erzählte er nachdenklich, „es war, als wenn mich meine Lebensgeister verlassen hätten. Das Feuer in mir war erloschen und ich sah aus wie ein wandelnder Leichnam." Daraus folgerte er, dass dieser Ernährungsform etwas Wesentliches fehlte.

„Heute esse ich jeden Tag eine warme, gut durchgegarte Mahlzeit und es geht mir prächtig dabei!" erläuterte er uns seine Erkenntnis.

Später lernte ich in der Ausbildung, dass dies auch der ayurvedischen Lehre entspricht.

Dave liebte Süßigkeiten über alles. An der Strandpromenade von Bondi Beach gab es eine besonders gute Bäckerei mit integriertem Café. Aus der Schaufensterauslage lachten uns gigantische Tortenstücke verführerisch entgegen. Dies war Daves Lieblingscafé. Auch wir konnten dieser süßen Versuchung nicht widerstehen. Wenn wir alle drei glücklich strahlend vor den überdimensional großen Kuchenstücken saßen und sie genussvoll auf der Zunge zergehen ließen, war die Welt in Ordnung. Ich liebte die Gespräche mit Dave, da er uns viel von seinen spirituellen Erfahrungen erzählen konnte. Manchmal hörte ich nicht auf zu fragen, wie ein kleines Kind, das in der ‚Warum-Wieso-Phase' ist. Wenn es Dave zu viel wurde, stopfte er kurz entschlossen ein großes Stück von seinem Kuchen in meinen Mund. Und schon war ich ruhig gestellt. Dies brachte uns jedes Mal zum Lachen und ich würgte schnell alles hinunter, damit ich wieder weiter fragen konnte. Es waren entspannte, wunderschöne Stunden mit Dave. Wir wurden dicke Freunde.

Eines Abends besuchten wir eine Schule, die Raja Yoga anbot. Die Stimmung war gedämpft. Alle flüsterten leise und schlichen auf Zehenspitzen in den Kursraum. Wir setzten uns kerzengerade auf ein Meditationskissen. Der Lehrer war in pfirsich-orange Tücher gekleidet und führte uns mit sanfter Stimme durch die verschiedenen Stadien der Meditation. Die Ruhe, die sich einstellte, war herrlich.

Nach drei Monaten intensiven Lernens sagte Julian zu uns: „Es ist an der Zeit, dass ihr euer Wissen an andere Menschen weitergebt. Ihr solltet unbedingt in der Schweiz eine eigene Yogaschule eröffnen."

Dies erfüllte uns mit Ehrfurcht und Freude. Aber so schnell eine eigene Yogaschule eröffnen? Das konnten wir uns nicht vorstellen. Wir fühlten uns neben Julian wie zwei unreife Yogis, die noch in den Kinderschuhen steckten. Er ließ dies nicht gelten und ermunterte uns unermüdlich zu diesem Schritt: „Es braucht großherzige Yogalehrer auf dieser Welt. Die wertvollsten Erfahrungen habe ich mit dem Unterrichten gemacht. Wir hören nie auf zu lernen. Ich erachte es als eine Verpflichtung, das eigene Wissen weiterzugeben. Wir dürfen es nicht nur für uns behalten."

Mit diesen Worten überzeugte er uns schließlich. Wir konnten ja nichts verlieren. Wir konnten nur gewinnen. Auch wenn es die Erfahrung war, dass es dies nicht sein kann.

Bei Woolworth entdeckten wir im Ausverkauf praktische Yogadecken. Als Andenken an diese erfüllende Zeit in Sydney und als Startsignal für unsere Yogaschule kauften wir vierzig von diesen Baumwolldecken für je einen Dollar. Der ‚Spirit' dieser Decken beehrt meine Yogaschule bis zum heutigen Tag.

Nach unserer Rückkehr in die Schweiz verließ mich der Mut, eine eigene Schule zu eröffnen. Ich fühlte mich noch zu unsicher und wollte weitere Erfahrungen sammeln. So machte ich mich auf die Suche nach einem neuen Yogalehrer.

ZÜRICH

Ich griff mir das dicke Telefonbuch und durchsuchte es nach Yogaschulen. Die Seite mit den Adressen für Yogakurse war leer.

„Das kann doch nicht sein", dachte ich „keine einzige Yogaschule in Zürich?" Ein paar Tage später erhielt ich von einer Bekannten den Hinweis, dass eine Yogalehrerin aus Bern einmal pro Woche eine Yogastunde nach der Lehre von B.K.S. Iyengar in Zürich unterrichtete.

„Nichts wie hin", dachte ich und war glücklich, dass diese Lehrerin einen ähnlichen Yogastil unterrichtete, wie ich ihn in Sydney gelernt hatte.

„Das Fundament der Asanas bleibt immer dasselbe", erklärte sie mir. Sie war streng und half uns mit diversen Hilfsmitteln, wie Gurten, Klötzen, Polstern und Decken, noch tiefer in die Stellungen zu kommen. Einige Male genoss ich ihre lehrreichen Stunden, bis zu dem Augenblick, als ich von Yesudian hörte.

„Diesen Namen hast du doch schon irgendwann einmal gehört?", dachte ich.

Ich grübelte und grübelte. Aber ich konnte mich einfach nicht mehr erinnern, woher ich diesen Namen kannte. Dies machte mich rasend, denn ein Gefühl in mir wusste, dass ich zu diesem Lehrer wollte. Es war nicht zum Aushalten. Ich wusste genau, dass ich diesen Namen

schon einmal gehört hatte. Die einzige Chance, diese Erinnerungs-
quelle ins Bewusstsein zu lenken, war loszulassen. Ich wandte mich
wieder meinen Alltagsgedanken zu und ließ mein Grübeln los.

Am Abend, als ich zu Hause auf der Couch saß, überraschte mich
urplötzlich aus dem Nichts die Erinnerung. Ich schlug mir an die Stirn,
stürmte in den Keller und suchte nach der Kiste mit den Büchern, die
ich von Tante Nina geerbt hatte. Ungeduldig riss ich den Deckel auf
und tatsächlich lachte mich das Gesicht von Yesudian auf dem
Umschlag von ,Sport und Yoga' an. Ich nahm das Buch wie einen
wertvollen Schatz vorsichtig aus der Kiste. Die Seiten waren bereits
vergilbt. Glücklich schleppte ich die schwere Kiste in die Wohnung
und las gierig ein Buch nach dem anderen.

Yesudian war die wertvollste Entdeckung auf meinem Yogaweg. Er
hat mein Herz tief berührt. Ich kann bis heute nicht in Worte fassen,
was genau sein Unterricht in meinem Inneren bewirkt hat. Für mich
war er ein brillanter, einfühlsamer Yoga-Meister und ein Philosoph
ohnegleichen.

Leider verließ er kurz darauf diese Erde. Yesudian begleitet mich
jedoch bis heute, auch wenn sein physischer Körper nicht mehr unter
uns weilt. Immer wieder begegnete ich ihm in den folgenden Jahren
auf unterschiedliche Weise. Im Jahr 2003 lernte ich in meiner eigenen
Yogaschule in Zürich einen fast hundert Jahre alten Mann kennen,
der mir mit strahlenden Augen von seinem langjährigen Lehrer Yesudian erzählte. Er überreichte mir einen Stapel Unterlagen von ihm mit
den Worten: „Wenn ich sterbe, werden diese wertvollen Dokumente
wohl einfach entsorgt. Deshalb möchte ich sie Ihnen gerne weitergeben." Etwas später schenkte mir eine langjährige Schülerin ein persönliches, handsigniertes Büchlein von Yesudian. Und etwa zur
selben Zeit lernte ich einen weißhaarigen, sympathischen Herrn kennen, der über viele Jahre den Unterricht bei Yesudian besucht hatte.
Auch er erzählte mir interessante Geschichten, die er mit diesem
großartigen Lehrer erlebt hatte. In unserer Nachbarschaft lebte ein
befreundetes Paar, das bei Yesudian jahrelang Seminare im Tessin
sowie in Zürich besucht hatte. Immer wieder begegnete ich Menschen, die ihn als Lehrer und auch als Freund gekannt hatten. Ich sog

ihre Geschichten in mich auf. Ich spürte eine tiefe Verbundenheit mit Yesudian, so, als ob ich ihn schon immer gekannt hätte.

Als ich dann vor ein paar Jahren in einem ayurvedischen Zentrum eine Erholungskur machte, spürte ich auf einem Spaziergang durch die Natur plötzlich die Anwesenheit von Yesudian neben mir. Ich weiß, dass dies etwas seltsam klingt, jedoch wusste ich einfach, dass es Yesudian war, der mich begleitete und zu mir sagte, dass es wichtig sei, seine Arbeit weiterzuführen. Ich war ziemlich verunsichert und fragte mich, weshalb er damit gerade zu mir kam. Diese Begegnung berührte tief in mir etwas, denn mein Lebenspartner und ich waren bereits am Ausarbeiten einer Vision eines Ortes der Begegnung. Nur hatten wir bis dahin noch keinen geeigneten Platz gefunden.

Ein Jahr später machte ich erneut eine Kur in diesem ayurvedischen Zentrum und lernte eine Frau kennen, die ab und zu in Ponte Tresa Yogakurse von Rolf Heim besuchte. Sie erzählte mir, dass diese Villa der Schulungsort von Yesudian war und dass er seine Schule in weiser Voraussicht vor seinem Tod an Rolf Heim abgegeben habe. Wieder spürte ich Yesudians Anwesenheit. Ich war unendlich dankbar, einen so großartigen Meister neben mir zu spüren. Er motivierte mich immer wieder, auf diesem Weg zu bleiben.

Nach wie vor wollte ich aber auf der physischen Ebene einen Lehrer finden, der mich unterrichten konnte. Und als Yesudian diese Erde verließ, stand ich wiederum verzweifelt da, weil ich in der ganzen Stadt Zürich einfach keine Yogaschule fand, die ich besuchen konnte.

So übte ich jeden Morgen in meinem Wohnzimmer unermüdlich bis zu drei Stunden diszipliniert Yoga. Das Feuer der Lebensfreude durchströmte mein Wesen und schenkte mir die Kraft zur Selbstdisziplin. Ich lernte mich mit meinem inneren Lehrer weiterzuentwickeln. Die Yogapraxis wurde immer tiefer und intensiver. Die Verbindung zwischen Körper, Geist und Seele war die reinste Erfüllung. Mit Yoga kam ich auf der Erde an, fühlte mich verwurzelt in mir selbst. Immer seltener überkam mich die Sehnsucht nach der geistigen Welt. Ich erkannte, dass ich diese beiden Welten nicht trennen musste, sondern dass es einen Weg gab, sie miteinander zu verbinden. „Wie ergeht es anderen Menschen, die wie ich vergessen hatten, die Flügel bei der Geburt abzustreifen?" fragte ich Nathanael in einem dieser geerdeten Glücksmomente. Augenzwinkernd strahlte sein weises Gesicht mich an. In diesem Moment wusste ich, was zu tun war!

ELEMENT FEUER
- *Agni* -

Das Element Feuer trägt Lebensenergie in sich und repräsentiert den kraftvollen Lebenswillen.

Feuer strebt in sehr heißer, bewegender Weise nach oben. Es schenkt Kraft zu wachsen und sich auszudehnen. Das lebendige Züngeln der Flammen spiegelt Verspieltheit, Lebendigkeit, Leidenschaft und Freude am Leben. Es steht nicht einen Bruchteil einer Sekunde still, dennoch ist ein Rhythmus in den Flammen zu erkennen, wie ein Tanz.

Wenn Feuer außer Kontrolle gerät, wird es zerstörerisch. Dann breitet es sich in sekundenschnelle in alle Richtungen aus und hinterlässt schwarze Asche. Zorn, Gewalt und Wutausbrüche steuern dich, wenn die Feuerenergie nicht beherrscht werden kann. Wenn du zu viel Feuerenergie besitzt, bist du ungeduldig, aufbrausend, ungestüm, aggressiv, hitzig und hast einen Hang zur Zerstörung und zum Extremen. Ist zu wenig Feuerenergie vorhanden, breitet sich Lustlosigkeit, Antriebslosigkeit, Lethargie und Langeweile aus.

Durch Transformation kann etwas Neues entstehen. Wer nach einem vollkommen Zusammenbruch ‚wie ein Phönix aus der Asche' steigt, erstrahlt in neuem Glanz. In diesem Kontext symbolisiert Feuer Umwandlung, schnelle Erneuerung und Veränderung.

Du bist ein Teil dieser Feuerenergie, und sie ist ein Teil von dir. Du kannst dich ihr nicht entziehen. Sie ist die heilige schöpferische Energie, die durch deinen Körper fließt und die Lebensprozesse aufrechterhält. Sie wärmt dich und durch dich auch andere. Sie beflügelt dich und entfacht deine Schöpferkraft, deine Phantasie und deine Ausdrucksfähigkeit.

Wenn du dich mit der Feuerenergie verbindest, ihre Energie durch Disziplin und Selbstbeherrschung immer mehr verfeinerst, kann sie immer stärker durch dich fließen und immer höher in dir schwingen, bis sie sich mit dem Licht vereint. Als hoch entwickelter Mensch bist du nicht mehr impulsiv und zornig, dafür durchsetzungsstark für positive Zwecke. Feuer kann dich nicht mehr verletzen. Dann trägst du das Feuer in stiller Form in dir. In diesem Zustand ergreift das Feuer deine Gedanken und Gefühle und trägt sie nach oben. Du besitzt die Fähigkeit Verbrauchtes, Überaltertes und Unreines in Licht und Wärme umzuwandeln, das bedeutet in Weisheit und Liebe.

EIGENE YOGASCHULE

Mein inneres Feuer weckte die Gewissheit in mir, das angesammelte Wissen in die durstigen Gefäße von anderen Menschen fließen zu lassen. Ich war nun bereit, einen Raum für eine eigene Yogaschule zu suchen. Ein kleines Inserat in der Tageszeitung fesselte meine Aufmerksamkeit. Heller, zentraler Geschäftsraum, hundert Quadratmeter im zweiten Obergeschoss per sofort zu vermieten. Dort würden wir unsere Yogaschule eröffnen. Aufgeregt rief ich den Immobilienmakler an und vereinbarte einen Besichtigungstermin. Pascal und ich wussten bereits, als wir vor dem Gebäude standen, dass wir den Raum mieten würden. Mit einer Freundin von uns, die auch bei Julian gelernt hatte und einer weiteren Yogalehrerin, die ihre Ausbildung in Basel abgeschlossen hatte, unterzeichneten wir den Vertrag. Wir kauften Stoffe, Füllmaterialien, Bänder und Schnallen und machten uns ans Werk. Gurte wurden genäht und mit einer Gurtschnalle versehen, bunte Stoffsäcke mit schwerem Vogelsand gefüllt, Polster mit Putzfäden vollgestopft. In einer Fabrik für Bodenbeläge fanden wir schwarze Gummimatten, die wir zuschnitten und als Yogamatten benutzten. Aus großen dicken Bambusstäben zimmerte Pascal eine wunderschöne praktische Empfangstheke. Dieselben Bambusstäbe dienten auch als Garderobenstützen, an denen beiger Segelstoff an großen goldenen Ringen befestigt wurde. Pascal ließ sich die Masse von dem Gestell für die Aufbewahrung der Hilfsmittel von Julian geben und machte sich an die Arbeit. Und schon bald war unsere erste Yogaschule eingerichtet. Ein Flyer wurde kreiert, den wir in verschiedenen Geschäften aushängten. Nun mussten sich nur noch ein paar Schüler anmelden und schon konnten wir loslegen.

In meine erste Yogastunde kam eine Schülerin. Ich war furchtbar nervös und versuchte krampfhaft, mir nichts anmerken zu lassen. Am Ende der Stunde erhielt ich von dieser Schülerin ein schönes Kompliment. Sie sagte, dass sie sich selten so gut gefühlt hatte. Ich werde ihr ewig dankbar sein, denn ohne diese Frau hätte ich gar keine Stunde unterrichten können. Dank ihrem Vertrauen begann mein Weg als Yogalehrerin auf eine wunderbare Weise. Heute denke ich gerne an diese erste Stunde zurück. Sie lehrte mich bereits ganz am Anfang, meinen ersten Grundsatz für das Unterrichten zu definieren: „Unterrichte jedes Mal von ganzem Herzen, egal ob einer oder hundert Schüler anwesend sind. Denn wenn ich nur ein Herz berühren kann, ist dies das größte Geschenk, das ich mir vorstellen kann."

Wir Lehrer besuchten uns gegenseitig in unseren Lektionen. Jede Woche saßen wir einmal zusammen und gaben uns ein Feedback. Wir lernten auf diese Weise viel voneinander. Es kamen immer mehr Schüler in die Schule, die von uns lernen wollten. Außer bei der Yogalehrerin, die ihre Ausbildung in Basel gemacht hatte. Zu ihr kamen die Schüler meistens nur einmal und dann nicht wieder. Wir versuchten herauszufinden, was der Grund dafür sein könnte und besuchten immer wieder ihre Stunden. Es war seltsam, denn auch ich ging nicht gerne in ihre Yogastunden. Zwischendurch blinzelte ich zwischen den Augenlidern auf die Lehrerin und sah, dass sie jede einzelne Übung von einem Blatt Papier ablas. Ich hatte das Gefühl, dass sie dadurch zu sehr abgelenkt wurde und der Fokus auf uns Schüler fehlte. Auch spürte ich, dass die Stunden minutiös vorbereitet waren. Dies war schwierig, da sie nicht wissen konnte, wie sich die Schüler an diesem Tag fühlten. Wenn sie überdreht in die Stunde kamen, dann wäre es sicherlich nicht angebracht gewesen, energetisierende Öffnungen zu praktizieren und damit die Schüler noch mehr aufzuregen. Wenn sie jedoch müde und abgekämpft im Unterricht erschienen und der Lehrer leitet beruhigende, introvertierte Übungen an, fühlen sich die Schüler nicht abgeholt. Wir fanden heraus, dass das vermutlich das ‚Problem' war und machten ihr Mut, die Stunden spontan zu gestalten, nachdem sie die Atmosphäre im Raum und bei den Schülern erfasst hatte. Dies war für sie undenkbar. Denn sie lernte in ihrer Ausbildung, dass es wichtig ist, die Stunde sorgfältig vorzubereiten.

Daraus habe ich gelernt, dass es wesentlich ist, flexibel zu bleiben. Man kann sicherlich einem anderen, sofern er das wünscht, einen Rat geben. Doch was er daraus macht, ist nicht mehr unsere Sache.

Ungefähr ein Jahr nach der Eröffnung saßen wir, wie so oft, in einem italienischen Restaurant und tauschten unsere Eindrücke in einem angeregten Gespräch aus. Ich war schwanger und dadurch sehr sensibel. Während des Gesprächs griff mich die erwähnte Lehrerin verbal an: „Ich verstehe nicht, wie du so selbstsicher unterrichten kannst", sagte sie. „Du hast nicht einmal eine richtige Ausbildung in der Schweiz besucht!"

Peng! Was wollte sie damit ausdrücken? Mir verschlug es tatsächlich die Sprache und ich dachte, dass sie heute einfach einen schlechten Tag hatte. Sie hörte nicht auf, mir perfide Vorhaltungen zu machen. Durch meine Schwangerschaft hatte ich eine extrem dünne Haut und war bereits den Tränen nahe. Da schritt Pascal ein und bremste sie in ihren Anschuldigungen.

„Was möchtest du eigentlich damit sagen? Komm auf den Punkt!", unterbrach er ihren Redefluss.

„Ich will aus der Schule aussteigen!", eröffnete sie uns jetzt. „Es ist ungerecht, dass die Schüler zu euch kommen und zu mir nicht. So kann ich auch die Miete nicht mehr bezahlen."

Jetzt konnte ich ihre Wut verstehen. Die Empörung war gegen sie selbst gerichtet. Es ist jedoch immer einfacher, die Wut an jemand anderem auszulassen. Mich beschäftigte dieses Gespräch noch lange. Damals dachte ich noch, dass Yogalehrer über solchen Emotionen stehen und fähig sind, sich selbst zu reflektieren. Sie hatte mich eines besseren belehrt; Yogalehrer sind auch nur Menschen.

MANIPURA CHAKRA
- Solarplexuschakra, Nabelchakra -

Das Manipura Chakra befindet sich im Bereich des Sonnengeflechts oberhalb des Nabels und ist der Sitz deiner Persönlichkeit und der bewussten Gestaltung deines Lebens. Hier findest du die Kraft, Entscheidungen zu treffen und das, was dir dein Geist und deine Gefühle eingeben, in die Tat umzusetzen. Aus diesem Bereich erwächst die Fähigkeit, Verantwortung für dieses Tun zu übernehmen.

Das Manipura Chakra ist aber auch der Ort des Ego. Hier wohnt deine eigene Identität um persönliche Macht und Anerkennung – sowie um Kampf, Wut und Aggression. Wut richtet sich nicht nur gegen jemand anderen, sondern vor allem gegen den Wütenden selbst. Wut ist immer schädlich. Wie kannst du mit der Wut umgehen? Wut ist Ausdruck der Handlungsunfähigkeit. Du fühlst dich machtlos – ohne Macht. Also geh in die Handlung. Aber nicht, indem du dein Gegenüber anbrüllst. Nein, brülle wenn es sein muss gegen eine Wand oder noch viel besser, renne durch den Wald. Sobald du dich etwas beruhigt hast, gelingt es dir leichter den ersten Buchstaben von Wut umzudrehen. Mut zu haben und zu handeln. In deine Kraft zurückzufinden, dich einzumitten und die Eigenverantwortung für das was du tust und denkst zu übernehmen.

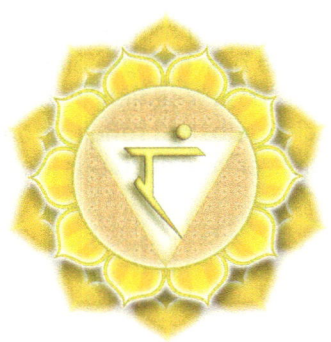

Wenn du Wut oder auch Aggressivität als positiv betrachtest und sie als momentanes Gefühl akzeptierst, erkennst du, dass du sie in ganz andere Bahnen lenken kannst. Dann wird diese Gefühlsreaktion ihren negativen Charakter verlieren. Dann kannst du Körperempfindungen, Gedanken, Gefühle und alle anderen Wahrnehmungen, ob angenehm, unangenehm oder neutral, betrachten und sie akzeptieren, wie sie sind.

ABSICHT DER WÜRDIGUNG

Vor dieser Schwangerschaft hatte ich bereits ein Kind, welches unter meinem Herzen heranwuchs, verloren. Es wollte im vierten Monat wieder in die geistige Welt zurückgehen. Eine liebe Freundin von mir, die ich seit meiner Jugendzeit kannte, war damals zur selben Zeit schwanger. Wir fanden heraus, dass wir fast auf den Tag genau denselben Geburtstermin hatten. Meine Freude war riesig, bis zu dem Zeitpunkt, als sie mich einweihte, dass sie ihr Kind nicht gebären werde. Ich war zuerst schockiert und dann verzweifelt. In einem langen Gespräch versuchte ich einen Weg zu finden, dass sie diese Seele nicht zurückschicken würde. Ich bot ihr an, ihr Kind zu adoptieren. Für sie stand der Entschluss jedoch fest. Sie wollte abtreiben. Traurig ging ich nach Hause. Ich fühlte mich hilflos und müde.

Ein paar Tage später hatte ich einen Termin bei einer Homöopathin. Ich saß im Wartezimmer. Tränen flossen meine Wangen hinunter. Ich dachte an meine Freundin und dass sie an diesem Tag ihren Termin für den Eingriff wahrnehmen würde. Ich fühlte eine tiefe Traurigkeit, die mein ganzes Wesen erfasst hatte. Die Ärztin war sehr einfühlsam. Sie fragte mich viele persönliche Dinge. Zwischendurch musste ich auf die Toilette und sah, dass Blut in meiner Unterwäsche klebte. Dies war kein gutes Zeichen! Ohne Zögern verabschiedete ich mich und fuhr in die Frauenklinik. Beim Ultraschall stellte der Assistenzarzt fest, dass das Herz meines Kindes nicht mehr schlug. Sie behielten mich im Spital und machten eine Curettage. Pascal war unterdessen auch ins Spital gekommen. Er begleitete mich einfühlsam während und nach diesem Eingriff. Auch er war untröstlich über diesen Verlust.

Dieses Erlebnis warf in mir viele Fragen auf: Wieso kann eine Frau, die sich sehnlichst ein Kind wünscht, keines haben und eine andere Frau, die es haben könnte, schickt es wieder zurück? Am selben Tag, zur selben Zeit, sind zwei Seelen wieder dorthin zurückgegangen wo sie hergekommen sind. Als wenn sie es miteinander abgesprochen hätten. Heute weiß ich, dass alles seine Richtigkeit hatte. Es ist nicht an uns zu urteilen, was richtig und was falsch ist.

VERANTWORTUNG

Meine zweite Schwangerschaft schritt voran, mein Bauch wurde immer runder. Pascal und ich freuten uns sehr auf unser Kind. Einen Monat vor der Geburt sah ich Pascal wie einen Schatten durch unsere Wohnung schleichen. Er war leichenblass und irgendwie verwirrt. Ich fragte ihn, was los sei. Er sagte zu mir, dass er das alles nicht bewältigen kann, er sei völlig überfordert. Das künftige Vatersein flösse ihm Angst ein. Dies konnte ich verstehen, da er selbst ohne Vater aufgewachsen war. Sein Vater kam, als er zwei Jahre alt war, bei einem Unfall ums Leben. Pascal packte seine Sachen zusammen und verließ mich in seiner Ohnmacht dieser Situation gegenüber. Da stand ich nun kurz vor der Geburt da und war zutiefst verunsichert. Ich machte mir Gedanken darüber, dass ich eine alleinerziehende Mutter sein würde. Ein Gedanke, der mir Respekt einflößte. Es war eine schwierige Zeit mit vielen Tränen und voller Verzweiflung. Eine Stimme in meinem Inneren flüsterte mir jedoch unermüdlich tröstende Worte zu: „Habe keine Angst, es wird alles gut kommen!"

Eine Woche später tauchte Pascal wieder in der Wohnung auf. Es ging ihm gar nicht gut. Er befand sich in einem Zustand der Verzweiflung. Wir führten ein langes Gespräch. Ich versuchte, ihm Mut zu machen, und ihm nahezubringen, dass es auch eine heilsame Situation für ihn sein könnte: „Du kannst nur durch eine eigene Erfahrung herausfinden, ob du dazu fähig bist, ein Vater zu sein oder nicht. Es ist keine Lösung, vor den Ängsten davon zu rennen!" Heute kann ich von ganzem Herzen sagen, dass er der wundervollste Vater ist, den man sich vorstellen kann.

Wir heirateten zwei Wochen vor der Geburt auf dem Standesamt. Dank meiner Yogapraxis war ich mehr den je in meiner Mitte. Ich unterrichtete bis kurz vor der Geburt. Ich hatte das Gefühl, dass es nicht nur mir gut tat, sondern auch diesem kleinen Wesen unter meinem Herzen. Deshalb verwunderte es mich auch nicht, dass die Geburt reibungslos vor sich ging. Die Hebammen im Geburtshaus Delphis waren einfach großartig. Sie atmeten mit mir, hielten mich, wenn Pascal einmal eine Pause brauchte und gaben mir behutsame Hinweise. Nach vier Stunden Wehen wollte ich ins Wasser. Als ich mit Pascal in der großen Wanne saß, konnte ich seltsamerweise nicht mehr loslassen. Nach einer Stunde Presswehen, die unglaublich schmerzhaft waren und mich an den Rand des Wahnsinns trieben, schrie die Hebamme – ja, sie schrie wirklich! – „Du musst loslassen, lass dieses Kind zur Welt kommen!" Ich war dermaßen erschöpft und gleichzeitig schockiert ob ihrer Vehemenz, dass ich augenblicklich komplett alles losließ. Drei Minuten später hielten wir ein kleines gesundes Mädchen in den Armen und waren die glücklichsten Eltern auf der ganzen Welt.

Ich ließ jedoch so sehr los, dass das Blut nur so aus mir herausschoss. Der Damm und das Innere der Scheide hatten große Risse und die Hebamme musste so schnell wie möglich zwei Nähte setzen. Es war auch keine Zeit mehr, einen Arzt zu rufen, denn ich lag bereits in einer riesigen Blutlache. Also schrie die Hebamme mich wieder an: „Jetzt musst du wieder festhalten! Feeeesthalten! Nicht mehr loslassen!" Ich erinnerte mich an Mula Bandha und zog, in meiner Erschöpfung eine übermenschliche Anstrengung, sämtliche Beckenbodenmuskeln zusammen und konnte so den Blutfluss ein wenig bremsen.

Nachdem die Hebamme die Wunden genäht hatte, ruhten wir noch ein wenig zu dritt auf dem großen Bett aus. Dieses Gefühl war unbeschreiblich schön. Mein erster Gedanke war, als sich meine Tochter klein und schutzlos in meine Arme schmiegte: ‚Grosses Herz' und ‚Führernatur'. Da es eine ambulante Geburt war, mussten wir schon bald unsere Sachen packen und nach Hause gehen. Ich konnte natürlich nicht mehr laufen. Mit Hilfe unseres Nachbarn wurde ich nach Hause transportiert, wo ich auch die vielen Treppen ins oberste Stockwerk hochgetragen wurde. Ich empfand tiefe Dankbarkeit für das Wunder auf meinen Armen. Mir schien es, dass sich mit jeder Stufe meine inneren Flügel ausbreiteten. Eine Welle bedingungsloser Liebe durchflutete mich, als ich die Wärme des winzigen Neugeborenen auf meinem Körper fühlte. Das Glück war vollkommen.

UDDIYANA BANDHA

Bei einer Geburt werden Mutter und Kind voneinander getrennt, sie bleiben jedoch durch eine ätherische Nabelschnur weiterhin miteinander verbunden. In jeder Beziehung zwischen zwei Menschen entstehen Bänder zwischen ihren Nabel-Zentren. Diese Bänder versinnbildlichen Geschichten und Erlebnisse zwischen zwei Menschen. Je stärker die Verbindung ist, um so fester und zahlreicher sind sie. Endet eine Beziehung, so lösen sich diese Bänder allmählich auf, was nicht bedeutet, dass wir nicht weiterhin über die feinstofflichen Felder miteinander verbunden sind. Diese Bänder haben etwas mit unserer Geschichte mit dem anderen Menschen zu tun und nicht mit der universellen Verbundenheit.

Beim Nabel ist der Sitz der Gefühle. Wenn zum Beispiel ein geliebter Mensch oder ein Haustier stirbt, löst dies Trauer in dir aus, da sich die Bänder langsam beginnen zu lösen. Deshalb ist ein Trauerprozess so wichtig. Uddiyana Bandha kann helfen, diese Prozesse besser durchzustehen, da diese Übung deine Stimmung hebt, indem sie dir Flügel der Leichtigkeit schenkt. Uddiyana bedeutet hochfliegen. Der Nabel und die Bauchdecke werden nach der Ausatmung nach innen und nach oben gezogen, so wie wenn du den Reißverschluss einer zu engen Jeans schließen möchtest. Dies gleicht die Krümmung in der Lendenwirbelsäule aus und durch den angenehmen Sog nach oben strömt Prana (Lebenskraft) durch Sushumna Nadi empor. Der Geist öffnet sich für tiefe Lebensfreude und du fühlst dich in dir selbst geborgen. Die Erkenntnis steigt in dir auf, dass du eingebettet bist in der höherdimensionalen Welt. Du bist nie allein (All-Eins-Sein) und jede Veränderung ist eine Chance hin zu neuen Erkenntnissen, die dich noch tiefer mit deiner inneren Weisheit verbinden.

VERÄNDERUNG

Sehr bald nach der Geburt stand ich wieder im Yogaraum und übte mit meinen Schülern weiter. Es waren bereits zwei Jahre vergangen seit der Eröffnung. Eines Tages kam Julie auf Pascal und mich zu. Sie hatte die Aufnahmeprüfung zur Ausbildung als Sozialarbeiterin bestanden und freute sich riesig darüber.

Sie sagte zu uns: „Leider kann ich keinen Unterricht mehr geben während der Ausbildungszeit. Das wird mir zu viel."

Dies verstanden wir natürlich und freuten uns mit ihr für diesen neuen Lebensabschnitt. Gleichzeitig meldete sich Pascal für die Erwachsenenmaturitätsschule an, bestand ebenfalls die Aufnahmeprüfung und gestand sich ein, dass er vorerst einmal auch mit dem Unterrichten aufhören wollte. Toll, da stand ich also alleine da und musste mir überlegen, wie es weitergehen sollte. Natürlich war es mein größter Wunsch, weiterhin zu unterrichten. Aber war es auch eine Tatsache, dass ich den Mietzins alleine nicht bezahlen konnte. Ich beschloss, jemanden zu suchen, der mit mir die Verantwortung für diese Schule übernehmen wollte. Dies war ein schwieriges Unterfangen, da es immer noch sehr wenige Yogalehrer gab.

Kurz nachdem ich ein kleines Inserat aufgegeben hatte, meldete sich tatsächlich ein Yogalehrer bei mir. Er wollte mich kennenlernen, also vereinbarten wir einen Termin in der Schule. Als er mit stilvollem Anzug und Aktenkoffer in den Yogaraum trat, war ich schon ein wenig verwundert, dass es auch solche Yogalehrer gab. Er sah eher aus wie ein Mensch aus der Industrie. Seine Vision war, ein größeres Zentrum zu eröffnen. Deshalb wurde schnell klar, dass mein Raum viel zu klein dafür war. Wenig später vernahm ich, dass er in Villeret eine Yoga University eröffnet hatte und freute mich sehr für ihn, dass seine Vision in Erfüllung gegangen war. Ich jedoch stand wieder alleine da und entschloss mich, den Raum zu kündigen und mich an einem anderen Ort vorerst einzumieten.

Das Europäische Shiatsu-Institut mietete zu dieser Zeit neue Räumlichkeiten für ihre Schulungen. Sie wollten die Abende an andere Gruppen vermieten. Dies war für mich ideal. Ich konnte die Abende auswählen, da ich vermutlich ihre erste Interessentin war. Der Raum war hell, lag sehr zentral über den Dächern von Zürich nur eine Fußminute vom Hauptbahnhof Zürich entfernt und entsprach in allem dem, was ich mir wünschte. So begann ich am Montag- und Mittwochabend meine Stunden an diesem neuen Ort zu unterrichten. Meine Schüler, die schon in die alte Schule gekommen waren, folgten mir und verhalfen mir zu einem entspannten Start. Nicht alle blieben, da für manche der Weg zu weit wurde. Es kamen neue dazu und schon bald waren die Klassen bis auf den letzten Platz gefüllt.

Die Sonne ließ mich nicht im Stich, sie brachte mit ihren Strahlen den neuen Kursraum zum Leuchten. Ich spürte die Kraft der Lichtkrieger, die im Mythos für Strebsamkeit und Glück stehen.

SURYA NAMASKAR
- Sonnengebet -

Die Sonne offenbart das uranfängliche göttliche Licht. Sie bringt mit ihren Strahlen die Schöpfung hervor. Von ihr hängt alles Leben auf der Erde ab. Sie ist in vielen Kulturen ein Symbol für Bewusstsein, Weisheit und Wahrheit. Der Sonnengott Surya steuert im Universum das Licht, die Wärme und den Wechsel der Jahreszeiten.

Das Sonnengebet stammt aus dem vedischen Zeitalter und wird in Indien seit ewigen Zeiten in der Morgendämmerung, der Stunde Brahmas, mit zusammengelegten Händen und mit Blick zur Sonne praktiziert. Dies symbolisiert die Öffnung zum Licht. Die Weisen des alten Indiens verneigten sich jeden Tag in tiefer Ehrfurcht und dankten der Sonne – als Kraft allen Ursprungs – für die Schöpfung des Lebens.

Gebet – ‚Geebet!' – bedeutet, der/die Gebende zu sein. So wendest du dich in tiefer Achtung und Demut, ohne Erwartungshaltung, dem Licht und der Wärme in deinem Inneren zu. Dies lässt dein spirituelles Herz in Liebe aufblühen.

Der Sonnengruß ist eine Abfolge von zwölf Asanas, die fließend miteinander verbunden werden und zwar so, dass sich die Anfangshaltungen zum Ende hin in umgekehrter Reihenfolge wiederholen. Die

Zahl Zwölf steht symbolisch für die zwölf Doppelstunden des Tages und für die zwölf Monate des Jahreskreises. Durch eine regelmäßige Ein- oder Ausatmung werden die Asanas fließend miteinander verbunden. Dies vereinigt Körper, Geist und Seele in vollkommener Weise und symbolisiert den heiligen Kreis des Lebens – ohne Anfang und ohne Ende.

- *Vrishchikasana* -

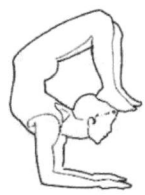

Der Skorpion vermag Leben zu nehmen, wenn er seinen Stachel benutzt und er kann Leben geben, wenn er davon absieht. Er veranschaulicht den Zyklus des Seins – Leben, Tod und Wiedergeburt. Er fordert dich auf, dich mit deinen dunklen Spiegeln zu befassen. Wenn du deine Traumas, Wunden und Verletzungen benennen kannst, wandelt er sie um in Liebe.

- *Virabhadrasana* -

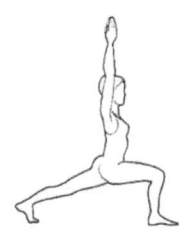

Krieger, Krieger heißen wir, für leuchtende Tugend kämpfen wir, für höheres Streben, für erhabene Weisheit: – darum nennt man uns Krieger.
(Anguttara Nikaya)
„Ein Krieger ist glücklich ohne Grund! Darum ist Glücklichsein die oberste Disziplin.

Ein Krieger hat Entschlossenheit, Klarheit, Wendigkeit. Sein Körper ist kräftig, elastisch und voll Energie. Sein Herz ist voll Liebe zu allem, was ihm begegnet.

Ein Krieger agiert. Er ist spontan und handelt aus dem Augenblick. Ein Krieger kennt seine Seele und seinen Körper. Ein Krieger übernimmt die volle Verantwortung für sein Leben.

Schweigen ist die Kunst des Kriegers, Meditation sein Schwert. Mit dieser Waffe kann er Illusionen zerschlagen. Der Krieger benutzt sein Schwert mit Geschick und tiefem Wissen. Er nutzt es, um seine

Grübeleien und müßigen Gedanken in Fetzen zu hauen und um ihre Leere zu offenbaren.

Ein Krieger tut alles voller Aufmerksamkeit und Liebe.

Ein Krieger hat sich voll und ganz in der Hand. Er kennt keine Zwänge. Er hat keine Gewohnheiten. Seine Handlungen sind bewusst, zielgerichtet und in sich vollkommen.

Ein Krieger bleibt beharrlich auf dem Weg.

Ein Krieger sucht den Tod nicht, aber er fürchtet ihn auch nicht.

Das Ziel eines Kriegers ist das Training: körperlich-geistig-seelisch.

Der Krieger hat die Fähigkeit, sich an wenigem zu freuen.

Ein Krieger bemerkt jede mögliche Bewegung des Feindes und schätzt sie richtig ein.

Ein Krieger erschöpft sich nie – aus keinem Grund, zu keiner Zeit und in keiner Art und Weise!"

(Dan Millman: Der Pfad des friedvollen Kriegers)

- *Ardha Matsyendrasana* -

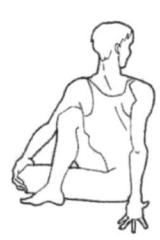

Der Drehsitz stärkt deine Nerven und wirkt beruhigend bei Stress. Die Nerven werden stark, deine Nervenkraft wächst und du fühlst dich ruhig und ausgeglichen wie ein friedvoller Krieger. Dein Körper und Geist werden beweglich, sie lernen sich flexibel zu drehen und zu wenden. Deine bisherigen Schwächen verwandeln sich in Stärken. Das ermöglicht dir die Dinge selbstkritisch aus einem anderen Blickwinkel zu betrachten. Die Organe arbeiten besser und du fühlst dich verjüngt und wie neugeboren.

GAYATRI MANTRA

Das Gayatri Mantra ist das wichtigste und grundlegendste Mantra der vedischen Wissenschaft von den Klängen. Es richtet sich an die Manifestation des Absoluten in der lebensspendenden Kraft der Sonne.

OM	der uranfängliche Klang des Universums
BHUR	das Grobstoffliche; Erde; Körper
BHUVAH	das Subtile; Astralebene
SVAHA	Kausalebene; Himmel
TAT	‚Das'; Brahman; Gott
SAVITUR	die göttliche Sonnenkraft Savitri
VARENYAM	innig lieben; anbeten
BARGHO	heilendes Licht; welches Weisheit schenkt; spirituelle Ausstrahlung
DEVASYA	göttliche Realität; Gnade
DHIMAHI	wir meditieren; wir betrachten
DHIYO	Verstand
YO	welche
NAH	unser
PRACHODAYATH	erleuchtet

NORDWESTEN

Jeder kann über sich hinauswachsen und etwas erreichen,

wenn er es mit Hingabe und Leidenschaft tut.

Nelson Mandela

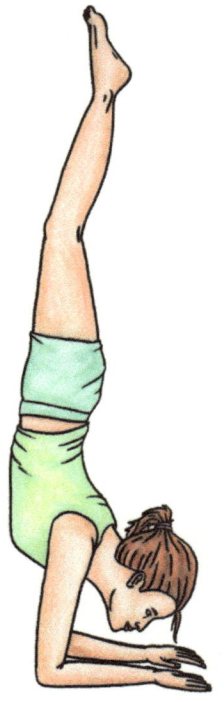

SOZIALES UMFELD

Hast du dir schon einmal Gedanken darüber gemacht, wie deine Beziehung zu deinem sozialen Umfeld ist? Was hast du für eine Beziehung zu deiner Ursprungsfamilie? Mutter, Vater, Geschwister? Wie ist deine Beziehung zu deinem Partner? Zu deinen Kindern? Wie sieht dein Liebesleben aus? Welche Freunde begleiten dich ein Stück deines Weges? Fühlst du dich wohl und geborgen mit den Menschen, die um dich herum sind? Oder zieht sich in deiner Bauchgegend alles zusammen, wenn du an eine bestimmte Person denkst? Wird dein Atem flacher und das Gefühl in der Brust enger?

Vermutlich tendierst du eher dazu in die hellen Beziehungsspiegel zu schauen, da sie dir die ehrwürdigen Samen spiegeln, die du in deinem Geist gepflanzt hast? Wenn du jedoch ein Gefühl von Enge in der Brust oder ein Druck im Bauch spüren solltest, ist es an der Zeit, deine Beziehungen zu den Menschen, die dieses Gefühl auslösen, zu überdenken, so dass sich die Knoten (Granthis) in diesen Körperzonen lösen können. Diese Menschen sind deine größten Lehrer, da sie dir einen dunklen Spiegel vorhalten – auch wenn es unangenehm ist.

Die Menschen haben unterschiedliche Schwingungen. Dies kannst du dir wunderbar am Beispiel von Radio- und Fernsehwellen vorstellen. Überall auf der Welt existieren Rundfunkwellen, die wir mit unseren herkömmlichen Sinnen nicht erfassen können. Um Rundfunkwellen hörbar zu machen, sie zur Resonanz zu bringen, bedienen wir uns eines Mediums, des Radios. Wir schalten einen Sender ein mit einer bestimmten Frequenz und können auf diese Weise Musik und die Worte der Moderatoren empfangen. Das Radio ist ein physischer Körper, der elektrische Energie umsetzt, ein Resonator.

Jeder Mensch auf dieser Erde hat eine einzigartige Frequenz in Form eines Energiefeldes um den physischen Körper herum, die sogenannte Aura. In der Aura, insbesondere über die Chakren, können auf der emotionalen Ebene Gefühle wie Liebe, Hass, Freude, Angst, Vertrauen, Sympathie usw. empfunden werden. Die Wellen einer Frequenz sind je nach Temperament, Lebensabschnitt oder Gemützustand entweder starken dynamischen Schwankungen ausgesetzt oder die Wellen bewegen sich in einem gelassenen, harmonischen Tempo, wenn der Gemütszustand ruhig und ausgeglichen ist. Die Frequenz kann sich im Laufe eines Lebens verändern.

Ich gehe davon aus, dass unsere Seele auf der geistigen Ebene, in unserem wahren Daheim, ihren Platz hat.

Um neuen Aufgaben nachzugehen, die deiner Seele helfen zu wachsen, inkarnierst du auf die Erde oder auch auf andere Planeten. Aber nicht die ganze Seele inkarniert, sondern nur ein Teil davon. Es können auch verschiedene Seelenanteile sein, die gleichzeitig in verschiedenen Körpern inkarnieren. Wenn sich nun zwei Anteile derselben Seele auf der Erde treffen, kann sich dies wie Heimat anfühlen. Sie schwingen auf derselben Frequenzebene und spüren den anderen Seelenanteil, als wenn es der eigene wäre. Sie können sich in den anderen Menschen hineinfühlen. Oft geschieht es dann, dass du einen Gedanken aussprichst und dein Gegenüber sagt freudig: „Das habe ich jetzt auch gerade gedacht!" Oder es ist so, wie ich es mit meiner Seelenschwester Serra erlebe, dass beide gleichzeitig den Mund öffnen, um exakt dieselben Worte auszusprechen. Es ist ein Gefühl des wortlosen Verstehens, die Seelen tanzen miteinander.

Wenn Anteile von verschiedenen Seelen aus derselben Seelenfamilie inkarnieren, treffen auch diese sich sehr oft wieder. Vielleicht sind dies unsere Freunde, Familie oder Bekannte. Im weiteren Verlauf werde ich nur noch von Seelen sprechen und meine damit unsere Seelenanteile.

Es kann jedoch sein, dass zwei Seelen auf verschiedenen Frequenzen schwingen. Dann schwingen sie einfach aneinander vorbei. Oftmals, ohne dass sie die andere Seele bemerkt haben. Sie haben keinerlei Interesse, einander näher kennenzulernen. Manchmal sind das aber auch Begegnungen, in denen das Gegenüber im Inneren einen unangenehmen emotionalen Widerstand auslöst und sie können sich nicht erklären, woran das liegt. Es gibt grundlose Meinungsverschiedenheiten. Es taucht das Gefühl auf, dass sie eine andere Sprache sprechen und sich einfach nicht verstehen. Sie sprechen aneinander vorbei und rutschen unweigerlich in eine destruktive Bewertung. Diese Begegnungen können sehr wertvoll sein, da diese Menschen lernen können, tolerant zu sein und sich die Zeit zu nehmen, geduldig die Meinung eines anderen anzuhören und sie auch einfach mal so stehen zu lassen.

Nicht alle Beziehungen kannst du zu Lebzeiten wählen. Zum Beispiel kannst du deine Eltern nicht einfach austauschen, wenn du spürst, dass ihr aneinander vorbei schwingt und euch nichts zu sagen habt. Ich gehe davon aus, dass wir unsere Eltern aussuchen, da wir entweder bereits eine karmische Verbindung haben oder weil wir erkennen können, dass sie uns mit ihren Lebensthemen helfen unsere Bestimmung zu finden. Und dennoch sind sie einfach unsere Eltern. Sie sind eigenständige Wesen wie wir auch. Sobald ein Kind volljährig und selbstständig ist, muss es seinen eigenen Weg finden. Die Aufgabe der Eltern besteht darin, sie im Vertrauen loszulassen.

In einer Partnerbeziehung gibt es zwei Ebenen. Du wünschst dir aus Liebe mit jemandem zusammen zu sein. Dazu gehört auch ein respektvoller Umgang, denn jemanden von Herzen lieben und gleichzeitig eine Beziehung zu führen ist nicht immer einfach. Es gibt Paare, die sich abgöttisch lieben, aber nicht fähig sind – oder sich dessen nicht bewusst waren – eine Beziehung zu leben. Andererseits gibt es Paare, deren Liebe versiegt ist, die jedoch eine harmonische Beziehung führen können. Natürlich besteht ein tiefes Bedürfnis, beide Ebenen zu leben – eine Beziehung in Liebe. Wenn du deinen Partner verletzt, zum Beispiel durch einen Ehebruch – eine Tragödie für viele Familien – löst du heftige Schmerzen aus und setzt schlechte Samen in deinen Geist. Samen, die man anlegt, indem man einem anderen einen solchen Schaden zufügt, sind sehr stark. Sie können einen für den Rest des Lebens davon abhalten, gute Erfahrungen mit dem anderen Geschlecht zu machen. Es liegt in deiner Verantwortung, den zukünftigen Garten bewusst anzulegen – mit den Samen, die den mittleren Kanal (Sushumna) offenstehen lassen.

Medial veranlagte Menschen sind in der Lage, Schwingungen und Wellen anderer Menschen zu empfangen. Sie klinken sich sozusagen in die Schwingung der Seele auf der gleichen geistigen Ebene ein und können den Aspekt des Seelenanteils, der inkarniert ist, lesen, hören oder/und spüren. Die Schamanin hat mir gelernt, dass es auch einen Weg gibt, diesen Schalter willentlich umzukippen. Du selbst hast die

Fähigkeit zu entscheiden, zu welchem Zeitpunkt und wie viel du von anderen Frequenzen aufzunehmen bereit bist.

Wenn die Seele bewertungsfrei atmen und sich der jeweiligen Schwingungsebene vertrauensvoll öffnen kann, ist es möglich, dass du dich überall und mit allen Menschen wohl und geborgen fühlen kannst. Dann bist du authentisch und im Einklang mit dir selbst. Du machst keine Unterschiede mehr und erkennst die Liebe in allen anderen Lebewesen. Das ist deine Bestimmung. Tief in deinem Inneren weißt du das und sehnst dich zutiefst nach diesem Augenblick der Verbundenheit.

AUTHENTISCH SEIN

An manchen Tagen hütete ich nebenbei kleine Kinder in einem Fitnesscenter. Dies war ideal für mich, da ich meine Tochter jeweils mitbringen durfte. Eines Tages entdeckte ich auf dem Stundenplan, dass eine neue Stunde angeboten wurde: Yoga! Also gab es doch noch einen weiteren Yogalehrer in dieser Stadt. „Nichts wie hin", dachte ich. Die Stunde war sehr gut besucht. Für mich war es wunderbar mich wieder einmal einfach führen zu lassen. Nach der Stunde sprach ich den Lehrer an und wollte wissen, wo er seine Ausbildung gemacht hat. So kamen wir ins Gespräch und er fand natürlich auch heraus, dass ich eine Yogalehrerin war. Er bat mich, ihn während seiner Ferien zu vertreten. Hier eine Vertretung machen in dieser kühlen Fitnesscenter-Atmosphäre und mit so vielen Leuten, die ich nicht kannte? Mutig sagte ich zu und hatte seither schlaflose Nächte. Es war das erste Mal, dass ich eine Vertretung machen sollte. Der Gedanke wühlte mich auf. Was, wenn den Schülern nicht gefällt, was ich mache? Was, wenn sie aus der Stunde davon laufen? Ich kam zum Schluss, dass ich diese Stunde im selben Stil wie der andere Yogalehrer unterrichten werde. Ich dachte, dann kann mir sicherlich nichts passieren und niemand wird mich ausbuhen.

Viel zu schnell war der besagte Tag da. Ich fuhr mit der Straßenbahn ins Fitnesscenter. Während der Fahrt wurde ich nachdenklich. Mein Herz klopfte wie wild, als ob es mir etwas sagen wollte. Ich hörte die

Stimme von Nathanael: „Unterrichte deinen eigenen Stil. Verändere nichts! Die Schüler werden dein authentisches Auftreten schätzen. Höre auf die Stimme deines Herzens." Natürlich hatte er vollkommen recht!

Als ich im Fitnesscenter ankam, warteten die Schüler bereits erwartungsvoll vor der Tür des Gymnastikraums. Ein junger Mann kam auf mich zu und begrüßte mich freudestrahlend. Wir kannten uns von einem Seminar bei der Schamanin. Der Himmel hatte ihn mir geschickt. Er strahlte für mich etwas Vertrautes aus. Dies gab mir die Grundlage dafür, bei mir zu bleiben. Im Raum setzte er sich unmittelbar vor mich auf den Boden und ich konnte seine beruhigende Ausstrahlung die ganze Stunde hindurch spüren. Ich blieb mir treu. Die Stunde ging sehr schnell vorbei. Als alle aus der Endentspannung auftauchten, bedankte ich mich für ihr Vertrauen und verneigte mich in der Namasté-Haltung. Alle blieben sitzen und schauten mich erwartungsvoll an. Hatte ich etwas vergessen? Ich sagte, die Stunde sei nun zu Ende, aber sie blieben immer noch sitzen. Ich war verunsichert, denn beim anderen Yogalehrer sind alle immer gleich aufgestanden, haben die Matten zusammengerollt und im Gestell versorgt. Plötzlich fing jemand an, in die Hände zu klatschen und die anderen fielen in den Applaus ein. Uiiii, war das peinlich! Jetzt wusste ich erst recht nicht mehr, was ich machen sollte. Berührt verneigte ich mich ein zweites Mal.

Das war das einzige Mal, dass ich nach einer Yogastunde beklatscht wurde. Außer später, nach Vorträgen auf Kongressen, wo dies aber üblich war. Es gab mir eine innere Sicherheit, dass ich auf meine Form des Unterrichtens vertrauen und auf meine Herzensstimme hören kann.

ANAHATA CHAKRA
- Herzchakra -

Im Herzen wohnt die Essenz des ureigenen Traums wie ein Wegweiser der Seele. Der Sprache des Herzens kannst du ohne Zweifel vertrauen. Sie lügt nie. Wenn du Antworten suchst, wirst du sie im Herzen finden. Auch wenn du mehr über deine persönliche Bestimmung und Sinngebung für dein Dasein erfahren möchtest, sowie über das, was dich im Tiefsten glücklich macht und erfüllt, kommst du nicht am Herzen vorbei. Das Herz hat ein träumendes Wesen, es kann nicht denken oder entscheiden. Es spricht zu dir über Gefühle und Empfindungen.

Im Herzen wohnt die bedingungslose Liebe und das Mitgefühl. Verbitterung, Isolation und Kontaktschwierigkeiten deuten darauf hin, dass ein Mangel an Selbstliebe besteht. Manchmal führt dies dazu, dass andere deine Gefühle verletzen und du dies auch zulässt. Wenn die Selbstliebe zu schwach ist, kannst du auch für andere Menschen keine wirkliche Liebe empfinden. Dann geschieht es oft, dass die Liebe von außen – wie zum Beispiel vom Partner – erwartet wird, und dies stellt ein unlösbares Problem dar.

Wenn du dein Herz vertrauensvoll öffnest, erfährst du, was es heißt, Liebe zu geben. Du sieht dich nicht mehr nur als empfangendes Wesen oder als Ich, sondern als Teil einer Gemeinschaft. Tiefe Lebensfreude und Einfühlungsvermögen führen dich in Kontakt mit deiner intuitiven Weisheit.

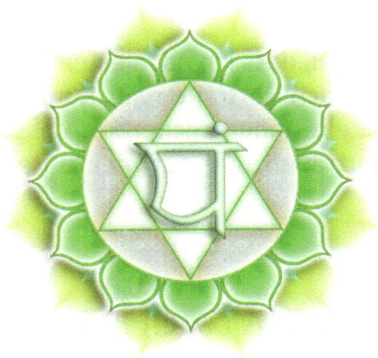

DREI VORSÄTZE

Ein paar Wochen später klingelte das Telefon bei mir zu Hause. Als ich die Stimme des Yogalehrers aus dem Fitnesscenter hörte, war ich hocherfreut. Er gab mir das Gefühl, mit Yoga nicht alleine dazustehen. Gleichzeitig fühlte ich mich unreif und klein neben ihm, da er unglaublich erfahren auf mich wirkte. Er lebte zehn Jahre in Indien und ließ sich von verschiedenen großen Yoga-Meistern schulen. Als er in die Schweiz zurückkehrte, suchte er, ähnlich wie ich, einen Weg, sein Wissen mit anderen zu teilen. Er fragte mich am Telefon, ob ich Interesse hätte, mit ihm eine Schule in Zürich zu gründen. Er schwärmte von einem schönen Raum in der Nähe des Bellevues, der prädestiniert für eine Yogaschule sei. Mein Herz raste vor Freude. Er musste nicht zweimal fragen!

Am nächsten Tag verabredeten wir uns, um gemeinsam die Räumlichkeiten anzuschauen. Die Liegenschaft befand sich in der Nähe des Opernhauses in einer ruhigen Nebenstraße. Zu Fuß lag er nur einen Katzensprung vom Zürichsee entfernt. Der längliche Raum befand sich im Erdgeschoss eines herrschaftlichen Hauses und war circa achtzig Quadratmeter groß. Im vorderen Teil des Raumes führte eine schmale Wendeltreppe hinunter in einen zusätzlichen Raum, der sich idealerweise für Einzelstunden anbot. Ben zeigte seine Begeisterung, indem er aufgeregt hin und her tänzelte und den Raum in allen Einzelheiten erforschte. Auch mir gefiel der Raum sehr gut. Ich überlegte krampfhaft, wie ich es finanziell anstellen sollte, die Hälfte der hohen Miete zu tragen. Mit leuchtenden Augen erklärte mir Ben sein Konzept von Ein- und Ausgaben. Als er mir seine Preisvorstellungen für die Yogastunden offenbarte, erschrak ich sichtlich. In meinem Inneren verkrampfte sich etwas. Es fühlte sich an, als hätte ich einen Kloß verschluckt. Ich konnte verstehen, dass an einer zentralen Lage mit einer hohen Miete die Kosten gedeckt werden müssen. Jedoch war ich nicht bereit, von meinen Schülern einen so hohen Preis zu verlangen. Ich wollte entspannt Yoga unterrichten, ohne den Druck zu verspüren, Geld verdienen zu müssen.

Meine drei Vorsätze waren:

Unterrichte immer aus vollem Herzen, egal ob einer oder hundert Schüler anwesend sind.

Unterrichte Yoga mit dem inneren Bedürfnis, Menschenherzen zu berühren, und nicht um Geld zu verdienen.

Verliebe dich nicht in einen Yogaschüler.

Zwei dieser Vorsätze konnte ich bis heute einhalten, zu dem dritten werde ich mich etwas später äußern ...

Dieser finanzielle Druck war damals der Grund, dass ich schweren Herzens von dem verlockenden Angebot zurück trat. Augenblicklich erfüllte mich eine große Erleichterung, die mir wiederum bestätigte, dass ich das Richtige getan hatte. Im nächsten Sommer reiste Ben für drei Monate nach Indien. Ich durfte ihn während dieser Zeit vertreten und kam so doch noch dazu, diese Räumlichkeiten etwas besser kennenzulernen. Da Ben in verschiedenen Fitnesszentren unterrichtete, folgten ihm einige begeisterte Schüler in seine Schule nach. Trotzdem waren die Klassen nur dürftig besucht und ich fragte mich, wie er überleben konnte. Er arbeitete Tag und Nacht, machte viel Werbung, rief Schüler an, die nicht mehr kamen, um sie zur Rückkehr zu motivieren. Dies bestätigte mein Gefühl, dass ich die richtige Entscheidung gefällt hatte. Es war mir damals zu sehr auf Geschäftsbasis aufgebaut und irgendwie konnte ich die Lehre von Yoga und die Idee von geschäftlichem Denken nicht vereinbaren. Ich wollte daran glauben, dass die Schüler auch ohne Überredungskünste in den Unterricht kommen. Mein Glaube an ein höheres Gesetz verlieh mir ein starkes Vertrauen in die Schüler. Sie würden selbst spüren, wo sie ihren Lehrer finden werden. Wenn eines Tages einmal keine Schüler mehr durch meine Yogatür kommen würden, wäre Zeit für mich, eine andere Aufgabe zu suchen. Dies gab mir Luft zum Atmen, machte mich frei und unabhängig. Ich bin zutiefst dankbar, dass ich diesem Gefühl bis heute treu bleiben konnte.

ELEMENT LUFT / WIND
- *Vayu* -

Das Element Luft steht für alles, was mit Leichtigkeit, Öffnung, Ausdehnung, Anmut und Denken zusammenhängt. Luft ist in Bewegung, dehnt sich aus, ist nicht greifbar und ist überall.

Es ist zuständig für das Mitgefühl und die Verständigung zwischen den Menschen. Mit Hilfe der Luftqualität erhältst du die Fähigkeit bei anstehenden Entscheidungen verschiedene Argumente zu vergleichen und zu bewerten – das Pro und Contra gründlich gegeneinander abzuwägen.

Der kühle Wind der Luftströme streicht durch die Nadis und aktiviert den Prozess des Loslassens. Loslassen bedeutet nicht etwas nicht mehr wollen. Im Gegenteil, wenn du aktiv ein Problem von dir weist, fütterst du es mit Energie und machst es immer größer und ‚fetter'. Loslassen bedeutet lernen anzunehmen, so wie es ist. Lernen, dich dem Problem zu stellen und dich in Achtsamkeit davor zu verneigen. Im Bewusstsein, dass dir diese Situation eine wertvolle Chance schenkt etwas Wesentliches zu erkennen, was deine seelische und geistige Entwicklung fördert.

Das Element Luft ist dein Atem. Der Atem ist die Quelle des Lebens. Wenn du aufgehört hast zu atmen, ist dein Körper ohne Leben. Wenn du nicht richtig atmest, fühlst du dich müde, lustlos und verspannt und wirst unfähig loszulassen. Die Atmung ist auch Ausdruck deiner Gefühle. Wenn du dich wohl fühlst, fließt dein Atem geschmeidig, langsam, sanft und ohne Anstrengung. Wenn du dich erschreckst oder in Aufregung bist, atmest du flach, schnell und unregelmäßig, was eine ausreichende Sauerstoffversorgung des Blutes und der Organe verhindert und den gesamten Organismus belastet.

„Breath is the king of the mind", sagte B.K.S. Iyengar. Was für eine wahre Aussage! Denn eine ruhige, tiefe Atmung steht in direktem Zusammenhang mit einem ausgeglichenen Geist und führt dich in deine innere Mitte.

So verwundert es nicht, dass in der Yoga-Lehre das Luftelement seine Entsprechung im Pranayama (Sanskrit: Prana=Lebensenergie,

Ayama=Ausdehnung) findet. Die verschiedenen Atemtechniken dienen der bewussten Vertiefung und Lenkung der Atmung. Ujjayi gehört zum Fundament der Yogapraxis und ist das einzige Pranayama, das ganz bewusst während den Asanas (Yogaposen) fortlaufend durchgeführt werden kann.

UJJAYI PRANAYAMA

Ujjayi Pranayama wird oft auch ‚siegreicher Atem' genannt. Gemeint ist der Sieg über den normalen, flachen und unregelmäßigen Atem. Indem bei der Ein- und Ausatmung durch die Nase die Muskeln der Stimmritze leicht kontrahiert werden, fließt der Atem automatisch langsamer. Dies erzeugt einen feinen Reibelaut, in etwa so laut wie ein Flüstern.

Mit Hilfe der Ujjayi Atmung kann deine Lebensenergie (Prana) gezielt in die Körperpartien gelenkt werden, um diese zu heilen und zu kräftigen. Sie kann entweder für sich allein oder beim Praktizieren von Asanas ausgeführt werden. Ujjayi Pranayama erzeugt eine angenehme Wärme im Körper. Außerdem vertieft sich deine Atmung, deine Konzentration und das Durchhaltevermögen werden gefördert. Sie schenkt dir Kraft, jede Asana zu meistern.

Das Praktizieren der Ujjayi Atmung während den Yogastellungen hilft dir den Fokus nach innen zu richten. Dadurch kannst du subtile Signale deines Körpers besser wahrnehmen. Deine mentale Sensibilität wird immer feiner. Du entwickelst die Fähigkeit in chaotischen Situationen den Überblick zu bewahren und angemessen zu handeln. Ein klarer Geist ist fähig, die Emotionen als einen Teil von dir zu akzeptieren. Dann spürst du ganz genau, dass ein Loslassen nur dann möglich ist, wenn du deine eigenen Grenzen annehmen kannst.

LOSLASSEN

Die Kraft des ‚siegreichen Atems' begleitete mich während der Geburt meines Sohnes. Ich glitt fast zu schwerelos durch die Geburtsphase. Ein paar Tage vor diesem Ereignis träumte ich, dass mein Kind im Auto zur Welt kommen würde. Einige Male hatte ich das Gefühl, dass die Wehen schon begonnen hatten und Pascal eilte jeweils nach Hause, um mich zu unterstützen. Nach dem dritten Fehlalarm nahm er mich verständlicherweise nicht mehr so ernst und ließ sich nach dem vierten Anruf viel Zeit, um nach Hause zu kommen. Als er da war, waren die Wehen bereits in vollem Gange. Trotzdem dachten wir, dass es noch nicht an der Zeit war, ins Geburtshaus ‚Wald' aufzubrechen. Die Wehen wurden jedoch immer stärker und ich drängte, dass wir sofort losfahren sollten. Also packten wir mitten in der Nacht unsere Sachen zusammen, weckten Amélie und gingen zu unserem Auto. Auf der Autobahn überfielen mich die Presswehen in einer Heftigkeit, die keinen Aufschub mehr duldete. Pascal raste mit hundertachtzig Kilometer pro Stunde über die leere Autobahn, während ich in einem Gemisch aus Stöhnen und Schreien (keine Anzeichen mehr von Ujjayi Atmung) zusammengekrümmt auf dem Beifahrersitz die Sekunden zählte. Amélie saß auf dem Rücksitz in ihrem Kindersitz und plauderte angeregt drauflos wie eine brillante Geschichtenerzählerin. Vermutlich suchte sie krampfhaft einen Weg, meine Schreie zu übertönen, da ihr kleines Kinderherz noch nicht so genau einordnen konnte, warum Mami so laut herumschrie.

Vor dem Geburtshaus in Wald bremste Pascal scharf ab. Wir eilten zum Eingang wo uns die Hebamme bereits erwartete. Sie führte mich in den Geburtsraum und zog mir als erstes meine Schwangerschaftshose aus. Währenddessen wollte Pascal einen Parkplatz für das Auto suchen und den Großeltern Bescheid geben, dass sie Amélie abholen können. Ich kniete vor der großen Badewanne auf einer Matte. Die Hebamme rannte zum nächsten Telefon, um die zweite Hebamme herbei zu rufen. Es ist eine wichtige Auflage für die Geburtshäuser, dass immer zwei Hebammen während einer Geburt anwesend sein müssen. Während sie in einem Nebenraum telefonierte, rief sie mir zu: „Warte noch ein bisschen! Halte das Kind noch etwas zurück!" Das war leichter gesagt als getan! Ich spürte, dass dieses Kind sich nicht länger aufhalten ließ und brachte es alleine zur Welt. Als die Hebamme und schließlich auch Pascal wieder da waren, hielt ich den kleinen Jungen bereits in meinen Armen.

Luca sah aus wie ein kleiner Tibeter. Seine Haare waren lang, dicht und schwarz und seine Augen dunkel und zu schmalen Schlitzen geformt. Als ich diesen kleinen Engel ansah, dachte ich: ‚Innere Kraft'. Er strahlte eine große Ruhe aus, ein inneres Wissen. Ich hatte das Gefühl, eine sehr alte Seele in einem kleinen Körper in meinen Armen zu halten. Ein warmes Liebesgefühl durchströmte jede Faser meines Seins. Ich war glücklich und sehr erschöpft.

Eine Woche verbrachten wir im Geburtshaus und hatten die Gelegenheit, mit drei anderen jungen Eltern unser Glück zu teilen. Amélie besuchte uns oft mit meinen Eltern, die während dieser Zeit liebevoll für sie sorgten. Nach einer Woche fuhren wir zu viert nach Hause. Während der ersten Nacht, als ich Luca an meine Brust führen wollte, um ihn zu stillen, fühlte er sich glühend heiß an. Er nippelte ein wenig und schloss anschließend erschöpft seine Augen. Beunruhigt holten wir den Fiebermesser und erschraken fürchterlich als er auf über vierzig Grad Celsius anstieg. Ohne zu zögern packten wir die nötigsten Sachen zusammen und rasten wiederum mit überhöhter Geschwindigkeit über die Autobahn, dieses Mal nach Zürich ins Kinderspital. Luca wurde sofort auf Infektionen untersucht. Als nichts darauf hinwies, wurde er auf die Intensivstation gebracht. Uns wollten die Ärzte nach Hause schicken, da wir offenbar nichts weiter tun konnten und abwarten mussten. In mir schnürte sich alles zusammen. Ich hatte das Gefühl keine Luft mehr zu bekommen. Ich wollte mein Kind nicht alleine lassen.

Einmal mehr war ich gefordert, trotz meiner Verzweiflung aus meinem Zentrum heraus Klarheit zu bewahren. Unmissverständlich gab ich den Ärzten zu verstehen, dass ich mein Kind keine Sekunde lang alleine lassen würde. Die Ärzte realisierten, dass kein Argument meine Meinung ändern würde und ich erhielt am anderen Ende des langen Spitalganges ein kleines Zimmer zugewiesen. Vier Nächte sollte ich in diesem ungemütlichen düsteren Zimmerchen verbringen, mit vielen Tränen, schlaflosen Stunden und Albträumen. Da bei Luca trotz vieler Untersuchungen keine Besserung in Aussicht war, verlor ich Tag für Tag immer mehr die Hoffnung. Meine Panik, nochmals ein Kind zu verlieren, stieg ins Unermessliche. Niemand konnte mir sagen, was dem Jungen fehlte. Er lag mit geschlossenen Augen und hohem Fieber in seinem Bettchen und dämmerte teilnahmslos vor sich hin. Immer wieder versuchte ich ihn zu stillen und Kontakt zu ihm herzustellen. Gleichzeitig realisierte ich, dass seine Seele weit weg war und ich ihn nicht erreichen konnte. Sie schwebte irgendwo in einem Raum zwischen Himmel und Erde.

Während der vierten Nacht, als ich hellwach in meinem Bett lag und mich unruhig hin und her wälzte, überkam mich plötzlich eine Wut. Sie war so übermächtig, dass ich am liebsten laut geschrien hätte. Ich musste etwas unternehmen! Das tatenlose Zuschauen hatte ein Ende! Ich stand auf und marschierte zielgerichtet durch den langen düsteren Spitalgang auf die Intensivstation zu. Die Nachtschwester wollte mich aufhalten, als ich in den Raum hineinstürmte. Ich war jedoch so klar bei mir wie schon lange nicht mehr. Dies hatte die Wirkung, dass sie mich gewähren ließ. Als ich vor dem Bettchen von Luca stand und ihn liebevoll ansah, überkam mich ein tiefes befreiendes Gefühl. Ich sagte zu ihm: „Aus irgendeinem Grund hast du dich entschieden, hier auf diese Erde zu kommen. Und ich habe das Gefühl, dass die Angst, hier anzukommen, mächtiger ist. Ich verspreche dir, dass ich dich unterstützen werde, egal was für Aufgaben du dir für dieses Leben vorgenommen hast. Du wirst nicht alleine sein! Und jetzt fordere ich dich auf, dich zu entscheiden, ob du hier sein möchtest oder ob der Zeitpunkt für dich noch nicht gekommen ist. Denn dieser Zustand hier hält keiner aus! Ich werde deine Entscheidung in Liebe respektieren."

Aufatmend drehte ich mich um, stapfte durch den langen Gang zurück in mein Zimmer und schlief tief und fest bis zum Morgen. Als ich dann am Bettchen von Luca stand, schaute er mich hellwach und aufmerksam mit seinen dunklen Augen an. Ich nahm ihn in meine Arme und zum ersten Mal seit seiner Geburt saugte er kräftig an meiner Brust. Ich war überwältigt. Tränen der Erleichterung flossen mir über das Gesicht. Von diesem Augenblick an wusste ich, dass er sich entschieden hatte, seinen Weg mit uns auf dieser Erde zu gehen.

BERUFUNG

Jede Woche unterrichtete ich an zwei Abenden Yoga. Dies gab mir die Energie, den Alltag mit zwei kleinen Kindern zu bewältigen. Oft fühlte ich mich müde von den vielen durchwachten Nächten. Yoga gab mir die Kraft, mich selbst zu spüren. Es war für mich eine Insel im Dschungel des Alltags. Manchmal schleppte ich mich ausgelaugt in den Yogaraum und es war mir ein Rätsel, wie ich den Abend überstehen würde, so müde fühlte ich mich. Doch spätestens bei Beginn der ersten Stunde kehrte die Kraft in meine Zellen zurück. Ich fühlte, wie die Erschöpfung von mir wich. Die Präsenz, die ich während den Stunden in mir spürte, nährte meine Seele. Nach einem solchen Abend sang mein Herz mantramäßig in tiefer Dankbarkeit: „Dies ist der schönste Beruf auf Erden, dies ist der schönste Beruf auf Erden!"

Als Luca ungefähr acht Jahre alt war, saß er an einem eisigkalten Wintertag nachdenklich an unserem Esstisch und dachte laut über seine Zukunft nach: „Wenn ich groß bin, möchte ich denselben Beruf lernen wie der Onkel Paul", sagte er.

Paul war ein Freund der Familie, der bauhandwerkliche Fähigkeiten in die Wiege gelegt bekommen hatte.

„Er kann sein Haus selbst bauen, das möchte ich auch!" führte Luca seine Gedanken weiter. Ich stimmte ihm aufmunternd zu und fand diese Schlussfolgerung eindrücklich.

Nach einer Weile sagte er plötzlich: „Nein, jetzt weiß ich, was ich einmal werden möchte! Ich werde Arzt wie Papa. Dann kann ich allen Menschen helfen, die Schmerzen haben."

„Ja, das ist natürlich auch eine wunderbare Sache", dachte ich.

„Oh, jetzt weiß ich, welches der schönste Beruf ist. Ich werde Yogalehrer!" verkündete er plötzlich mit ernstem Gesichtsausdruck. Jetzt war es an mir, erstaunt zu sein.

Ich fragte ihn: „Weshalb möchtest du Yogalehrer sein?"

Seine dunklen Augen blitzten mich wissend an: „Du bist die Einzige, die immer glücklich und zufrieden nach Hause kommt nach der Arbeit!"

Dieser kleine weise Junge hatte eine eindrückliche Beobachtungsgabe. Schon so früh hatte er erkannt, dass ein Beruf dann Freude bereitet, wenn man ihn von Herzen ausübt und sich jedes Mal darauf freut. Wenn ich aus dem Haus ging, sagte ich oft: „Ich gehe mich jetzt erholen!" Und dies war tatsächlich so.

Ich liebte es, meine Schüler zu beobachten, wie sie während einer Stunde ihre angestrengte Miene ablegen konnten, wie sie nach der Stunde federleicht mit einem erlösenden Gesichtsausdruck aus dem Raum schwebten. Was gab es Schöneres, als die Herzen der Menschen zu berühren!

- *Urdhva Dhanurasana / Chakrasana* -

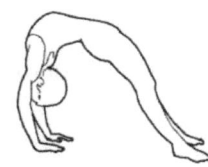

Die Brücke schafft Raum zum Atmen durch die Streckung der ganzen Körpervorderseite. Sie öffnet dein Herz, schenkt Energie und einen hellwachen Geist. Diese Asana kann starke Emotionen und Gefühle auslösen. Die Lebensgeister werden geweckt. Die Öffnung lässt dich hellwach, präsent und mutig durchs Leben gehen. Sie fördert deine Lebensfreude und dein Selbstbewusstsein. Trägheit, Hoffnungslosigkeit und Niedergeschlagenheit werden beseitigt. Du begegnest dem Leben mit Offenheit, Vertrauen und Zuversicht. Du lernst das Leben umarmen, indem du eine Brücke zur Seele bildest.

- *Bakasana* -

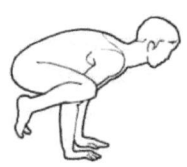

Das Leben liebt das Gleichgewicht. Der Kranich fördert die Konzentrationsfähigkeit und deinen körperlichen und inneren Gleichgewichtssinn. Kräftige Arme erleichtern deine Handlungsfähigkeit. Eine innere Balance entsteht, du fühlst dich zentriert und läufst dem Leben nicht immer nur hinterher, sondern bestimmst es selbst.

PATRICK TOMATIS

Auch ich hatte das Bedürfnis, mich wieder einmal von einem Lehrer führen zu lassen. Leider gab es zu dieser Zeit nicht viele Lehrer in der Schweiz, denen ich nachfolgen wollte. Kira, eine langjährige Schülerin von mir, die eine Ausbildung zur Yogalehrerin in der Schweiz besuchte, fragte mich, ob ich mit ihr zu einem Seminar mit Patrick Tomatis kommen möchte. Mein Herz wollte sofort ‚Ja' rufen, jedoch hatten wir für dieses Wochenende eine Familienfeier mit meinen Eltern und der ganzen Sippschaft geplant. Ich rief meine Mutter an und informierte sie darüber, dass ich nicht zu diesem Treffen kommen würde.

„Ich gehe an ein Yogaseminar mit Patrick Tomatis. Er kommt aus Paris und soll ein sehr guter Yogalehrer sein. Das möchte ich auf gar keinen Fall verpassen", erklärte ich ihr.

„Wie heißt dieser Lehrer? Patrick Tomatis?"

Als sie diesen Namen aussprach klang er viel schöner, da sie ihn mit einer französischen Intonation versah.

„Ja, genau so heißt er", bestätigte ich.

„Das ist ein Coucousin von dir", klärte sie mich auf. „Grand-maman hatte einen Bruder, der mit seiner Frau nach Paris zog. Und die Tochter dieses Bruders ist die Mutter von Patrick", klärte sie mich auf.

Das war ja toll! Es gab tatsächlich einen anderen Yogalehrer in meiner Familie!

Patrick Tomatis war ein stattlicher Mann mit einer tiefen, beruhigenden Stimme. Er saß während des Seminars auf einem Stuhl und leitete die Übungen selbstsicher an. Er lernte fünfzehn Jahre bei Nil Hahoutoff, einem russischen Yogalehrer. Kira erzählte mir, dass es Frauen gäbe, die ihm durch die ganze Welt nachreisten, da sie ihn und seinen Yogastil verehrten. Während der ersten Pause ging ich freudestrahlend auf ihn zu und erzählte ihm, dass wir verwandt wären. Er schaute mich äußerst skeptisch an und wirkte sehr zurückhaltend. Vermutlich dachte er, dass dies eine neue Masche sei, ihn kennenzulernen. Ich war verunsichert und schlich wieder zurück an meinen Platz. Am nächsten Morgen kam er mit einem breiten Grinsen auf mich zu und umarmte mich mit festem Druck.

„Ich habe mit meiner Mutter in Paris telefoniert und sie bestätigte mir deine Geschichte. Ehrlich gesagt, war ich schon ein wenig misstrauisch, da ich nicht wusste, dass ich eine Coucousine in der Schweiz habe, die auch auf dem Yogaweg ist", sagte er auf Französisch zu mir. Ich besuchte viele Jahre seine Seminare und lernte seinen Yogastil schätzen. Heute integriere ich seine herzöffnenden Übungen in meinen Unterricht. Patrick ist für mich der Inbegriff eines Lehrers, der Liebe, Mitgefühl, Mit-Freude und Gleichmut aus tiefstem Herzen lebt.

BODHISATTVA MANTRA

Die vier ‚Unermesslichen', nämlich Liebe, Mitgefühl, Mit-Freude und Gleichmut – auch bekannt als die Brahma Viharas – sind in einem kurzen und wunderschönen Gebet zu finden:

„Mögen alle fühlenden Wesen Glück und die Ursache des Glücks besitzen.
Mögen alle fühlenden Wesen von Leiden und der Ursache des Leides getrennt sein.
Mögen alle fühlenden Wesen niemals von der Freude, die frei ist von Leiden, getrennt sein.
Mögen alle fühlenden Wesen in Gleichmut verweilen, der frei ist von Anhaftung und Ablehnung."

Der Buddha hat seinen Sohn Rahula das Folgende gelehrt.
(Aus: ‚Old path white clouds' von Thich Nhat Hanh):

„Rahula, übe dich in liebender Freundlichkeit, um Ärger zu überwinden. Liebende Freundlichkeit hat die Fähigkeit, anderen Glück zu bringen, ohne etwas als Gegenleistung zu verlangen.
Übe dich in Mit-Fühlen, um Grausamkeit zu überwinden. Mit-Fühlen hat die Fähigkeit, andere von ihren Leiden zu befreien, ohne dafür eine Gegenleistung zu erwarten.

Übe dich in Mit-Freude, um Hass zu überwinden. Mit-Freude entsteht, wenn wir uns an der Freude anderer erfreuen und wenn wir ihnen Glück und Freude wünschen.

Übe dich in der Nicht-Anhaftung, um Vorurteile zu überwinden. Nicht-Anhaftung ist das offene, unvoreingenommene Schauen auf die Dinge; Schauen auf die Dinge, wie sie sind. Ich bin nicht unterschiedlich von allem anderen. Verwerfe niemals eine Sache, nur um einer anderen hinterher zu laufen.

Ich nenne diese Vier die vier Unermesslichen. Übe dich in ihnen und du wirst eine erfrischende Quelle der Vitalität und des Glücks für andere sein."

SARVE BHAVANTU SUKINA	Mögen alle Wesen Glück erfahren
SARVE SANTU NIRAMAYA	Mögen alle Wesen gesund sein
SARVE BHADRANI PASHYANTU	Mögen alle Wesen das zugrunde liegende Gute sehen
MA KHASHID DUKH(A)BHAG BHAVET	Möge niemand leiden

NORDEN

Ein Lichtkrieger übernimmt die volle Verantwortung für sein Leben.

Dan Millman

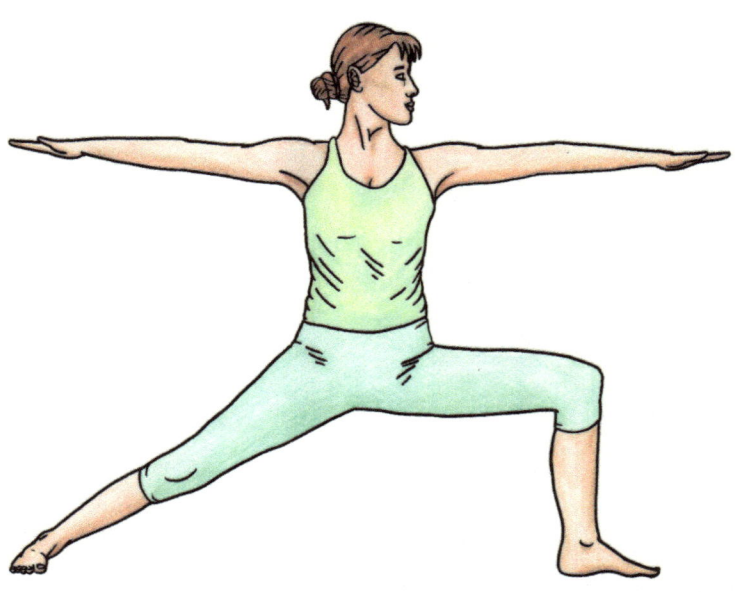

PRATYAHARA

Durch den Rückzug des Geistes von der äußeren Welt wirst du eine klare, innere Fokussierung erreichen.

Voraussetzung dafür ist eine äußere Sauberkeit und Ordnung. Ein Mangel an Sauberkeit und Ordnung ist ein Zeichen dafür, dass die Nadis tief im Inneren auch ‚unordentlich' sind. Zu viele Dinge (Außen wie Innen) lenken dich ab. Um dich konzentrieren zu können, musst du alles Unnütze aus deinem Leben werfen. Dazu gehören nicht nur materielle Dinge. Sondern auch all das, für was du nicht genügend Zeit hast, um es gut zu machen. Weniger ist mehr – sowohl Gegenstände wie auch Freunde, Aktivitäten, Nahrung etc. Es ist ein Genuss, mit einigen wenigen guten Freunden zusammen zu sein, die sich gegenseitig wertschätzen und verstehen. Verabschiede dich von unnützen äußeren Stimulationen der körperlichen Sinne wie Völlerei, zu viel Fernsehen, zu viel Zeitung lesen, zu viel Unterhaltung, zu viel körperliche Befriedigung. Finde ein gesundes Maß, das dir gut tut und dich nicht von dem ablenkt, was dir ein echtes Gefühl des Glückes beschert.

Wenn du dich von all diesen äußeren Ablenkungsstimulationen befreit hast, hat der Geist die Freiheit nach innen zu gehen und seiner wahren Natur zu entsprechen: Konzentration, Kontemplation, ungestörte Aufmerksamkeit. Das ist Medizin für die Kanäle, für die Energieströme, für einen friedvollen Geist und somit für die Geburt der Inspiration.

INSPIRATIONEN

An einem Mittwochabend erschien in meinem Unterricht ein junges Paar, welches im Zürcher Oberland wohnte. Jede Woche nahmen sie die lange Zugreise auf sich um neunzig Minuten Yoga im Zentrum von Zürich zu üben. Eines Abends, kamen sie nach der Yogastunde auf mich zu und fragten mich, ob ich mir vorstellen könnte, in Bubikon eine weitere Yogaklasse zu unterrichten. Sie hätten einen schönen

Raum direkt neben dem Bahnhof gefunden und die Gruppe sei auch schon vorhanden.

„Wir schwärmten von deinem Unterricht. Unsere Freunde wollen dieses nährende und entspannte Gefühl auch erleben und würden gerne in deine Stunden kommen. Es ist ihnen allerdings zu weit in die Stadt zu reisen", versuchten sie mir ihre Idee schmackhaft zu machen.

Da Amélie und Luca noch sehr klein waren, bat ich darum, mir das in aller Ruhe überlegen zu dürfen. Auch wollte ich mit Pascal sprechen. Er fand die Idee toll. Also sagte ich zu. Ich brauchte mit Bus und Zug eine Stunde nach Bubikon, unterrichtete neunzig Minuten und reiste wieder eine Stunde zurück nach Hause. Nach einer anfänglichen Umstellungszeit begann ich diese Abende zu lieben. Im Zug konnte ich ohne Unterbrechung in Ruhe lesen oder einfach meinen Gedanken nachhängen.

Der Bahnhof Hardbrücke lag eine Station vom Hauptbahnhof Zürich entfernt und war für viele Reisende ein wahrer Gruselbahnhof. Düster, laut und unfreundlich strahlte er eine kalte Atmosphäre aus. An diesem Bahnhof musste ich jeweils vom Bus auf den Zug umsteigen und hatte sieben Minuten Wartezeit. Es war total komisch, aber für mich war dieser mit Unmengen elektrischen Leitungen überzogene Gruselort die reinste Inspirationsquelle. Kaum dort angekommen, floss ich über mit Visionen und konstruktiven Ideen. Ich begann mir anzugewöhnen, einen Notizblock und einen Kugelschreiber mitzunehmen, damit ich diese Eingebungen aufschreiben konnte. Während dieser sieben Minuten saß ich auf dem düsteren Bahnsteig und schrieb. Und schrieb ...

VISHUDDHA CHAKRA
- Kehlchakra -

Die Fähigkeit, dich mit Schreiben, Worten oder Gesten gegenüber anderen auszudrücken, sitzt im Vishuddha Chakra. Vishuddha bedeutet Reinigung. Je balancierter dieses Chakra ist, desto klarer kannst du dich über die verbale und nonverbale Kommunikation verständigen. Es befindet sich in der Wirbelsäule auf Höhe des Kehlkopfes, also an der Körperstelle, die anatomisch als ein Engpass wahrgenommen wird. An dieser Stelle entstehen oft Verspannungen, Verhärtungen und Schmerzen, wenn sich Menschen bei der Gestaltung ihres Lebens von einengenden Zwängen leiten lassen. Diese Hemmung kann zu einer Blockade im Kehlchakra führen. Die Folgen davon sind Schwierigkeiten mit anderen zu kommunizieren und Emotionen auszudrücken. Ebenso wächst die Unfähigkeit, dem anderen zuhören zu können.

Die Fähigkeit Ausdruck, Inspiration und Kreativität zu leben, öffnet den Kanal zum Vishuddha Chakra. Es versetzt dich in der Lage, über deine Gefühle zu reden, deine Gefühle, Gedanken und inneren Erkenntnisse ohne Furcht offen auszudrücken. Genauso befähigt es dich zum Zuhören.

Durch das Anheben der Energie bis zum Herzchakra erlebst du reine und bedingungslose Liebe. Mit der Energie des Vishuddha Chakras drückst du sie aus. Es ist das Verbindungsglied zwischen dem Herzzentrum mit dem Stirnchakra. Hier wird das gesunde Gleichgewicht zwischen Fühlen und Denken hergestellt. In diesem Stadium öffnest du dich für feinstoffliche Dimensionen. Du kannst die Botschaften der inneren Stimme und geistige Inspirationen empfangen. Dieses Chakra hilft dir deinen Visionen eine Sprache zu geben.

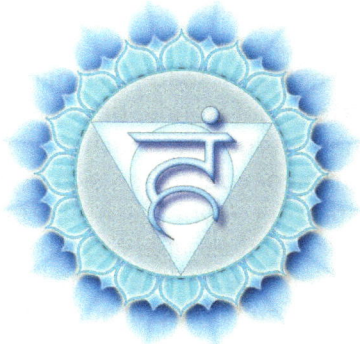

VISIONSSUCHE

Die geistige Schulung bei der Schamanin begleitete mich viele Jahre. Jedes Jahr reiste ich vier Mal für einige Tage ins Tessin zu ihren Seminaren. Sie hatte sich an einem kraftvollen Ort in der Nähe von Locarno ihren Traum von einem eigenen Zentrum erfüllt. Der achteckige Kursraum lag im oberen Stockwerk des Zentrums. Darunter und neben dem Kursraum befanden sich mehrere Gästezimmer, die bis zu vier Personen beherbergen konnten. Die meisten Kursteilnehmer übernachteten allerdings auf dünnen Schafwollmatten im Kursraum. Jeden Morgen mussten die Schafwollmatten, Schlafsäcke und sonstige private Gegenstände weggeräumt werden, damit wir den Raum für die Morgenmeditation herrichten konnten. Die Schamanin war sehr streng, was Ordnung anbelangte. Auch der Meditationskreis musste auf den Millimeter genau um den großen Kristall in der Mitte angeordnet werden. Ansonsten brach sie die Meditation kurzerhand ab. Was bei uns natürlich ein schlechtes Gewissen auslöste, weil wir wieder etwas nicht zu ihrer Zufriedenheit erledigt hatten. Auch in anderen Dingen war sie penibel. Nahrung zubereiten, Tisch decken, energetische Massagen ausführen usw. Je länger ich in ihre Seminare ging, desto größer wurde meine Angst, nichts recht machen zu können.

Was mich jedoch am meisten beschäftigte, war die Tatsache, wie sie mit Schülern umging, die aus dem Kurs austreten wollten. Manchmal – nicht immer – wurden diese Abtrünnigen regelrecht einer Gehirnwäsche unterzogen. Einmal erlebte ich mit einer feinen blonden Frau, die neben mir im perfekt angeordneten Kreis saß, eine Situation, die mich noch lange beschäftigen sollte. Sie nahm ihren ganzen Mut zusammen und erklärte in der Runde, dass sie nicht mehr weiter an den Kursen teilnehmen werde. Den nachvollziehbaren Grund habe ich vergessen. Die Schamanin befahl ihr, sich in die Mitte des Kreises zu setzen. Wir mussten der Reihe nach alle etwas zu dieser Frau sagen. Ich studierte mir den Kopf aus, was ich sagen wollte. Mir kam einfach nichts in den Sinn. Die anderen erwähnten in ernstem, mitleidvollen Tonfall, dass sie zum Beispiel auf der Flucht vor sich selbst sei, nur deshalb möchte sie nicht mehr kommen. Ein Grund nach dem anderen strömte in vernichtenden Wellen auf diese arme Frau in der

Mitte ein. Sie tat mir unendlich leid. Ich weiß nicht mehr, was ich schlussendlich zu ihr sagte. Bestimmt nichts negatives, denn ich spürte förmlich wie sie am ganzen Leib zitterte. Als die Runde vorbei war, rutschte sie geknickt an ihren Platz zurück. Ich sah, dass sie weinte. Alle warteten gespannt, ob sie nun ihre Meinung wegen dem Austritt geändert hatte. Sie sagte keinen Ton mehr und schlich sich in der nächsten Pause geräuschlos aus dem Raum. Ich habe sie seither nie mehr gesehen.

Neben der unermesslich großen Liebe, die die Schamanin ausstrahlte, konnte ich damals diese Art und Weise nicht verstehen. Oft hörte ich ihren Ausspruch: „Ihr seid überhaupt nicht mehr fähig, etwas aushalten zu können. Sobald eine Situation unangenehm für euch ist, rennt ihr davon." Sicherlich hatte sie recht mit dieser Aussage. Und doch befremdete mich dieses Verhalten zutiefst. Einmal erzählte sie uns, dass ihr Lehrer sehr streng zu ihr war und sie oft unter ihm gelitten hatte. Seine Absicht war, ihr Ego zu brechen. Vielleicht hatte sie dieselbe Absicht mit uns? Ich konnte es nicht beurteilen. Mein Gerechtigkeitssinn rebellierte in solch für mich ungerechten Situationen massiv und ich hätte sie auf den Mond schießen können.

Nach fast neun Jahren entwickelte sich eine Abhängigkeit und Hass-Liebe zu meiner Lehrerin. Instinktiv wusste ich, dass sie auf bewundernswerte Art und Weise mein Leben gerettet hatte, indem sie mir das Gefühl vermittelte, dass ich mit meinen Wahrnehmungen normal bin. Auf der anderen Seite fühlte ich mich immer unwohler in ihren Kursen. Es fiel mir schwer, die vielen unangenehmen Situationen auszuhalten.

Am meisten liebte ich die Stunden, in denen sie uns Geschichten aus ihrem Leben erzählte. Wir lernten wundervolle Heilmethoden kennen – energetische Massagen, Aura-Ausbalancierungen mit Kristallen, Narbenentstörungen, Metamorphose-Therapie und vieles mehr. Stundenlange Meditationen mit und ohne Reisen in die geistige Welt liebte ich ebenso, da ich jedes Mal meine Freunde in stiller Bewusstheit begrüßen konnte. Wir wurden oft nach draußen in die Natur geschickt um eine Zeremonie mit spezifischen Themen zu machen. Lange Nächte saßen wir dick eingemummt, in beißender Kälte am strömenden Fluss, mit einer Kerze in der einen Hand und einem

Kristall in der anderen Hand und starrten durch den Kristall, der vom Licht der Kerze bestrahlt wurde, ins bewegte Wasser des Flusses. So konnte es sein, dass wir Bilder, die aus unserer Seele zu uns sprachen, sehen konnten. Wenn wir durchfroren wieder in den Kursraum zurückkamen, empfing uns die Schamanin mit einem liebevoll zubereiteten Tee. Und schickte uns anschließend ins warme Bett.

Ihre Seminare waren allesamt eingebettet in die schamanische Lehre, die mein Herz tief berührte. Sie lehrte uns, die Sprache des Medizinrades zu verstehen, welche unendlich vielfältig ist.

Eines Tages erklärte sie uns feierlich, dass wir die Gelegenheit hätten, eine ganz besonders kraftvolle Zeremonie zu machen. Diese dauere drei Tage und drei Nächte, an denen keine Nahrung eingenommen werde. Die Schamanin erklärte uns die Abfolge dieser Zeremonie und beendete ihre Ausführungen, indem sie sagte: „Diese Zeremonie ist freiwillig. Überlegt euch gut, ob ihr euch darauf einlassen möchtet."

Solche Herausforderungen liebte ich. Ich ging auf die Schamanin zu und verkündete ihr, dass ich diese Zeremonie machen möchte. Zehn Tage musste ich mich darauf vorbereiten, indem ich auf Zucker, Kaffee, Nikotin, Alkohol und Sex verzichtete. Nach dieser Vorbereitungszeit reiste ich mit dem Zug ins Tessin. Die Schamanin empfing mich herzlich. Wir schauten zu einem Tessiner Berg hoch und sie zeigte mir die ungefähre Richtung an, die ich zu gehen hatte.

„Es gibt einen kleinen Weg, der sich den Berg hinauf schlängelt. Dem folgst du, bis du ungefähr in der Mitte angekommen bist. Dort zweigt ein schmaler Weg nach links ab, den man leicht verpassen kann, denn er ist zugewachsen von vielen Pflanzen. Niemand kennt diesen Weg. Diesen darfst du auf keinen Fall übersehen, denn er wird dich zu einer Höhle führen, die dir etwas Schutz bieten wird während der drei Tage. Bei der Höhle angekommen, machst du einen großen Schutzkreis um deinen Zeremonienplatz herum. Ich werde mit meinen Gedanken bei dir sein während dieser Zeit."

Sie umarmte mich fürsorglich und ich machte mich mit einem etwas mulmigen Gefühl im Magen auf den Weg. Problemlos fand ich den Fußweg, der den Berg hinauf führte. Ungefähr in der Mitte des Berges hielt ich Ausschau nach diesem kleinen Weg, der mich zur

Höhle führen sollte. Es war weit und breit kein Weg in Sicht, der nach links abgebogen wäre. Immer weiter stieg ich den Berg hinauf und hatte das Gefühl, dass ich bald auf der Bergspitze ankommen würde. Verwirrt richtete ich meinen Blick nach oben um festzustellen, wie weit es noch sein würde. Schon wollte ich aufgeben, da immer noch kein anderer Pfad in Sicht war. In diesem Moment entdeckte ich etwas weiter oben ein Tier, das auf mich herunter starrte.

„Kann das wahr sein?" dachte ich. „Ist das tatsächlich ein Reh, das mich beobachtet?"

Ich stieg weiter hinauf und war gespannt, ob das Reh die Flucht ergreifen würde. Dieses blieb jedoch stur stehen und starrte mich weiterhin mit sanften Augen an. Als ich kurz vor diesem schönen Tier stand, machte es einen Ruck und lief mit elegantem Schritt mitten in die Büsche. Ich sah ihm nach und plötzlich erblickte ich den kleinen Pfad vor mir, der nach links abbog. Das Reh ging exakt diesen Pfad entlang, blieb immer wieder stehen, schaute kurz zurück, als wenn es sicher sein wollte, dass ich ihm folgte. Und wenn es mich den Weg entlang kommen sah, lief es weiter. Nach ungefähr einer viertel Stunde Fußmarsch quer durch die Büsche auf diesem schmalen Pfad entdeckte ich plötzlich die Höhle. Ich war erleichtert, da es bereits dunkelte. Ich machte einen großen Schutzkreis um die Höhle herum. Als ich nach oben blickte, sah ich wieder dieses Reh, wie es außerhalb des Schutzkreises stand und mich beobachtete. Es war, als ob ich einen Freund gefunden hätte, der mich beschützte.

Am nächsten Morgen zogen dunkle Wolken am Horizont auf. Der Himmel hing tief und drückte schwer auf die Landschaft. Schwarze Wolkentürme kamen bedrohlich näher und dann fielen die ersten dicken Regentropfen. Regen machte mir nichts aus. Doch vor Gewittern fürchtete ich mich schrecklich seit meiner Kindheit. Wenn Blitze um mich einschlugen und der nachfolgende Donnerschlag mein Trommelfell zu zertrümmern drohte, verkroch ich mich schnell unter die Bettdecke meiner Mutter und später unter die meines Freundes. Deshalb betete ich inständig, dass kein Gewitter aufziehen würde. Meine Gebete wurden nicht erhört. Im Gegenteil. Ich erlebte auf diesem Berg das schlimmste Gewitter meines Lebens. Bis in den hintersten Winkel der Höhle verkroch ich mich und hielt mir schützend die

Augen und Ohren zu, was allerdings nicht viel nützte. Es war stockdunkel in der Höhle. Um mich herum hörte ich schabende und knisternde Geräusche von irgendwelchen Tieren, die genau so Schutz suchten wie ich. Ich stand Todesängste aus und wimmerte immerzu vor mich hin: „Wieso tust du dir das an? Und dann noch freiwillig!" Ich hatte keine Chance von da weg zu kommen. Das Gewitter tobte immer stärker. Es schien mir zuzuschreien: „Ich werde dich ganz klein machen! Du wirst schon sehen!" Dies war nicht mehr nötig, denn so fühlte ich mich schon seit dem ersten Blitz in der Finsternis. „Du musst lernen auszuhalten", kamen mir wieder die Worte der Schamanin in den Sinn. Tja, was blieb mir denn anderes übrig. Einmal wagte ich es für eine Sekunde meine Augen zu öffnen und nach draußen zu schielen in der Hoffnung, dass das Gewitter etwas nachgelassen hatte. In diesem Moment schlug ein feuriger Blitz direkt vor mir in die Erde ein. Ich konnte das zischende Geräusch ganz deutlich hören. Fast gleichzeitig krachte der Donner und ich hatte das Gefühl, dass ich von nun an taub sein würde. Meine Angst steigerte sich ins Unermessliche. Ich flehte Nathanael an, etwas zu unternehmen. Ich betete zu Petrus. Meine Angst kippte in Wut und ich schrie in den schwarzen Himmel: „Jetzt reicht's!"

So schnell wie das Gewitter aufgezogen war, so schnell zog es auch wieder weiter. Ich taumelte ungläubig vor die Höhle und betrachtete misstrauisch den Himmel. Plötzlich riss er ein Stückchen weit auf und ein wunderschöner Regenbogen streckte seine leuchtenden Farben durch dieses offene Himmelstor. Mein Mund blieb vor lauter Staunen weit offen. Ich war überwältigt von dieser Schönheit. Von dieser Botschaft. Der Regenbogen verbindet Licht und Dunkel. Ist die Brücke in die geistige Welt, ist Vertrauen.

Erschöpft legte ich mich hin. Es war mir egal, dass der Boden durchnässt war, denn ich war es auch. Die Wärme der Sonne würde mich wieder trocknen, war ich mir sicher. Ich weiß nicht mehr, wie lange ich so da gelegen habe, als mich ein Rascheln weckte. Ich öffnete die Augen und beobachtete wie fünf Rehe auf mich zukamen. Erstaunt richtete ich mich auf und wartete ab, was nun geschehen würde. Direkt vor mir blieben sie stehen und machten sich an einem Ast zu schaffen. Sie rieben ihr Fell und nagten an dem Holz herum. Sie hatten keine Angst vor mir und ich hatte keine Angst vor ihnen. Ich stand langsam auf und näherte mich sachte einem Reh. Ich hatte das Gefühl, dass es dasselbe Reh war, welches mir den Weg zur Höhle gezeigt hatte. Ich streckte vorsichtig meine Hand aus und begann behutsam seinen Rücken zu streicheln. Es drehte mir kurz seinen Kopf zu und schaute mich etwas belustigt an. Es war schon seltsam, diese Grenze zu überschreiten. Ich bin sonst nicht so eine Mutige. Nein, eher bin ich ängstlich und vorsichtig fremden Tieren und Menschen gegenüber. Doch hier in der Natur, an diesem geschützten Ort, fühlte ich unendliches Vertrauen. Ich erkannte, dass Alleinsein nichts anderes bedeutet als ‚mit dem All eins sein' und somit mit allen Lebewesen inner- und außerhalb der Höhle eins zu sein. Während des Gewitters fühlte ich mich unendlich einsam. Einsamkeit bedeutet demzufolge nichts anderes als ‚Eins sein mit dem Samen in mir'. Dies konnte ich auf diesem Tessiner Berg ganz deutlich spüren. Auch wenn ich das Einssein mit dem Samen in mir erst nach dem schrecklichen Gewitter empfinden konnte, als ich den Regenbogen bewunderte.

Nach einer Weile gingen die Rehe gemächlich davon und ließen mich alleine im Schutzkreis zurück.

Nach dem dritten Tag machte ich mich auf den Heimweg. Mein Reh stand auf dem schmalen Pfad und wartete auf mich. Wieder ging es voraus, um mir den Weg zu zeigen. Als wir auf dem Weg angekommen waren, der ins Tal hinunter führte, blieb es stehen. Ich lächelte zu ihm hinüber und bedankte mich für sein Dasein.

Die Schamanin empfing mich herzlich und führte ein kurzes Gespräch mit mir. Sie war äußerst einfühlsam und wollte wissen, wie es mir ergangen war. Ohne Hemmungen erzählte ich ihr meine Erlebnisse, weil ich wusste, dass sie meine Sprache verstehen konnte. Anschließend lud sie mich ein, in ihrem Haus zu übernachten. Aber vorher durfte ich in ihrer Badewanne ein heißes Bad mit duftenden Rosenblättern genießen. Nach den drei Tagen in der Höhle war das eine Wohltat. Balsam für meinen Körper. Und ihr offenes Ohr und ihre Fürsorge waren Balsam für meine Seele. Während das warme Wasser und der Rosenduft mein Wesen umarmend einhüllte, stieg in mir unverrückbar die Erkenntnis auf, dass alles seine eigene Wahrheit hat. Dass es kein Richtig oder Falsch gibt. Es ist so gut für uns gesorgt. Jede Erfahrung in unserem kostbaren Leben birgt eine Chance innerlich zu wachsen. Die Zweifel, dass dies nicht so sein könnte, entstehen im Kopf. Deshalb ist es unumgänglich, den Kopf ab und zu abzuschalten, um die Stimme unseres Bauchgefühls zu hören. Dieser Stimme können wir blind vertrauen.

JALANDHARA BANDHA

Der Hals ist der Übergang, die Verbindungsstelle zwischen Kopf und Rumpf (‚Kopf und Bauch‘). Dieser Bereich spiegelt am deutlichsten wider, wenn sich Kopf und Bauch nicht einig sind. Wie sieht das bei dir aus? Fühlst du dich manchmal kopflastig und hast Mühe, deine Gefühle wahrzunehmen? Bei der Ausführung dieses Bandhas kontrahieren sich die Muskeln an der Vorderseite der Wirbelsäule und an den Seiten des Halses, während der Nacken gedehnt wird. Dort also musst du loslassen können, musst aufhören können, ‚hartnäckig‘ oder sogar ‚unbeugsam‘ zu sein. Der Nacken soll so nach und nach wieder durchlässig werden für den Informationsfluss zwischen Kopf und Bauch, so dass beide Bereiche vom Bewusstsein integriert werden können und sich nicht mehr gegenseitig zu dominieren versuchen.

Untrennbar mit Jalandhara Bandha ist außerdem ein kraftvolles Heben des Brustkorbs verbunden. Ein Mensch mit einem gehobenen Brustkorb signalisiert nach außen hin (durch seine Körpersprache) Präsenz, Kraft und ein Zu-Sich-Stehen. Sobald dieses Bandha nicht mehr nur anstrengend ist, fühlt es sich auch für den Übenden so an. Es ist deswegen eine wichtige Ausgleichshaltung für Menschen, die sonst eher die Tendenz haben, in sich zusammenzufallen, die ohne Selbstvertrauen sind und die in ihnen schlummernden Kräfte nicht wahrnehmen.

Übst du eine Weile konzentriert Jalandhara Bandha, so kannst du das Gefühl für Zeit und Raum verlieren. Da es immer in Verbindung mit Atemverhaltungen (Kumbhaka) geübt wird, ziehen sich die Sinne immer mehr von der Außenwelt zurück und die Bewegungen des Geistes werden immer ruhiger (Pratyahara). Der Zugang in die Stille deines inneren Raumes öffnet das Tor zur ,Alles durchdringenden Weisheit'. Zuerst sitzt du da und verstehst gar nichts und plötzlich lösen sich diese Schleier auf wie die Wolken am Horizont. Dieses Weisheitsbewusstsein entsteht aus der mit allen Sinnen erlebten Erfahrung, den daraus entstehenden Empfindungen und dem folgenden tiefen Begreifen einer Gesetzmäßigkeit, welche hinter jedem Ereignis steht.

ALLES DURCHDRINGENDE WEISHEIT

Das Praktizieren von Yoga und die schamanischen Heilweisen halfen mir, mit meinen Schmerzen zu leben. Wenn ich regelmäßig meine Yogaübungen machte, fühlte sich insbesondere mein Rücken stark und gesund an. Der Arzt sagte mir nach meinem Fahrradunfall, dass sich mein Rückgrat mit der Zeit nicht mehr gerade aufrichten könne und ich einen gekrümmten, buckligen Rücken bekommen würde. Ich war nach wie vor fest entschlossen, aufgerichtet durch mein Leben zu schreiten.

Eines Morgens wachte ich auf und wollte schwungvoll mein Bett verlassen, da die ersten Sonnenstrahlen bereits meine Nase kitzelten. Es war Zeit, Frühstück für meine Liebsten vorzubereiten. Ein stechender Schmerz durchfuhr plötzlich sämtliche Zellen meines Körpers. Halb bewusstlos vor Schreck fiel ich zurück auf die Matratze. Ich war nicht fähig mich auch nur einen Millimeter zu bewegen. Jedes Mal durchfuhren mich wieder diese unverhältnismäßig starken Schmerzen in meinem Rücken. Pascal starrte mich hilflos an. Er stand bereits auf der Türschwelle, um das Haus Richtung Universität zu verlassen, an der er die Vorlesungen für sein Medizinstudium nicht verpassen wollte. Tapfer versuchte ich ihm klar zu machen, dass alles in Ordnung sei und er getrost in die Uni gehen könne. Verunsichert verabschiedete er sich von mir und den Kindern und machte sich auf den Weg.

Den ganzen Morgen lag ich bewegungslos im Bett und erklärte den Kindern, die damals noch sehr klein waren, was sie zu tun hätten. Amélie kümmerte sich rührend um ihren Bruder und mich, so gut es eben ging. Am Mittag kam Pascal überraschend wieder nach Hause. Er machte sich große Sorgen um mich.

„Eine Studienkollegin gab mir die Adresse einer Heilerin. Sie erzählte mir, dass diese Frau eine akute Neuralgie in ihrem Gesicht vollständig geheilt habe. Soll ich sie anrufen und fragen, ob sie heute noch Zeit für dich hat?" fragte er mich. „Allerdings sei sie über ein halbes Jahr ausgebucht!" gab er zu bedenken.

In dieser Situation nahm ich jede Hilfe dankbar an. Ich bat ihn anzurufen. „Wenn es denn sein soll, wird sie sicherlich noch einen Platz frei haben", dachte ich.

Nach Pascals dramatischer Schilderung über meinen Zustand sagte sie tatsächlich zu. Wir sollten am Nachmittag vorbeikommen. Erleichtert und mit Hilfe von Pascal begann ich mich aufzurichten und ganz vorsichtig stiegen wir die vielen Treppenstufen hinunter bis zu unserem Auto. Auf der Fahrt durch Zürich verfluchte ich die vielen Schlaglöcher in der Straße, sämtliche unebenen Gullydeckel und jedes Rotlicht, welches ein Anhalten und wieder Anfahren bedeutete. Ich versuchte tief zu atmen und mich aus einer Beobachterperspektive wahrzunehmen, um den Schmerz etwas zu mindern. Als wir endlich in Zumikon ankamen, war ich dermaßen erschöpft, dass ich es fast nicht mehr in die Praxis von dieser Heilerin schaffte. Pascal stützte mich vorsichtig und als er mich sicher auf einer Liege platziert hatte, ließ er mich mit der Heilerin alleine.

Sie sah aus wie ein Engel, hatte eine zierliche, fast durchsichtige Gestalt. Lange blonde Haare umrahmten ihr Gesicht und fielen prachtvoll über ihre Schultern. Ein leichtes pastellfarbiges Kleid umschmeichelte ihre feine Gestalt. Ihre Augen strahlten Wärme und Liebe aus, die mich vom ersten Augenblick an tief in meinem Herzen berührten. Ich erzählte ihr, was passiert war. Sie führte mich in ihrer einfühlsamen Art immer tiefer auf eine Ebene, die mir aufzeigen sollte, wo die Ursache meines Schmerzes lag. Plötzlich fiel es mir wie Schuppen von den Augen. Ich erkannte, was der wirkliche Auslöser war.

Einen Monat zuvor hatte ich den Entschluss gefasst, die Ausbildung bei der Schamanin zu beenden. Ich spürte ganz deutlich, dass der Zeitpunkt gekommen war mich von ihr zu lösen um meinen eigenen Weg zu gehen. Das war nicht ganz einfach. Ich erlebte zuvor immer wieder, dass ein heftiger Widerstand von der Schamanin ausging, wenn jemand die Gruppe verlassen wollte. Das flößte mir Angst ein, da diese Leute oft mit harten Worten verabschiedet wurden. Sie fühlten sich ausgestoßen und ungerecht behandelt. Ich vertrat die Ansicht, dass es in der Verantwortung jedes Einzelnen lag, wann der Zeitpunkt für eine Ablösung da ist. Weshalb die Schamanin so handelte, habe ich nie verstanden. Aufgrund ihres Umgangs mit den Schülern habe ich mir viele Gedanken darüber gemacht, was ‚Lehrersein' für mich bedeutet.

Das Wichtigste für mich ist, als Lehrer authentisch zu sein.

In meinen Augen sollte der Lehrer dem Schüler Mut machen, ihn immer wieder an die Hand nehmen und ermutigen, den nächsten Schritt zu wagen.

Die dritte Aufgabe eines Lehrers besteht für mich darin, bestrebt zu sein, die Schüler weiter zu bringen als der Lehrer selbst ist. Und wenn ein Lehrer spürt, dass dies eingetreten ist, gibt er dem Schüler einen sanften Schubs, um ihm aufzuzeigen, dass es an der Zeit ist, weiter zu gehen und sich einen neuen Lehrer zu suchen.

Der vierte Aspekt ist meiner Ansicht nach, das innere Wissen des Schülers zu fördern und wach zu sein, damit der Lehrer dem Schüler nicht dogmatisch seine eigene Weisheit aufdrängt.

Nach meinem Entschluss rief ich die Schamanin an. Ich weihte sie mutig in meine Absicht ein: „Ich möchte meinen eigenen Weg gehen mit all deinen wertvollen Werkzeugen in meinem Rucksack."

Ich erwähnte meinen Wunsch, dass ich mich gerne persönlich bei ihr und der Gruppe verabschieden möchte. Sie wirkte erstaunlich ruhig, als sie mich einlud, zum nächsten Seminar anzureisen, um mich verabschieden zu können. Mit einem etwas mulmigen Gefühl im Magen reiste ich ins Tessin. Ich wurde in einem separaten Zimmer einquartiert, denn ich durfte nicht mit den anderen im selben Raum übernachten, da ich ja jetzt nicht mehr offiziell dazu gehörte. Am Abend fand im großen achteckigen Seminarraum eine Tara Puja (Ehrerweisung von Tara – weiblicher Buddha, Befreierin, Essenz des Mitgefühls) statt, an der ich teilnehmen durfte, um anschließend der Gruppe zu verkündigen, dass ich austreten werde. Vor dem Seminarraum standen alle in Reih und Glied und warteten darauf, dass die Schamanin die Tür öffnete, damit man sich einen Platz zum Meditieren suchen konnte. Ich stand inmitten der Schlange und wartete genau so wie die anderen. Als die Schamanin mich entdeckte, kam sie auf mich zu und fauchte mich an, dass ich gefälligst zuhinterst anstehen müsse. Meine Angst wuchs und ich stellte mich gefügig an den letzten Platz.

„Okay", dachte ich, „jetzt atmest du einfach tief durch und lässt dich nicht beeindrucken von dieser gebieterischen Art."

Nach der Puja, die wunderschön war – wie immer – setzten wir uns in einen Kreis, um zu meditieren. Ich dachte, jetzt wird mir die Schamanin die Möglichkeit geben, mich zu äußern. Sie aber setzte sich einfach ruhig hin und sagte kein Wort. Alle meditierten. Ich kämpfte innerlich mit mir, ob ich einfach in die Stille hinein etwas sagen sollte. Mein Mut sank immer mehr, je länger ich wartete. Ich befürchtete, dass sie mich wütend zurechtweisen würde. Plötzlich wurde mir in einer erschreckenden Klarheit bewusst, dass ich einfach nur noch Angst hatte. Aber wovor eigentlich? Davor, dass ich nach neun Jahren hinstehen wollte, um meinen eigenen Weg zu gehen?

Ich hörte mich sagen: „Ich bin heute hier, weil ich mich von euch verabschieden möchte."

Angespannt wartete ich, ob irgendeine Reaktion kam. Als die Stille anhielt, sprach ich weiter: „Es waren unwahrscheinlich wertvolle Jahre für mich, die ich an diesem Ort und mit euch verbringen durfte. Ihr seid für mich wie eine Familie und es fällt mir schwer, den Schritt zu wagen, ohne euch weiterzugehen. Ich spüre jedoch, dass es der richtige Zeitpunkt für mich ist."

Ich spürte wie eine erlösende Träne meine Wange hinunter lief. Ich sprach die Schamanin direkt an: „Es ist mir unmöglich in Worte zu fassen, wie unendlich dankbar ich bin. Du hast mich unermüdlich immer wieder an die Hand genommen und mich liebevoll gelernt zu vertrauen und meine eigene Sprache zu finden. Du warst die Hebamme für meine Seele, die durch dich erkannt hat, wie sie auf dieser Erde zurechtkommen kann. Nun bitte ich dich, meine Dankbarkeit anzunehmen und mir deinen Segen für meine weiteren Schritte zu geben."

Unterdessen hatte sich mein Herzschlag wieder etwas beruhigt und meine Stimme klang warm, bestimmt und in einer Klarheit, die mich selbst erstaunte. Als ich sie anschaute, nickte sie unmerklich mit dem Kopf, sagte aber nach wie vor kein Wort. Wir saßen nochmals eine halbe Stunde im Kreis und meditierten. Bevor wir den Raum verließen, gab die Schamanin die Anweisung, dass die Schüler – außer mir natürlich – sich am Morgen für die nächste Puja im Raum treffen würden. Niemand durfte sich von mir verabschieden. Alle schlichen aus dem Raum und legten sich schweigend schlafen. Als ich in meinem separaten Zimmer lag, gingen mir viele Gedanken durch den Kopf. Ich war unendlich erleichtert, dass ich den Mut gefunden hatte, mich auf diese Art und Weise zu verabschieden. Andererseits fühlte ich Müdigkeit und Leere in mir, etwas Haltloses. Erschöpft schlief ich ein.

Eine sanfte Berührung am Arm weckte mich auf. Als ich die Augen schlaftrunken öffnete, sah ich, wie die Schamanin auf der Bettkante saß und mir eine Tasse Tee gebracht hatte. Einen kurzen Moment dachte ich, dass ich träume. Jedoch als sie mir half, mich aufzusetzen, realisierte ich, dass sie tatsächlich leibhaftig vor mir saß und mich liebevoll ansah.

„Ich möchte dich einladen, an der Puja heute morgen teilzunehmen", sagte sie. Erstaunt über diese Ehre nickte ich mit dem Kopf: „Ja, sehr gerne."

Etwas später saß ich wieder inmitten meiner Gruppe und freute mich auf die Puja. Die Schamanin erklärte allen, dass diese Puja für mich und meine Familie sei. Jetzt war ich wirklich baff, denn so etwas hatte ich während all diesen Jahren noch nie erlebt. Sie wollte tatsächlich eine Puja für mich und meine Familie machen und war gar nicht wütend, dass ich nicht mehr in ihre Seminare kommen wollte? Voller Hingabe sang die Gruppe die berührenden Gebete, die sich tief in meinem Herzen verankerten. Das war das größte Geschenk, das sie mir zum Abschluss machen konnten. Meine innere Leere füllte sich mit Dankbarkeit. Mit diesem Gefühl umarmte ich am Schluss jedes Einzelne.

Die Schamanin begleitete mich noch bis zum Bahnhof. Wir umarmten uns im stillen Einverständnis, dass es gut war, so wie es war.

Ein Teil meiner Angst vor der Selbstständigkeit ist geblieben. Meine Rückenschmerzen zeigten mir auf, dass ich das Vertrauen in den nächsten Lebensabschnitt noch nicht so richtig spüren konnte. Serra, die Heilerin, zeigte mir auf, dass durch diese jahrelange Schulung etwas in meinem Inneren sich kleiner gemacht hatte, als es war.

Sie sagte zu mir: „Stell dir einen Weg vor, der auf einen steilen Berg hinauf führt. Du gehst diesen Weg entlang, bis du die Bergspitze erreicht hast. Wenn ein Lehrer, dem du vertraust, dir hilft, diesen Weg, mit all seinen Hindernissen zu überwinden, wird die Abhängigkeit von diesem Lehrer immer größer werden, da du denkst, dass du ohne ihn nicht mehr weiter kommst. Manchmal hat man den Lehrer längst überholt und realisiert es nicht, da das Vertrauen in den Lehrer größer ist als in sich selbst. Und genau das ist dir passiert. Die Schamanin hat dies auch erkannt, deshalb konnte sie sich so liebevoll von dir verabschieden. Genau das zeichnet sie aus als eine großartige Lehrerin. Nur ist es wichtig, dass auch du erkennst, dass du ein einzigartiges Wesen bist und dass es nun deine Aufgabe sein wird, selbst eine spirituelle Lehrerin zu sein."

Mein Inneres füllte sich mit Zuversicht, Vertrauen und einer tiefen Stille. Dieses Gefühl breitete sich auch in meinem Rücken aus und die Schmerzen hatten keine Kraft mehr, mich aus diesem Raum zu zerren.

KUMBHAKA

Im Haus meiner Kindheit hing an der Innenseite der Toilettentür ein gerahmtes Plakat mit einem Gedicht von Christian Morgenstern. Der Anfang des Gedichtes lautete wie folgt: „Es war einmal ein Lattenzaun mit Zwischenraum hindurch zu schaun. Ein Architekt, der dieses sah, stand eines Abends plötzlich da – und nahm den Zwischenraum heraus und baute draus ein großes Haus." Während ich als Kind unter dem Problem mit dem Loslassen litt und viel Zeit auf der Toilette verbrachte, lernte ich dieses Gedicht in- und auswendig und philosophierte darüber. Ein Architekt baute aus dem Zwischenraum ein großes Haus. „Wie soll denn das gehen?" überlegte ich verwundert.

Zwischen dem Ein- und Ausatmen sowie zwischen dem Aus- und Einatmen gibt es ebenfalls einen Zwischenraum. Dieser Zwischenraum wird als Kumbhaka bezeichnet. Du kannst ihn ausdehnen, indem du den Atem anhältst. Die Yogis und Seher in Indien entdeckten bereits seit frühester Zeit, dass sie sich mit Energie aufzuladen vermochten, wenn sie die Luft während der Atemfülle anhielten. Auch ihr Geist wurde durch die Fixation von Stille umhüllt. Während des Atemstillstandes nach der Ausatmung tauchten sie so tief in einen leeren Raum ein wie nie zuvor. Es war, als ob sich der Geist auflösen würde und fühlte sich ähnlich an wie ein ‚kleiner Tod'.

Diesen Raum findet du auch zwischen den einzelnen Gedanken, zwischen Sätzen, Worten, Buchstaben, wenn du läufst – zwischen jedem neuen Schritt usw. Durch die Ausdehnung und das Eintauchen in diesen Zwischenraum erfährst du absolute Stille und Leere. Wenn ein Haus symbolisch dein Tempel für die Seele ist, könnte es sein, dass der Architekt die Gelegenheit dieses Zwischenraums nutzte und sich einen neuen Tempel ohne Anhaftungen baute. Wann spürtest du das letzte Mal diesen leeren Raum in dir und hast ein weißes, leeres Blatt Papier benutzt um dein Leben neu zu schreiben?

Manchmal kann es auch befreiend sein, einen äußeren Raum durch Distanz zu schaffen, um dir wieder näher zu kommen – auch wenn du dich selber immer mit nimmst, egal wo du bist.

AUSZEIT

Als Amélie fünf und Luca drei Jahre alt wurden, beschlossen Pascal und ich mit den Kindern auf eine neunmonatige Weltreise zu gehen. Pascal war mitten in seinem Medizinstudium und musste ein dreimonatiges Praktikum in einem Krankenhaus nach Wahl absolvieren. Er entschied sich, dies im Ausland zu tun. Unser Plan war, dass er die ersten zwei Monate in Sydney und einen Monat in Christchurch arbeiten wollte. Da ich nicht die ganze Zeit alleine mit den Kindern in dieser großen turbulenten Stadt sein wollte, verabredeten wir uns, dass ich mit den Kindern einen Monat später nachfolgen würde. Vorerst gab es viel zu tun! Amélie konnten wir problemlos für ein Jahr vom Kindergarten abmelden. Wir fanden eine Frau, die während diesen neun Monaten unsere Wohnung hüten wollte. Und Kira bot sich glücklicherweise an, meine Yogakurse weiter zu führen. Also packte Pascal die nötigsten Sachen und wir verabschiedeten uns etwas wehmütig voneinander, da wir nicht gewohnt waren, uns so lange nicht zu sehen. Die Vorfreude, bald nachzureisen, tröstete uns Daheimgebliebene ein wenig.

Pascal war seit drei Tagen in Sydney, als ich Luca, der in seinem Zimmer spielte, zurief: „Komm Luca! Es gibt etwas zu essen!"

Als er fünf Minuten später noch nicht in der Küche erschienen war, rief ich nochmals etwas entschlossener in sein Zimmer, dass er jetzt sofort kommen müsse, da sonst das Essen kalt werde. Ich erhielt keine Reaktion. Ungeduldig ging ich in sein Zimmer, um nachzuschauen, was ihn aufhielt.

Er lag bleich auf seinem Bett und rührte sich nicht. Besorgt setzte ich mich auf die Bettkante. Ich fragte ihn, was denn los sei. Er schaute mich nur traurig mit seinen dunklen, goldig schimmernden Augen an und versuchte, sich aufzurichten. Als er seine Füße auf den Boden stellte und einen Schritt machen wollte, sackten seine Beine, wie ein leerer Gummischlauch, ein und er fiel nach vorne auf den Boden. Nun weinte er bitterlich und bat mich mit einem flehenden Blick, ihm beim Aufstehen zu helfen. Wir starteten einen neuen Versuch. Wieder knickten seine Beine wie gelähmt ein. Ich nahm ihn auf die Arme und trug ihn die vielen Treppenstufen bis zu unserem Hauseingang hinunter, setzte ihn vorsichtig in den Kinderwagen und machte mich auf den Weg ins Triemlispital.

Luca wurde lange von einer Assistenzärztin untersucht, die jedoch keine Ursache für sein Gehversagen finden konnte. Immer wieder musste er versuchen, auf seine Beinchen zu stehen und immer wieder fiel er erneut in sich zusammen. Die Beine waren gänzlich ohne Kraft. Der Oberarzt wurde herbeigerufen und als auch er nicht helfen konnte, tauchte schließlich der Chefarzt im Untersuchungszimmer auf. Er schickte mich nach draußen mit den erklärenden Worten, dass er alleine mit dem Jungen sprechen müsse.

Als ich nach einer gefühlten Ewigkeit wieder in den Raum gerufen wurde, machte Luca gerade zwei zaghafte Schritte, dies allerdings ohne einzuknicken. Der Chefarzt sah mich mit einem einfühlsamen Blick an und sagte: „Der Junge vermisst seinen Vater ganz schrecklich! Gäbe es eine Möglichkeit, dass er ihn heute noch sehen kann?"

„Oh nein", erklärte ich ihm, „dies ist leider nicht möglich, da er auf der anderen Seite dieser Erde ist!"

Der Chefarzt legte mir ans Herz, dass ich unbedingt eine Möglichkeit suchen müsse, damit Luca seinen Vater sehen kann.

Als ich wieder zu Hause war, rief ich im Reisebüro an und fragte mit drängender Stimme: „Können Sie mir sagen, wann der nächste Flug nach Sydney geht, in dem es noch drei freie Plätze gibt!"

„In zwei Tagen wäre das möglich", sagte die freundliche Dame nach einer Weile.

Froh überbrachte ich diese gute Botschaft Luca. Er strahlte mich an und tanzte in seinem Zimmer herum. Es war wie ein Wunder. Seine Beine hatten keine Anzeichen von Schwäche mehr. Wir wärmten unser Essen auf und dann packten wir unsere Koffer, damit wir in zwei Tagen nach Sydney reisen konnten.

Müde und aufgeregt kamen wir nach einer zwanzigstündigen Reise in Sydney an. Pascal stand mit ausgebreiteten Armen am Ausgang des Flughafens. Als die Kinder ihn in der Menschenmenge entdeckten, rissen sie sich von mir los und rannten glückstrahlend auf ihn zu und ließen sich von ihm umarmen. Es war ein wunderschönes Gefühl, wieder vereint zu sein. Wir fuhren ins selbe Appartementhaus, in dem wir bereits während unserer Yogalehrer-Ausbildung bei Julian gewohnt hatten. Das Zimmer war für vier Personen viel zu klein, aber dies machte uns nichts aus, da wir einfach glücklich waren, wieder beieinander zu sein. Die Augen der Kinder leuchteten erfreut auf, als sie den Swimmingpool auf dem Dach des Hauses entdeckten. Von diesem Moment an musste ich jeden Morgen, wenn Pascal zur Arbeit ging, mit zwei Schoko-Croissants vom Shop um die Ecke mit den Kindern aufs Dach steigen. Wir ließen uns in ein aufgeblasenes

Gummiboot fallen und während ich die Rudertätigkeit übernahm, genossen Amélie und Luca ihr süsses Frühstück hoch über den Dächern von Sydney. Manchmal konnte Pascal sich frei nehmen. Diese Zeit nutzte ich dazu, eine Yogastunde bei Julian zu besuchen. Er war immer noch derselbe brillante Lehrer und Freund. Seinen Yogastil allerdings hatte er nochmals deutlich verfeinert. Nach wie vor liebte ich es, in seine Stunden zu gehen.

Nach zwei entspannten Monaten in dieser großen Stadt mieteten wir ein Auto und fuhren damit nach Brisbane zu unseren Freunden Dave und Mia, die inzwischen auch zwei kleine Kinder hatten. Sie verwöhnten uns mit ihrer Zeit, lebendigen Gesprächen und kulinarischen Höhepunkten. Als wir nach einem Monat wieder nach Sydney zurückkehrten, fiel mir auf, dass sich Amélie und Luca ständig am Kopf kratzten. Da die beiden Jungs von Dave und Mia Läuse hatten, hoffte ich, dass diese sich nicht in den Haaren unserer Kindern eingenistet hatten. Als wir im Dschungel der Haarpracht die lebendigen Tierchen entdeckten, wie sie sich emsig untereinander austauschten, fassten wir kurzerhand den Entschluss, die Haare mitsamt den Läusen zu eliminieren.

Wir flogen mit unseren glatzköpfigen Kindern nach Neuseeland, kauften einen alten Jeep und reisten von der Nord- auf die Südinsel. In Christchurch fanden wir eine kleine Wohnung in der Nähe des Meeres. Pascal fuhr jeden Morgen ins nahegelegene Krankenhaus, um nochmals einen Monat seines Praktikums zu absolvieren. Mit unseren beiden Kindern erkundete ich während dieser Zeit die englisch anmutende Stadt an der Ostküste Neuseelands. Weitere vier Monate reisten wir mit unserem Jeep durch dieses paradiesisch schöne Land. Es war eine glückliche Zeit für unsere kleine Familie.

Die letzten beiden Monate verbrachten wir auf einer kleinen grünen Insel auf Fidschi. Wir nisteten uns in einem bescheidenen Bungalow ein. Bald bemerkten wir, dass wir nicht die einzigen Bewohner in dieser traditionellen Bure waren. Eidechsen, Kakerlaken, Moskitos und andere lebendige Dinge, die uns in der Nacht anstießen, schienen sich neben uns auch sehr wohl zu fühlen. Die Fidschianer sind ein wunderbares Volk. Sie sind äußerst wahrhaftige, liebevolle und glückliche Menschen. Sie gaben uns während diesen zwei Monaten das Gefühl,

Teil ihrer Familie zu sein. Das kristallklare Gewässer um Malolo Lailai mit seinen bunt glitzernden Korallenriffen verführte uns zu ausgedehnten Schnorchelgängen. Es war ein unberührtes Paradies auf Erden. Einmal sahen wir bei einem Ausflug auf die Castaway Insel eine große Delphinfamilie, die freudig tanzend plötzlich aus dem Wasser schoss und genau so schnell wieder abtauchte. Übermütig drehten die Tiere während des Sprungs kunstvolle Loopings. Wir hatten unendlich viel Zeit für uns. Mein Herz jubelte. Im Moment sein ohne zurück- oder nach vorne Schauen, das Verweilen im Raum dazwischen, im Hier und Jetzt zu sein – das war für mich das wahre Glück.

ELEMENT ÄTHER
- Akasha -

Leere, Freiheit und das Sein sind Ätherqualitäten. Äther ist die feine lichtvolle Substanz, die aus dem unendlichen Raum durch alles strömt. Gegenstand des Äthers ist der (akustische) Ton, der sich überall hin verbreitet und deshalb alldurchdringend wirkt. Er wird über das Gehör als Klang wahrgenommen. Klang überträgt sich durch Schall und bewegt sich von einem Punkt zum anderen. Dazwischen befindet sich Raum, der als Prinzip des Äthers verstanden wird. In diesem Raum findest du dein ‚Buch des Lebens'.

In Übereinstimmung mit deinem Höheren Selbst inkarnierst du mit einem persönlichen Lebensplan auf diese Erde. Ob du danach lebst, ist dein freier Wille. Je mehr du aber – bewusst oder unbewusst – von deinem inneren Plan abweichst, desto stärker kannst du in innere und äußere Spannungsfelder geraten, die manchmal durch Krankheit oder Unfälle sichtbar werden. Bist du ständig auf der Suche nach einem tieferen Lebenssinn? Machen sich oft Unzufriedenheit und Frustration in dir breit? Bist du dir überhaupt bewusst, dass es einen Lebensplan geben könnte? Vielleicht verurteilst du andere Menschen abschätzig und voller Verachtung, die nach ihrem Lebensplan leben? Hast du dir schon einmal Gedanken über die Zusammenhänge zwischen grobstofflicher und feinstofflicher Welt, zwischen sichtbarer und unsichtbarer Ebene gemacht? Oder lebst du völlig in der materiellen Ebene und leugnest alles, was du nicht sehen oder begreifen kannst?

Vielleicht erwacht eine winzig kleine Ahnung in dir. Eine Ahnung von etwas, was du nicht einordnen kannst, was unendlich viel ‚Größer' ist als du, von etwas was eine schmerzhafte Sehnsucht in dir weckt.

Dein persönlicher Lebensplan ist in dir. Du brauchst nur deiner inneren Stimme zu folgen im Vertrauen, dass es kein Richtig oder Falsch gibt. Alles was du bewusst tust, führt dich zu dir selbst. Lebst du deinen persönlichen Lebensplan, bist du in deiner Kraft und genießt Weisheit und Lebensfreude. Du kannst eine starke Führung in dir spüren, folgst ihr und setzt deine Visionen in die Tat um. Du nutzt dein angelegtes Potenzial und fühlst dich mit allem verbunden, was dich umgibt.

Es ist so einfach.

AKASHA

Zu jener Zeit dachte ich oft an Serra. Immer wieder wanderten liebevolle Gedanken zu dieser engelhaften Frau. Ich spürte eine tiefe Verbindung zu ihrem Wesen, die ich allerdings rational nicht erklären konnte. Ich hatte sie nur ein einziges Mal gesehen und konnte sie einfach nicht mehr vergessen. Jedes Mal wenn ich an sie dachte, fühlte ich Heimat in meinem Inneren, als ob sie ein Teil meiner Seele wäre. Ich wollte unbedingt herausfinden, woher sich unsere Seelen kannten, denn so ein vertrautes Gefühl hatte ich bis dahin noch nie gegenüber einem anderen Menschen empfunden.

Neugierig fragte ich Nathanael: „Kannst du mir sagen, woher sich Serras und meine Seele kennen?"

Er nickte leicht und legte mir sachte seine Hand auf meine rechte Schulter. Wenn er dies tat, wusste ich, dass ich meine Antwort in der geistigen Welt finden würde. Eine unsichtbare Kraft zog mich aus meinem Körper. Im nächsten Moment befand ich mich in einer traumhaft schönen Gegend. Ein Fluss schlängelte sich durch die vielen Windungen des grünen Tals. Ich folgte dem Flusslauf, bis ich eine mit bunten Blumen geschmückte Brücke entdeckte, die über den Fluss führte. Ich sog den frischen Duft der Blumenpracht tief in mich ein, als ich in Begleitung von Nathanael über die Brücke ging.

Am anderen Ende erwartete mich eine komplett andere Landschaft. Nur der Flusslauf blieb derselbe. Es breitete sich vor mir eine unendliche Weite aus. Man konnte unmöglich das andere Ende erkennen. Ich schwebte den Flusslauf entlang und sah in der Ferne ein Licht, das flackerte wie züngelnde Flammen eines Feuers. Es war tatsächlich ein Feuer, ein Lagerfeuer. Darum herum saßen einige Gestalten, die ich nicht erkennen konnte. Ich sah, wie sich eine Gestalt aus der Gruppe löste und auf mich zukam. Im flackernden Licht konnte ich Gabor erkennen. Gabor war einer meiner geistiger Helfer, der sich allerdings in letzter Zeit nicht mehr oft bei mir blicken ließ. Überschwänglich begrüßte ich ihn. Ich freute mich sehr, ihn zu sehen. Mit einer einladenden Geste deutete er auf einen freien Platz in diesem Kreis. Ich setzte mich. Augenblicklich umfing mich eine tiefe Wärme, Zuversicht und Liebe, welche von den anderen Lichtgestalten ausstrahlte. Ich fühlte mich geborgen und voller Licht. So saß ich eine Weile schweigend wie die anderen im Kreis.

Plötzlich spürte ich, wie etwas Ungewöhnliches geschah. Ich schaute auf die Seite und beobachtete, wie sich das Portal eines Tempels im Hintergrund öffnete. Ein warmes, allesumhüllendes und starkes Licht schien heraus. Das war so schön, dass es mir fast den Atem verschlug. Plötzlich bemerkte ich, dass alle anderen aufgestanden waren und auf dieses Licht zugingen. Ich spürte Nathanaels und Gabors Präsenz und die stille Aufforderung, ihnen zu folgen. Fasziniert ging ich auf dieses Licht zu und je näher ich kam, umso mehr öffnete sich mein Herz. Einen Moment glaubte ich dieses Gefühl nicht aushalten zu können. Als ich Nathanaels Gegenwart spürte, die mich beschützend begleitete, wusste ich, dass im Innern des Tempels etwas Wunderbares auf mich warten würde. Ich sah in der Mitte des Raumes einen großen, runden, klaren Kristall und realisierte, dass dieser Kristall die Lichtquelle war.

Nathanael sagte zu mir: „In diesem Raum wirst du jederzeit Heilung finden. Wann immer du Heilung benötigst, kannst du hierher kommen und dich eine Weile in diesem Lichtraum aufhalten. Er wird dein

Herz zu einem Kelch öffnen, so dass Heilung und Liebe uneingeschränkt hinein fließen kann. Dieser Raum ist auch ein Schlüssel für deine Arbeit. Bringe deine Klienten und Schüler in diesen Raum mit der Bitte um Heilung und es wird immer soviel Heilung geschehen, wie für die momentane Situation und den weiteren Entwicklungsweg dieser Seelen förderlich ist."

Ich setzte mich vor dem Kristall auf den Boden und ließ das Licht auf mich wirken. Nach einer Weile spürte ich wieder die Energie von Nathanael neben mir. Er bedeutete mir mitzukommen. Am hinteren Ende dieses Raumes entdeckte ich eine Tür. Wir gingen direkt auf diese Tür zu, die sich wie von Geisterhand öffnete. Wir traten in einen stattlichen Raum, der von einer Kuppel überdacht war. An den Wänden standen hohe Bücherregale. Unendlich viele dicke, große, aber auch kleine, dünne Bücher waren fein säuberlich darin angeordnet. Es sah aus wie eine riesige Bibliothek, unüberschaubar und doch geordnet. In der Mitte dieses Raumes stand auf einem kleinen Podest so etwas wie ein Altar. Darauf lag ein uraltes riesengroßes Buch. Als wir darauf zuschritten, erinnerte ich mich plötzlich daran, dass ich dieses Buch schon einmal gesehen hatte.

„Ja", sagte Nathanael, „es ist dasselbe Buch, welches du schon einmal gesehen hast, nur konntest du damals die Schrift nicht entziffern, sie kam dir alt und unverständlich vor. Jetzt wirst du die Sprache verstehen. Du kannst nun das Buch öffnen."

Ich öffnete das Buch auf einer beliebigen Seite und sah einen Film vor mir. Er war so real, dass ich augenblicklich darin eintauchte. Ich schwebte mit Nathanael über ein üppiges grünes Tal, bis wir zu einem großen Gewässer kamen. Davor, am Fuße eines Hügels, lag eine harmonisch gestaltete Stadt mit vielen Türmen und Kuppeln. Nathanael führte mich den Hügel hinauf bis wir die Spitze erreicht hatten. Erstaunt entdeckte ich eine kraterähnliche Vertiefung. In diesem Krater befand sich ein kleines Dorf, umhüllt von einer durchsichtigen Kapsel, die aussah wie eine große Seifenblase.

Nathanael sagte: „Du kannst dich in aller Ruhe umschauen in diesem Ort. Die Hülle ist keine Begrenzung für uns."

Ich sah mir die Gebäude, Straßen, Parkanlagen und Schulen an. Das Dorf kam mir vertraut vor. Ich fühlte mich wie zu Hause und trotzdem auf eine Art fremd. Es ist schwierig, dieses Gefühl zu beschreiben. Ich war die Beobachterin und doch war alles vertraut. Plötzlich sah ich zwei kleine, blonde Mädchen symbiotisch auf einem Pausenplatz spielen. Sie sahen sich zum Verwechseln ähnlich. Die langen Haare flogen im Wind und sie wirkten unzertrennlich – wie ein Herz und eine Seele. Es war so schön, ihnen zuzuschauen, dass ich meinen Blick nicht mehr lösen konnte. Und plötzlich fiel es mir wie Schuppen von den Augen. Diese Zwillinge waren Serra und ich. Nathanael bestätigte mir später, dass wir als Zwillinge in dieser Stadt gelebt hätten und dass wir so stark miteinander verbunden waren, dass nichts und niemand uns zu trennen vermochte.

Plötzlich sah ich, wie wir ein wenig ängstlich Hand in Hand vor einer Art Ältestenrat standen. Sie hatten beschlossen, uns zu trennen, damit wir unseren eigenen Weg finden und eigene Erfahrungen machen konnten. Wir klammerten uns aneinander und weinten herzzerreißend. Wir wussten, dass wir uns sehr lange Zeit nicht mehr sehen würden. Der Ältestenrat sagte zu uns: „Ihr werdet euch zu einer bestimmten Zeit wieder sehen." Von diesem Augenblick an fühlte ich mich nur noch halb. Ich sehnte mich ununterbrochen nach etwas Bestimmten, was ich nicht benennen konnte. Irgendwann gewöhnte sich ein Teil von mir daran. Der andere Teil fühlte sich nach wie vor einsam und verlassen.

Es war so bestimmt worden, dass wir uns in diesem Leben auf der Erde wieder treffen, um Wissen und Erfahrungen, die wir in der Zwischenzeit gesammelt hatten, zu teilen.

Nathanael sagte: „Diesen Trennungsschmerz konntet ihr beide nie ablegen. Ihr könnt euch nun gegenseitig helfen, ganz auf der Erde anzukommen und euer Licht zu leben. Ihr hattet beide immer das Gefühl, nicht ganz zu sein. Nun seid ihr wieder vereint und müsst keine Angst mehr haben, dass ihr wieder getrennt werdet. Denn ihr wisst nun, dass es keine Trennung gibt."

Auf der paradiesischen Insel, die mich in ihrer Ausstrahlung stark an den Ort in der Kuppel erinnerte, erlebte ich viele Momente, die voller Inspirationen waren. Ideen, Visionen fielen unvorhergesehen in meine Gedankenwelt. Ich platzte fast vor Tatendrang und konnte es kaum erwarten, meine Visionen umzusetzen. Neben dieser kreativen

Phase erlebte ich auch destruktive Augenblicke, in welchen mich Zweifel überfluteten. Zweifel über mein Dasein, mein Handeln, mein Denken. Diese Zustände wechselten sich ständig ab und forderten mich heraus, immer wieder zu mir selbst zurückzufinden.

Während dieser turbulenten Prozesse entschied ich mich, vorerst mit dem Yoga-Unterricht aufzuhören. Das Bedürfnis nach etwas Neuem nistete sich in jeder einzelnen Zelle ein. Ich wollte mein Wissen über die geistige Welt noch vertiefter weitergeben. Allerdings hatte ich keine Vorstellung, wie ich das anstellen sollte. Mein Vertrauen in Nathanael war grenzenlos und ich wusste, dass er mir zur richtigen Zeit am richtigen Ort einen Hinweis geben würde, wie ich diese Vision umsetzen konnte.

EXPERIMENT

Voller Motivation kehrte ich mit Pascal und den Kindern nach Hause zurück. Als erstes rief ich Serra an, da ich sie so schnell wie möglich sehen wollte. Dann klärte ich ab, wie es in der Zwischenzeit mit der Yogavertretung gelaufen ist. Kira wollte nach ihrer neunmonatigen Vertretung weiterhin eine Yoga-Gruppe in Zürich unterrichten. Da ich in mir immer noch den Gedanken trug, mit dem Unterrichten aufzuhören, war dies für mich in Ordnung. Und ich begann, neben den beiden Lektionen in Bubikon, nur eine Lektion am Mittwochabend in Zürich zu unterrichten. Ich war, ehrlich gesagt, ein wenig verunsichert, denn von meinen früheren Schülern war nur noch eine Handvoll anwesend. Dies bedeutete für mich, die Gruppe in Zürich wieder neu aufzubauen. Werbung hielt ich nicht für angebracht. Es war meine feste Überzeugung, dass die Interessierten schon irgendwie an diesen Ort finden würden. Als nach zwei Monaten immer noch keine neuen Schüler in meine Klasse in Zürich kamen, fühlte ich mich darin bestätigt, dass etwas Neues auf mich wartete.

Aber was war dieses Neue? Ich entschied, mir Hilfe zu holen. Dies wollte ich in ein Experiment verpacken. Ich suchte anerkannte Therapeuten, die einen Namen in den spirituellen Kreisen hatten und vereinbarte schließlich sieben verschiedene Termine. Ich besuchte eine

Astrologin, eine Numerologin, einen Heiler, eine Psychologin, einen Handleser, ein Aurareader und ein Tarotkartenleger. Jedes Mal ging ich zu dem Termin mit derselben Frage. Ich wollte wissen, wie meine nächste Aufgabe aussah, wenn ich mit dem Yogaunterrichten aufhörte. Es war höchst interessant, denn ich erhielt sieben verschiedene Antworten auf meine Frage. Und jede Antwort enthielt einen wahren Kern, je nachdem, wie man sie interpretierte.

Ich schloss daraus, dass jeder Therapeut nur das weitergeben konnte, was er in seinem eigenen Erfahrungsschatz beherbergte. Die Frage war nur, auf welche Ausführung ich eine Resonanz zeigte. Die Absenz einer Resonanz mündet demzufolge in einer Projektion. Die Weisheit, unterscheiden zu können, ist hier sehr nützlich. Denn sonst besteht die Gefahr, dass man etwas lebt, was eigentlich das andere leben sollte.

Zum Beispiel teilte mir die Astrologin nach einer vierstündigen, kopflastigen Ausführung über sämtliche Qualitäten und Schwierigkeiten in meinem Sternenbild mit, dass es meine Berufung sei, Kurse zu organisieren, in denen die Kursteilnehmer ein Mandala malen, während ich sie mit meinem Gesang begleitete. Irgendwie klang dies sehr schön, nur war ich weit davon entfernt, mein Singtalent so hoch einzuschätzen.

„Ich kann gar nicht singen!", hörte ich mich sagen.

„Das ist überhaupt kein Problem", beruhigte sie mich. „Wenn du möchtest, kann ich es dir beibringen, denn ich habe eine Gesangsausbildung."

Das klang verführerisch und ich vereinbarte einen Gesangstermin mit der Astrologin.

Am nächsten Tag rief ich sie voller Widerstände an und erklärte ihr, dass ihre Vision für mich sehr schön klinge, ich jedoch nicht von dem Gefühl wegkäme, dass dies eher etwas für sie sei.

„Das ist interessant!" rief sie erstaunt. „Tatsächlich dachte ich auch daran, dass ich dies gerne tun würde!"

Dann war ja alles gut. Ich verzichtete auf den Gesangstermin und wünschte ihr viel Erfüllung bei der Umsetzung ihrer Vision.

BRAHMARI PRANAYAMA

Durch das Summen wie eine Biene bei der Ausatmung entsteht eine Klangschwingung in den Resonanzräumen des Körpers, vor allem im Bereich des Kopfes, im Nacken und Brustraum. Diese Vibration führt dazu, dass innere Unruhe und Nervosität gelindert werden. Wenn du einmal das Gefühl hast in einem chaotischen Bienenhaus zu sein und keine Luft mehr zu bekommen, übe die Brahmari Atmung und entspanne dich. Symbolisch gesehen, schenkt die eintretende Ruhe der Biene die Disziplin und Übersicht für ihre Aufgabe. Die Biene lebt in einer perfekt organisierten Gemeinschaft, wo jedes seine Aufgabe, seinen Platz hat. Es gibt keine übergreifenden Einmischungen. Alles geschieht perfekt aufeinander abgestimmt. Nichts geschieht zufällig. Jede einzelne Handlung hat seinen Grund. Die Bienen zeigen dir wunderbar auf, dass auch deine aktuellen Umstände kein Zufall sind und dass du deine momentane Lebenssituation mit Fleiß und einer gewissen Ordnung lösen kannst. Mit innerer Ruhe und Zentriertheit wirst du dich daran erinnern, wie die richtige Reihenfolge für alle anstehenden Dinge aussieht und wirst genügend Disziplin aufbringen, deine Aufgaben sorgfältig und vollständig auszuführen.

Die Biene zeigt dir auch auf, dass alles so unendlich viel einfacher ist, wenn du dich mit anderen zusammen tust, andere um Rat fragst und ein Netzwerk bildest. Deine Resonanz auf die Hilfestellungen zeigt dir ganz genau auf, was zu tun ist.

- *Kurmasana* -

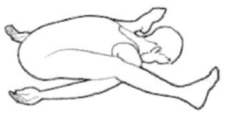

Die Schildkröte ist ein Symbol des Yoga, denn sie ist ein Symbol der Mutation. Ihre Entwicklungsgeschichte ermöglicht es ihr, sowohl im Wasser als auch an Land zu leben. Sie hat sich beiden Elementen angepasst. Sie zählt zu den intelligentesten Tieren, hat ausgeprägte Sinnesorgane und ist zu besonderen Wahrnehmungsleistungen fähig.

Die Schildkröte nimmt sich Zeit und lässt sich nicht von Hindernissen abhalten, die ihren Weg versperren wollen. Sie kann sich Zeit nehmen, denn sie ist außergewöhnlich langlebig. Langlebigkeit beim Menschen ist ein Zeichen dafür, dass man es geschafft hat, mit seinen Energien zu haushalten, indem man sich immer wieder aus dem Trubel der Welt zurückzieht und sich, in der eigenen Mitte ruhend, regeneriert. Und so ist die Schildkröte vor allem ein Symbol für den Rückzug der Sinne von der Außenwelt (Pratyahara). Sie trägt die Möglichkeit zum Rückzug (ihren Panzer) mit sich, und auch der Mensch kann – im übertragenen Sinn – (fast) jederzeit die Augen schließen und sich in sich zurückziehen.

- Salamba Sarvangasana -

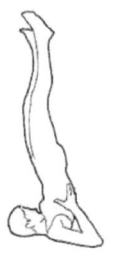

Wie in allen Umkehrhaltungen ist es im Schulterstand eine Wohltat, den Blickwinkel auf deine momentane Situation zu verändern. Durch die Beruhigung des Nervensystems klingen Erregung und Nervosität ab. Deine Sinne werden verfeinert und plötzlich können neue Lösungen für ein altes Problem gefunden werden. Dies stärkt dein Selbstvertrauen und die Fähigkeit der Selbsteinschätzung.

NORDOSTEN

Andere Sichtweisen machen die Sicht weise.

Autor unbekannt

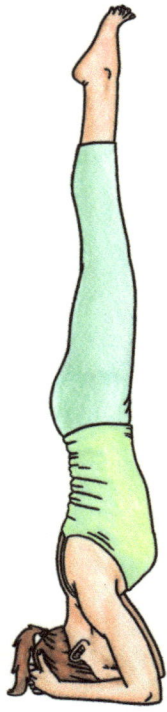

EIN ZEICHEN

Nun stand ich wieder am Anfang meiner Suche nach dem Neuen! Obwohl ich viele inspirierende Ideen gehört hatte, wusste ich immer noch nicht, wie es weiter gehen sollte. Ich fühlte mich gefangen im luftleeren Raum. Ein Vakuum hielt mich fest. Mein Schrei nach Befreiung wurde im Nichts erstickt. Ich versuchte krampfhaft, aus dieser Leere heraus zu kommen. Meine Sehnsucht nach Erfüllung wuchs ins Unermessliche. Ich hatte das Gefühl, je intensiver dieser Wunsch wurde, desto weiter fühlte ich mich von der Lösung entfernt. Eindringlich bat ich Nathanael, mir zu helfen: „Bitte gib mir einen Hinweis oder ein Zeichen. Schicke mir eine Botschaft, auf welchem Weg auch immer!"

Nun musste ich hellwach sein, damit ich das Zeichen auch erkennen konnte. Ich fuhr sämtliche Antennen aus, damit ich sein Zeichen nicht übersah. Überall und zu jeder Zeit konnte er mir eine versteckte Botschaft schicken. Die Hinweise kamen manchmal auf den abstrusesten Wegen daher. Zum Beispiel stand ich einmal im Postgebäude in einer Warteschlange und hörte vor mir zwei geschwätzige Hausfrauen, wie sie über ein Thema sprachen, welches mich normalerweise nicht interessieren würde. Sie sprachen jedoch so laut und in penetrantem Tonfall, dass ich gezwungen war zuzuhören. Plötzlich wurde es interessant, denn die eine Hausfrau erzählte der anderen, dass ihr Nachbar eine neue Wohnung gefunden hätte. Die alte Wohnung sei wunderschön, schwärmte sie ihrer geduldigen Zuhörerin vor. Jetzt lauschte ich gespannt weiter, denn zu jener Zeit suchte ich tatsächlich eine neue Wohnung. Ich sprach die Frauen an und erfuhr, dass die Wohnung noch frei war. Sie gab mir den Namen und die Telefonnummer dieses Nachbarn.

Manchmal stellte ich auch das Radio oder den Fernseher ein, obwohl ich gar nichts Bestimmtes hören oder schauen wollte. Und genau dann sagte oder sang jemand in einem Interview, in den Nachrichten, einem Film oder Song einen Satz, der für meine Ohren bestimmt war und eine Antwort auf meine offene Frage enthielt.

Oder ich öffnete eine Zeitschrift oder ein Buch und erhielt in einem Abschnitt einen wertvollen Hinweis.

Also fuhr ich, nach dieser Bitte an Nathanael, meine längste Antenne aus und wartete sehnsüchtig auf ein Zeichen.

Es kam kurz darauf an einem heißen Sommertag. Ich wollte vor dem Yogaunterricht einen Sprung ins kalte Wasser des nahen Schwimmbades wagen. Erfrischt und mit klarem Kopf machte ich mich anschließend auf den Weg ins Yogastudio. Mein Weg führte mich eine ruhige menschenleere Quartierstrasse entlang. Es schien, als ob sich bei dieser Hitze alle Menschen in ihre kühlen Häuser zurückgezogen hätten. Diese kleine Straße führte zwischen zwei Häuserreihen hindurch, die nahe aneinander gereiht die Straße wie ein Schutzwall bewachten. Damit mich die Hitze nicht einholen konnte, schlenderte ich mit fast meditativen Schritten diese Straße entlang.

Plötzlich stand wie aus dem Nichts ein kleines Mädchen vor mir. Ich hatte keine Ahnung, woher sie so überraschend aufgetaucht war. Einen kurzen Moment blieb ich erschrocken stehen und starrte sie verwundert an. Sie hielt ein großes Blatt Papier in ihren zierlichen Händen.

„Möchtest du sehen, was ich für dich gezeichnet habe?" fragte sie mich.

Ich war dermaßen verblüfft über diese Frage, dass ich nur stumm nicken konnte. Sie hob die Zeichnung hoch, damit ich einen Blick darauf werfen konnte. Ich sah ein riesiges Herz, welches durchzogen war mit unendlich vielen ganz klar angeordneten Linien, die wiederum alle miteinander verwoben waren.

„Buahhh! Was für ein schönes Bild! Hast wirklich du das gemalt?" wollte ich wissen.

Das Mädchen nickte bescheiden und fragte mich mit ihrer klaren Stimme: „Möchtest du wissen, wie mein Name ist?"

„Ja, sicher möchte ich das wissen!" bejahte ich ihre Frage.

Sie drehte das Bild um, so dass ich auf der Rückseite ihren mit großen runden Buchstaben geschriebenen Namen lesen konnte: Angela! Daraufhin strahlte sie mich glücklich an und erklärte mir, dass sie jetzt weiter gehen müsse.

„Natürlich! Danke, dass du mir diese schöne Zeichnung gezeigt hast!" platzte ich, immer noch erstaunt, heraus.

Sie drehte sich um und schwebte leichtfüßig in die entgegengesetzte Richtung davon. Da es mir keine Ruhe ließ herauszufinden, woher Angela so plötzlich aufgetaucht war, drehte ich mich schnell um, um zu beobachten, wohin ihr Weg sie führte. Die Straße war leer. Das kann nicht sein, schoss es mir durch den Kopf. Eben war sie doch noch da und hatte mit mir gesprochen! Ich rannte die Straße hinunter und suchte zwischen den Häusern sämtliche kleinen Wege ab, die sie genommen haben könnte. Sie war jedoch spurlos verschwunden, wie vom Erdboden verschluckt.

Diesen kleinen Engel hatte mir Nathanael geschickt. Dessen war ich mir sicher. Die Botschaft war angekommen. Plötzlich erinnerte ich mich an die Reise mit ihm nach meinem Unfall, als wir die Lichtstrahlen der Menschen beobachteten, die wie ein leuchtendes Netz die ganze Erde einhüllten.

Es wurde mir zum zweiten Mal gezeigt, dass meine Aufgabe darin bestand, Menschenherzen miteinander zu verbinden und zu helfen, den Horizont zu öffnen, Werkzeuge für ihr Leben zu schenken, um eine Sprache zu finden, und ihnen die Verbindung zwischen den verschiedenen Welten zu erklären. Nur, in welchem Rahmen konnte ich diese Aufgabe erfüllen? Wie sollte ich dies tun? Sollte ich mit Hilfe von Yoga Herzen verbinden?

GEDANKENKRAFT

Jeder Gedanke setzt einen Samen. Wenn du jemandem hilfst (bedingungsloses Dienen) setzt du einen liebenden Samen in deinen Geist und angenehme Erfahrungen kommen zu dir zurück. Negative Gedanken setzen destruktive Samen, die zerstörerisch auf deine Energieströme in den Nadis einwirken. Die Samen wachsen mit jedem neuen schlechten Gedanken. Sie werden immer größer und kommen als unangenehme und schmerzhafte Erfahrungen zurück.

Indem du nützliche und unnütze Gedanken lernst voneinander zu unterscheiden, kannst du den Kreislauf immer wiederkehrender, destruktiver Gedanken durchbrechen. Die Bewusstwerdung der Gedanken gibt dir die Macht, deine gewohnten Reaktionen zu verändern und in eine konstruktive Richtung zu lenken. Gesunde Gedanken setzen neue Samen in deinen Geist und beginnen einige der inneren Energieströme in Richtung des mittleren Kanals (Sushumna) zu lenken, so dass die Nebenkanäle (Ida und Pingala Nadi) weniger Kraft haben.

Wie kannst du das tun? Sobald du merkst, dass ein negativer Gedanke auftaucht, hängst du einen erhabenen Gedanken hinten an, um einen Ausgleich zu schaffen. Zum Beispiel fährst du ganz gemütlich in deinem kleinen unscheinbaren Auto auf einer Straße inmitten von Zürich. Du bist konzentriert, damit du keinen Unfall verursachst, der andere Menschen verletzen könnte (erhabene Samen). Plötzlich hörst du, wie von hinten ein Auto auf dich zurast. Ein ungeduldiger Porschefahrer überholt dich, reißt sein Steuer herum und zwängt sich, dir den Weg abschneidend, vor dir auf die Fahrbahn. Was denkst du in diesem Moment? Vermutlich wird der erste Gedanke sein: „So ein hirnverbrannter Idiot!" Und schon hast du einen negativen Samen gesetzt. Du kannst diesen Samen sogleich wieder neutralisieren indem du einen zweiten Gedanken anfügst: „Aber einen heißen Schlitten hast du!"

Anstatt über die Gedanken, kannst du mit dem Praktizieren von Yogaübungen direkt an den Energieströmen in den Nadis arbeiten. Die Übungen klopfen konstant auf die Rohre der Nadis. Dies regt den freien Fluss der Energieströme an. Deine Gedanken, die auf den Energieströmen reiten, werden zwangsläufig mitbewegt. Durch das Praktizieren fühlst du dich stark und glücklich, was deine Gedanken beeinflusst. Dies bewirkt, dass die Energieströme, die durch Ida und Pingala Nadi fließen, immer mehr abnehmen und die Knoten (Granthis) auflockern. Dies ist die praktische Art, um die inneren Energieströme in den Mittelkanal zu lenken.

Und eines Tages lässt du diese Angewohnheiten des Denkens ganz von allein fallen, ohne große Ankündigungen oder Vorsätze. Vielleicht bist du dir dessen dann nicht einmal bewusst.

KRAFT DER GEDANKEN

Nach diesem Erlebnis gab ich mir noch eine Chance, bevor ich meine Yogaklasse an einen anderen Lehrer abtrat. Gedanklich rief ich die versammelte Crew meiner geistigen Lehrer an und forderte sie zu einer Entscheidung heraus.

Ich rief ihnen zu: „Ich brauche nochmals eine klare Botschaft von euch! Bitte gebt mir ein deutliches Zeichen, wenn ich mit dem Yoga-Unterricht aufhören soll! Wenn ich weiterhin unterrichten soll, dann schickt mir innerhalb der nächsten zwei Monate so viele Schüler, dass ich eine Warteliste machen muss! Andernfalls werde ich es als ein Zeichen annehmen, dass diese Aufgabe erfüllt ist."

Ich war gespannt, was nun geschehen würde. Als vom nächsten Tag an mein Telefon ununterbrochen klingelte und sich immer mehr Schüler fürs Yoga interessierten, musste ich schmunzeln.

„Okay", dachte ich, „dann soll es so sein!"

Nach zwei Monaten führte ich tatsächlich eine Warteliste, was ich als sehr unangenehm empfand. Ich fühlte mich nicht wohl dabei, die Yogainteressierten zu vertrösten. Also bat ich meine geistigen Freunde, mir nur noch so viele Interessierte zu schicken, wie auch Platz vorhanden war. Schon bald übernahm ich zusätzlich die zweite Gruppe von Kira.

Ich spürte, dass die Zeit in Bubikon für mich abgeschlossen war, denn ich wollte in der Nähe meiner Wohnung unterrichten. Deshalb suchte ich für diese Yogaklassen einen anderen Lehrer, der den Unterricht weiterführen wollte. Eine ehemalige Schülerin von mir, die unterdessen selbst die Ausbildung zur Yogalehrerin abgeschlossen hatte, gab mir freudig eine Zusage. Für sie war es ein idealer Einstieg in die Welt des Lehrerseins. Ich mietete mich am Montagabend in einem Dachraum in der Nähe meiner Wohnung ein und bot dort zwei weitere Yogalektionen an. Dazu organisierte ich regelmäßig Workshops mit verschiedenen Themen. Mein Bedürfnis, die geistige Ebene als zentralen Bestandteil des Unterrichts einfließen zu lassen, lebte ich so aus, dass ich selbst meinen Kanal während des Unterrichtens offen hielt und mich immer wieder inspirieren ließ. Manchmal flüsterte mir Nathanael auch sanft ins Ohr, dass ich zu einem bestimmten

Schüler gehen soll. Er zeigte auf eine Körperstelle, die ich berühren sollte. Also korrigierte ich den Schüler in einer Stellung und berührte ihn sanft mit meinen Händen. Oder Nathanael legte mir auserwählte Worte in den Mund, die ich aussprach ohne zu wissen, für wen sie bestimmt waren. Immer wieder erlebte ich, dass nach einer Stunde ein Schüler auf mich zukam und mich fragte, woher ich gewusst hätte, dass er Schmerzen an dieser Stelle gehabt hätte und diese nun verschwunden seien.

„Yoga wirkt Wunder!" sagte ich dann und lächelte Nathanael innerlich zu. Oft hörte ich auch, dass die Schüler das Gefühl hatten, dass ich eine Stunde nur für sie gemacht hätte.

Oder sie sagten zu mir: „Ich kam heute hierher mit einem Kloß im Hals, da ich nicht wusste, wie es in meiner Situation weitergehen soll und nun hast du mir die Antwort gegeben. Woher wusstest du das?"

Einmal korrigierte ich eine Schülerin in einer schwierigen Position, die Schwangere nicht ausüben dürfen. Irgendwie wusste ich instinktiv, dass sie schwanger war und fragte sie sicherheitshalber danach.

Sie schaute mich erstaunt an und sagte: „Nein, das bin ich nicht. Nicht, dass ich wüsste!"

Als sie eine Woche darauf wieder zum Unterricht kam, schlich sie unruhig eine Weile um mich herum, bevor sie mich ansprach: „Woher hast du gewusst, dass ich schwanger bin? Ich war anschließend beim Arzt und ließ einen Schwangerschaftstest machen und dieser zeigte tatsächlich an, dass ich schwanger bin!"

All dies berührte mich zutiefst und ich bedankte mich bei Nathanael und der geistigen Welt für diese wundervolle Unterstützung. Jeden Augenblick war ich mir bewusst, dass nicht ich es war, sondern dass ich diesen Menschen lediglich als Werkzeug dienen durfte. Also war es auch in den Yogaklassen möglich, dieses Neue zu integrieren. Ich erkannte, dass es nicht wichtig war, an welchem Ort und in welcher Art und Weise man die Herzen miteinander verbindet. Yoga wurde für mich ein wertvolles Medium, meine Aufgabe umzusetzen. Genauso gut hätte ich Qi Gong, Tai Chi oder ein anderes Hilfsmittel nehmen können um zu vermitteln, was ich vermitteln wollte.

Nathanael stupfte mich andauernd mit neuen Impulsen an.

„Vertiefe deine Kurse", sagte er nachdrücklich in mein Ohr.

„Wie meinst du das?" wollte ich von ihm wissen.

„Organisiere Kurse, die länger als neunzig Minuten dauern. Die Schüler brauchen mehr Zeit, um bei sich anzukommen, damit sie die Herzensverbindung spüren können. Führe sie mit Ritualen, Zeremonien und Meditationen in ihren inneren Raum der Liebe."

Gemeinsam mit Pascal organisierte ich mein erstes Yoga-Wochenende in einem traumhaft schön gelegenen Tagungszentrum, welches auf einer Aussichtsterrasse hoch über dem Zürichsee lag. Den Termin legten wir auf das erste Wochenende des Jahres. Wir wollten mit den Schülern zusammen das alte Jahr bewusst abschließen. Sie sollten Raum und Zeit erhalten, um herauszufinden, wo sie im Moment in ihrem Leben stehen und welche Visionen für das nächste Jahr vorhanden waren. Es war eine Bereicherung, zu beobachten wie sie sich, begleitet von Yogastellungen, Atemübungen und Meditationen, auf diesen Prozess einließen. Mit Hilfe von Ritualen manifestierten wir diese Visionen. Am Schluss erhielten alle einen kleinen Terracottatopf mit einem eingepflanzten Sonnenblumenkern, der bereits seinen Keimling etwas aus der Erde nach oben reckte. Dies sollte ein Symbol dafür sein, die Kraft des Manifestations-Rituals noch lange zu spüren im Bewusstsein, dass jedes für sich selbst die Verantwortung trägt. Und so entließen wir die Schüler mit den Worten:

„Nur du allein weißt, wie viel Sonnenlicht dein innerer Samen braucht um zu wachsen ohne dass er verbrennt oder erfriert. Genau so weißt nur du, wie viel Wasser er braucht, damit er nicht verdorrt, jedoch auch nicht ertrinkt. Du selbst bist verantwortlich für deine Gedanken und dein Handeln. Nur du selbst spürst, was dir wirklich gut tut, damit die Sonnenblume in dir ihre Wurzeln tief in der Erde verankern, der Stängel weit in die Höhe wachsen und die leuchtende Blüte sich zum Himmel öffnen kann!"

So viele Schüler ein ganzes Wochenende durch ihre Prozesse zu führen, war eine große Herausforderung für mich. Ich liebte sie und wollte mehr. Dieses Wochenende wurde selbst zu einem Ritual. Es findet seither jedes Jahr mit einem anderen Thema aufs Neue statt. Ich lernte meine Energie zu bündeln, indem ich meine volle Konzentration auf das ‚Hier und Jetzt' ausrichtete.

DHARANA
- *Konzentration* -

Kennst du das Gefühl, dass du abends im Bett liegst und ein Strom unendlicher Gedanken hindert dich daran einzuschlafen? „Weshalb hat mir mein Chef heute diese unangenehme Aufgabe gegeben? Habe ich etwas falsch gemacht? Hätte ich vielleicht etwas erwidern sollen?" Oft reicht bereits eine kleine Kritik, etwas Unvorhergesehenes oder eine Veränderung aus, um ein niederschmetterndes Gedankenkarussell entstehen zu lassen. Die Gedanken drehen sich im Kreis. Immer wieder fängst du von vorne an, die Gedanken scheinen sich zu überschlagen und kommen einfach nicht zu einem Ende. Wie schaffst du es, die Notbremse zu ziehen, wenn du die Kontrolle über die eigenen Gedanken verloren hast? Die Gedanken selbst wirst du nicht ändern können, aber den Umgang mit ihnen. Indem du sie nicht bekämpfst, sondern sie bewusst wahrnimmst, schaffst du es mit der Zeit sie mit Distanz zu betrachten und dich nicht mehr mit ihnen zu identifizieren.

Dieses ruhelose Eilen der Gedanken spiegelt sich in den inneren Energieströmen, die dann dazu neigen, sich um die Granthis zusammenzudrängen. Das führt dazu, dass sich die Knoten dort verfestigen und letztendlich die Teile des Körpers verletzt werden, die um den jeweiligen Knotenpunkt liegen. Das ist der Grund, warum Menschen, deren tägliche Arbeit von ihnen ständig verlangt, in neue Richtungen zu denken und ihren Fokus ständig zu wechseln, im Laufe der Zeit körperliche Probleme bekommen. Das hat alles mit bestimmten feinen Knotenpunkten zu tun, die durch die Störung der Konzentration, die sie für ihre Arbeit benötigen, gereizt werden. So wird es auch verständlich, warum es so entspannend ist, wenn man eine Zeit lang nicht gestört wird – und die Möglichkeit hat, sich hinzusetzen und sich zum Beispiel auf die Lieblingsmusik oder ein gutes Buch zu konzentrieren. Der Fokus und die Fixierung im Fokus haben eine beruhigende Wirkung auf die inneren Energieströme, da der Druck aus den Granthis genommen wird, was ihren Griff um Sushumna Nadi entspannt und so dafür sorgt, dass dort glückliche Gedanken frei fließen.

INNERES YOGA

Als ich etwas über zwanzig Jahre alt war, litt ich unter einer Blasenentzündung. Zu jener Zeit war ich radikal gegen die Schulmedizin ein-
gestellt. Ich negierte sämtliche chemische Medikamente. Die
Blasenentzündung wurde immer schlimmer, auch wenn ich fleißig
Cranberry-Tee und Blasen-Nieren-Tee in mich hineinschüttete. Ich
stöhnte beim Wasserlösen vor Schmerzen und bemerkte, dass Blut
im Urin war. Aber ich wehrte mich dennoch standhaft gegen ein ärzt-
liches Mittel. Nach ungefähr einer Woche hatte ich einen Termin mit
der Schamanin und erzählte ihr von meinen Qualen. Sie fragte mich,
ob ich Antibiotika genommen hätte. Sie erkannte meinen Konflikt
und befahl mir liebevoll, dass ich sofort einen Termin mit einem Arzt
vereinbaren müsse. Dieser Befehl verwunderte mich, denn ich
dachte, wenn man solch einen Weg einschlägt, dass dann die Schulmedizin ein Tabu ist. Die Schamanin erklärte mir, dass die Schulmedizin für gewisse Situationen sehr wertvoll ist und wir dankbar für
dieses Wissen sein können. In mir sträubte sich alles dagegen. Meine
Schmerzen waren jedoch inzwischen so schlimm, dass mir begannen
die Nieren weh zu tun. Der Arzt, den ich aufsuchte, schüttelte verständnislos den Kopf. Zu Recht! Ich erhielt ein starkes Antibiotikum,
welches ich immer noch widerwillig zu mir nahm. Einen Monat später
hatte ich schon wieder eine Blasenentzündung. Dieses Mal wartete
ich nicht so lange und ging sofort zum Arzt. Weitere zwei Wochen
danach begann die Entzündung schon wieder in der Blase zu wüten.
Nach der dritten Antibiotikakur hatte ich die Nase so voll, dass ich
meine damalige Stelle fristlos kündete und einen Flug nach Sydney
buchte. Ich musste etwas in meinem Leben ändern! Vor dem Abflug
deckte ich mich mit homöopathischen Mitteln ein, die ich drei
Monate einnehmen musste, jede Stunde ein paar Kügelchen. Nach
dieser Zeit war ich beschwerdefrei und bin es bis heute. Ich hatte nie
mehr eine Blasenentzündung. Meine Seele fand in Sydney den Raum
herauszufinden, was hinter dieser Erkrankung lag. Und mein Körper
konnte dank der homöopathischen Mittel die Ursache dieser Entzündung überwinden. Der schulmedizinische Ansatz basiert auf der
Symptombehandlung und die Alternativmedizin greift die Ursache an
der Wurzel. Diese Krankheit hat mich gelehrt, dass es je nach Situa-

tion beides braucht. Ich wollte in Zukunft meine dogmatische Haltung ablegen, denn ich hatte erkannt, dass es ein Geschenk ist, verschiedene Heilungsansätze zur Verfügung zu haben. Wir brauchen gesunden Menschenverstand und die Weisheit, zu unterscheiden.

Meine Yogakurse waren wieder erfüllend für mich. Oft dachte ich, dass ich den wundervollsten Beruf gewählt habe, den man sich vorstellen kann. Und trotzdem wollte ich mich noch immer weiterbilden, wollte mich auf ein neues Territorium wagen und mein Wissen vertiefen. Ich meldete mich für die Naturarzt-Ausbildung in Herisau an. Da ich bereits eine medizinische Ausbildung abgeschlossen hatte, durfte ich direkt ins zweite Semester einsteigen mit dem Vorbehalt, dass ich die Aufnahmeprüfung bestand. Ich blühte richtig auf beim Lernen. Die Kopfarbeit gab mir auf einer anderen Ebene Aufschwung. Mein Geist war hellwach und konzentriert und so bestand ich die Aufnahmeprüfung mit Bravour. Ich tauchte ein in eine sehr kopflastige Schulung. Umso mehr brauchte ich Yoga, um den Ausgleich wieder herzustellen.

Einmal, in einer Mittagspause erlebte ich eine Situation, die mich an meine Erfahrung mit der Blasenentzündung erinnerte. Da die Mittagspause sehr kurz war, aßen die meisten Schüler ihr mitgebrachtes Picknick im Aufenthaltsraum. Ich nahm am großen runden Tisch Platz und packte meinen Linsensalat und ein Stück Vollkornbrot aus. Rechts neben mir saß eine junge Frau. Ihr Gesicht war zugekleistert mit Make-up. Vor ihr auf dem Tisch lagen ein Hamburger und eine Tüte Chips. Es war interessant zu beobachten, wie sie mit ihren langen Fingernägeln geschickt den Deckel einer Flasche Coca-Cola abschraubte. Links von mir saß ein asketisch aussehender Mann mit langen Haaren, der hypergesunde Bioprodukte vor sich auf dem Tisch ausbreitete. Als er den Hamburger und die Chipstüte sah, konnte er seinen Kommentar nicht verkneifen: „Wie kannst du nur so etwas essen? Du möchtest Naturärztin werden und ernährst dich mit Fastfood?!"

Sie starrte ihn schnippisch an und fragte äußerst gereizt, was ihn das angehe. Er hörte nicht auf mit seinen moralischen Vorhaltungen bis sie pikiert aufstand, eine Zigarette aus ihrer Tasche klaubte und auf ihren High Heels nach draußen stolzierte. Der Mann schaute ihr fassungslos nach und wandte sich daraufhin an mich: „Was hältst du davon? Das ist doch nicht normal!"

Ich sagte zu ihm, dass ich denke, dass uns das nichts angehe, dass wir alle unsere Geschichte haben. Wenn wir spüren, dass die Zeit reif ist, sind wir auch bereit, etwas in unserer Lebensweise zu verändern. „Man kann niemanden beeinflussen", sagte ich ihm offen meine Meinung. Das Predigen bewirkt meistens genau das Gegenteil. „Jedoch", wollte ich von ihm wissen, „weshalb regst du dich so fürchterlich darüber auf?"

Jetzt war es an mir zu staunen, denn er erzählte mir, dass er früher genau so Raubbau mit seinem Körper betrieben habe. Dann sei er sehr krank geworden und musste auf Grund dieser Tatsache sein gesamtes Leben umstellen.

„Siehst du", sagte ich, „nun ist es wichtig, Toleranz aufzubringen gegenüber denen, die sich dessen noch nicht bewusst sind. In meinen Augen ist es das Beste, wenn man einfach vorlebt. Und diejenigen, die dich wegen deiner Lebensweise bewundern, werden automatisch von sich aus, etwas verändern wollen."

Ich erzählte ihm ein Beispiel von meinem Vater, welches mich den Unterschied zwischen ‚predigen' und ‚von Herzen etwas weitergeben' lernte.

Während einer Hochzeitspredigt schaute mein Vater die Festgemeinde feierlich an und sagte: „Eine Beziehung will gelebt werden. Es ist schön, wenn sich die Liebenden auch nach vielen Jahren Ehe immer wieder mit kleinen Aufmerksamkeiten überraschen. Ihr Männer, dies möchte ich ganz besonders euch ans Herz legen. Bringt euren Frauen ab und zu einen Blumenstrauß nach Hause. Nicht zum Hochzeitstag oder zum Geburtstag. Einfach so einmal zwischendurch!"

Als ich diese Worte aus dem Mund meines Vaters hörte, war ich ehrlich perplex. Wann hatte er das letzte Mal meiner Mutter einen Blumenstrauß mit nach Hause gebracht? Einfach so?

Nach seiner Predigt sprach ich ihn darauf an. Er wollte nichts davon wissen und winkte ab. „Das ist etwas anderes!" sagte er.

Da begriff ich den Unterschied zwischen Predigen und authentischem Vorleben. Das eine sind nur Worte, die man selbst nicht lebt. Das andere sind Impulse, die auf einer eigenen Erfahrung basieren.

Dies verstand mein Mitschüler und sagte, als die junge Frau von ihrer Zigarettenpause wieder zurück war, keinen Ton mehr zu ihr. Im Gegenteil, er genoss sein gesundes Essen aus vollen Zügen, bis die Frau ihn neugierig fragte: „Was isst du denn da?"

AJNA CHAKRA
- Stirnchakra -

Das Ajna Chakra befindet sich im Kopf, in der Mitte des Schädels am oberen Ende der Wirbelsäule und in der Mitte zwischen den Ohren. Dein Kopf sucht oft Erklärungen für die Dinge, die du nicht verstehst. Wenn du das Festhalten deiner persönlichen Anschauungen loslassen kannst, wird das Licht auf dein eigenes Wesen scheinen.

Das ‚dritte Auge' ist ein Verbindungsglied, welches deine Erkenntnisfähigkeit und Intuition stärkt. Ein weit geöffnetes Ajna Chakra kann deine übersinnlichen Wahrnehmungen wie die Aura zu sehen und Hellsehen oder Gedankenlesen ermöglichen. Außerdem ist das Ajna Chakra ist für Wahrnehmung, Entwicklung der inneren Sinne sowie für Willenskraft verantwortlich. Aus yogischer Sicht steuert und überwacht es die anderen Chakren, weshalb es auch als Steuerzentrale bezeichnet wird. Damit wird ausgedrückt, das der Geist deine Welt formt.

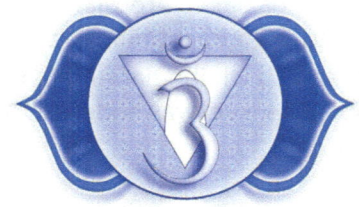

Dein Geist sehnt sich nach Ruhe und Klarheit. Gibst du dir in deinem Alltag Zeit und Raum deine geistigen Prozesse klar zu sehen? Bist du dir bewusst, welche Konsequenzen und Folgen deine Handlungen auf körperlicher, verbaler oder geistiger Ebene erzeugen wird?

GEISTER

Nach erfolgreichem Abschluss der Naturarzt-Ausbildung wollte ich mein neu erworbenes Wissen weitergeben. Auch bei der Schamanin hatte ich wertvolle Werkzeuge erhalten, die ich mit anderen Menschen teilen wollte. Unsere Familie wohnte immer noch in der kleinen Genossenschaftswohnung am Rande von Zürich. Diese Wohnung bestand aus vier Zimmern, die wir in ein Wohnzimmer, ein Elternschlafzimmer und ein Kinderzimmer aufteilten. Der vierte kleinste Raum diente als Büro, Lernoase, Zusatzspielzimmer und Rückzugsort. Ich leerte dieses Zimmer bis auf zwei Stühle und einen kleinen runden Tisch und platzierte ein Massagetisch inmitten dieses schmalen Raumes. Den Massagetisch konnte ich für wenig Geld meiner Masseurin abkaufen, da sie zu dieser Zeit ihre Praxis aus gesundheitlichen Gründen auflöste. Der praktische Einbauschrank diente dazu Frottierwäsche, Massage-Öl, Kristalle und andere Werkzeuge zu verstauen. An diesem bescheidenen Ort begann ich in Einzeltherapie mit Menschen zu arbeiten. Meine Masseurin schickte alle ihre Klienten zu mir. Jedoch nur wenige meldeten sich tatsächlich an. Ich legte mein ganzes Wissen und mein Herz in diese Stunden und schon bald wurde ich von zufriedenen Klienten weiterempfohlen. Mein Terminkalender wurde immer voller. Es wurde für mich aber immer schwieriger, dass die Klienten in unsere private Wohnung kamen. Dies würde ich irgendwann ändern, nahm ich mir vor.

Eines Tages klingelte das Telefon und ein nach meiner Einschätzung sehr junger Mann meldete sich: „Darf ich so schnell wie möglich vorbeikommen? Ich habe unerträglich starke Kopfschmerzen!" Ich vereinbarte mit ihm einen Notfalltermin, da seine Stimme tatsächlich sehr verzweifelt klang. Als ich ihn vor der Eingangstür stehen sah, staunte ich nicht schlecht, denn da stand ein ungefähr sechzehnjähriger Jugendlicher mit verwaschenen, kunstvoll zerrissenen Jeans und Rastalocken. Seine verschleierten Augen sahen mich gequält an. Ich bat ihn, herein zu kommen und sich zu setzen.

„Kannst du mir Angaben machen, woher diese Kopfschmerzen kommen? Seit wann leidest du darunter?" wollte ich von ihm wissen. Er erzählte mir, dass er in einem düsteren Kellerraum mit seinen Freunden eine Geistersession gemacht habe.

„Was habt ihr genau gemacht?" fragte ich ihn.

„Wir riefen Geister an und forderten sie auf, die Gläser auf dem Tisch zu verrücken. Und als dies funktionierte, forderten wir immer mehr ... wir wollten, dass sie die Möbel zur Seite schieben, Türen öffnen und schließen und solche Dinge halt", führte er seine Geschichte aus. „Und plötzlich erhielt ich einen krassen Druck in meinem Kopf. Er wurde immer stärker und seither geht er nicht mehr weg."

Ich forderte ihn auf, tief zu atmen und sich versuchen zu entspannen. Indem ich meinen inneren Schutzschalter auf Empfang stellte, linkte ich mich in sein System ein. In seiner Aura erkannte ich ganz deutlich eine Gestalt, die sich an ihn klammerte. Ich klärte den jungen Mann auf, dass sich in seinem System eine fremde Energie befinde, die ihm etwas mitteilen möchte. Durch die Anrufung dieser Geister, die verstorbene Seelenanteile sind, öffnete er sein Energiesystem unbewusst. Es war lediglich ein Spiel für diese Jugendlichen. Diese Seele wollte ihn darauf aufmerksam machen, dass solche Spiele nicht so klug sind. Die Geister benötigen sehr viel Energie, um Gegenstände zu verschieben.

„Aber weshalb habe ich dann so wahnsinnige Kopfschmerzen?", wollte der Junge wissen.

„Durch diese Schmerzen wurdest du wach und hast nun mich aufgesucht. Der Geist hilft dir in Zukunft, achtsam mit der geistigen Welt umzugehen und sie nur dann aktiv zu rufen, wenn du einen aufrichtigen Kontakt suchst."

„Dann sind diese Geister gefährlich und können auch böse werden?", war die nächste Frage.

„Nein, es gibt keine bösen Geister. Sie wollen uns helfen aufzuwachen. Weil wir aber nicht immer das Sensorium haben, die Zeichen wahrzunehmen, greifen sie halt zu so klaren Mitteln, die uns aufwecken." Ich sah diese Seele nicken, was ich einerseits als Einverständnis deutete, andererseits als ein Zeichen, dass sie ihre Aufgabe erfüllt hatte.

Der Junge sah mich mit großen Augen an und fragte, was wir jetzt machen können, damit diese Kopfschmerzen wieder verschwinden. „Kann ich irgendetwas tun?", fragte er kleinlaut.

„Ja, du kannst dich bei diesem Geist für seine Bewusstmachung bedanken. Dann stell dir eine helle Lichtsäule vor und dann schickst du diese Seele direkt dort hinein, damit sie in dieser Lichtsäule zurück in die geistige Welt gleiten kann", erklärte ich ihm.

Voller Hingabe, welche mich zutiefst rührte, vertiefte er sich in diese Vorstellung. Eine Weile später öffnete er seine Augen. Sein Blick war klar und er schaute mich direkt an.

„Als ich gespürt habe, dass der Geist sich von mir löste und in die Lichtsäule schwebte, waren meine Kopfschmerzen plötzlich weg!" sagte er sichtlich erstaunt.

„Siehst du", schimpfte ich ein wenig mit ihm. „Diese Dinge soll man nicht zum Spaß machen. Es gibt Ebenen, die für viele nicht so leicht fassbar sind. Nimm diese Erfahrung als Lehre und bitte kläre auch deine Freunde darüber auf, was solche Aktionen auslösen können."

Ein paar Wochen später rief mich dieser junge Mann an um mir mitzuteilen, dass er damit aufgehört habe, Geister anzurufen. Er bedankte sich nochmals für meine Hilfe. Dieses Erlebnis hat mich sehr berührt. Es zeigte mir, dass es unglaublich wertvoll war, meine Wahrnehmungen mit anderen Menschen zu teilen und sie damit zu unterstützen. Die Schamanin lehrte mich, meine eigene Sprache für diese Wahrnehmungen zu finden. Dies funktionierte offenbar wunderbar für andere Menschen. Sehr bald sollte ich erfahren, dass es viel schwieriger ist, wenn es mich selbst betrifft.

ELEMENT GEIST

- *Manas* -

Mit Hilfe eines klaren Geistes kannst du die Dynamik von Ursache und Wirkung erkennen. Dies gibt dir in jedem Augenblick die Möglichkeit, deinem Leben eine neue Richtung zu geben. Du wirst zunehmend bereit, die Verantwortung für dein eigenes Leben zu übernehmen.

Die Energie des Geistes durchdringt alles. Durch das formlose, nichtmaterielle geistige Element wirst du lebendig. Es regelt den Energiefluss auf der energetischen Ebene, die Gefühle auf der emotionalen Ebene und die Denkmuster auf der geistigen Ebene. Energie geht dahin wo der Geist ist. Du erlebst, dass die Gefühle da sind, wo der Geist ist und dass deine Gedanken da sind wo dein Geist ist.

Ein wichtiger Aspekt von Manas ist das Prinzip der gerichteten Aufmerksamkeit. Diejenigen Dinge (konstruktive und destruktive) in deinem Leben, welchen du viel Aufmerksamkeit schenkst, wachsen und gedeihen. Dieses Bewusstsein ist Manas. Es ist immer in Bewegung – ein steter Fluss von Gedanken, Gefühlen, Erinnerungen, Wahrnehmungen und Phantasien. Dein Geist nimmt alle nach innen und nach außen gerichteten Wahrnehmungen auf. Und dies nimmst du dann als wahr an. Es macht deine Wirklichkeit aus.

JEAN

Es war der Hochsommer 1998. Das Thermometer kletterte tagsüber auf vierzig Grad Celsius im Schatten. Die Schweißtropfen wurden von unserer leichten Bekleidung ununterbrochen aufgesogen und hinterließen nasse, dunkle Flecken, die sich ringförmig auf dem dünnen Stoff ausbreiteten. Die einzige Abkühlung versprach ein Sprung ins kühle Nass im nahen Schwimmbad.

Ich rief den Kindern zu: „Packt eure Badesachen ein. Wir gehen schwimmen!" Jubel brach aus und sie rannten aufgeregt in ihre Zimmer. Voller Vorfreude suchten sie blitzschnell alles zusammen was sie zum Schwimmen brauchten. Ich stopfte den Rest wie Sonnencrème,

Schwimmflügel und eine große Wasserflasche in die etwas zu kleine Badetasche. Gerade als wir zur Tür hinaus wollten, klingelte das Telefon. Ich war hin und her gerissen, ob ich nochmals in die heiße, stickige Wohnung zurück sollte. Die Kinder hüpften bereits die vielen Stufen hinunter. Der unnachgiebige Klingelton schien heute besonders schrill an mein Ohr zu dringen. Schnell rannte ich zurück in die Wohnung und nahm den Hörer ab.

Am anderen Ende hörte ich ein lautes Schnaufen und dann die erstickte Stimme meines Bruders Andreas: „Jean ist tot!"

Die Luft schien still zu stehen. Wie erstarrt stand ich im Raum.

„Was hast du gesagt?" fragte ich ungläubig.

„Er wurde in seinem Auto aufgefunden", sagte Andreas, dem es sichtlich schwer fiel zu sprechen.

Meine Beine begannen zu zittern. Ich ließ mich auf den Boden sinken. „Was ist passiert?"

„Wir wissen es noch nicht genau", versuchte er meine Frage mit unsicherer Stimme zu beantworten. „Ich erhielt soeben die Nachricht von der Polizei. Einem Anwohner fiel auf, dass ein Auto mit der Aufschrift ‚Radio Argovia' über mehrere Stunden an derselben Stelle stand. Er beobachtete, dass jemand regungslos mit geschlossenen Fenstern im Auto saß – bei dieser starken Hitze. Dies fand er merkwürdig. Als er nachschaute, erschrak er, da das Gesicht des Mannes im Auto blau angelaufen war. Sein ganzer Körper war von der Hitze stark aufgedunsen. Beunruhigt rief er die Polizei. Diese öffneten die Autotür und stellten den Tod des Mannes fest, der regungslos über dem Lenkrad hing, als wenn er vor Erschöpfung eingeschlafen wäre. Da sie im Autoinneren keine Ausweise oder sonstige Hinweise auf die Identität des Mannes finden konnten, riefen sie bei Radio Argovia an, um herauszufinden, um wen es sich handelt. Die Mitarbeiter erkannten sofort, dass es Jeans Geschäftsauto war."

Andreas und Jean arbeiteten zu jener Zeit bei Radio Argovia als Moderatoren. Deshalb hatten sie Andreas sofort informiert.

Wie durch einen Schleier nahm ich plötzlich wahr, wie Amélie und Luca vor mir im Zimmer standen und mich mit erschrockenem Gesicht anstarrten. Ich riss mich zusammen und versuchte meine Gedanken zu ordnen. War es ein Unfall? Oder hat er Suizid begangen? Wieso fanden sie ihn im Auto? Was ist tatsächlich geschehen? Andreas konnte mir diese Fragen nicht beantworten, da er selbst keine Informationen erhalten hatte. Wir verblieben so, dass er sich bei mir melden würde, sobald er Näheres erfuhr.

Nachdem ich den Hörer mit zittrigen Händen auf die Gabel zurückgelegt hatte, nahm ich meine Kinder in die Arme und erklärte ihnen, dass Onkel Jean in den Himmel gegangen sei. Amélie wollte wissen, ob es ihm dort gut gehe. Nun konnte ich meine Tränen nicht mehr zurückhalten. Plötzlich sah ich, wie Amélie am Fenster stand und mit ihrem Zeigefinger nach draußen zeigte.

„Jetzt habe ich gerade Onkel Jean gesehen, er sieht aus wie ein Engel", sagte sie. „Er war direkt vor dem Fenster!"

„Ja, meine Liebe", tröstete ich sie. „Vermutlich wollte er sich von uns verabschieden."

Eine Stunde später klingelte wieder das Telefon und Andreas erzählte mir, was er herausgefunden hatte: „Die Polizei brachte seinen Körper ins Krankenhaus, um ihn untersuchen zu lassen. Im Blut fanden sie Spuren einer großen Dosis Kokain."

Kokain? Schnupfte Jean Kokain? Das war mir neu!

„Sie haben ihn nun im Keller des Krankenhauses in der Leichenhalle aufgebahrt", erzählte Andreas weiter.

Ich wollte Jeans Körper unbedingt zu uns nach Hause holen, auch wenn seine Seele ihn nicht mehr bewohnte. Unsere Wohnung war aber eindeutig zu klein, also wollte ich alles daran setzen, dass er bei meinen Eltern zu Hause aufgebahrt werden konnte, damit wir alle die Möglichkeit hatten, uns von ihm zu verabschieden.

Ich übernahm die schwierige Aufgabe, meine Eltern anzurufen, die im Engadin in den Ferien waren. Vor ein paar Jahren hatten sie sich den lang gehegten Wunsch erfüllt, eine Ferienwohnung in Pontresina zu kaufen. So oft wie möglich verbrachten sie ein paar erholsame Tage in der prickelnden Champagnerluft dieser wunderschönen Bergwelt. Soeben waren sie von einer ihrer ausgedehnten Wanderungen zurückgekehrt, als mein Anruf sie in den Vorbereitungen zum Abendessen unterbrach. Meine Mutter nahm den Hörer ab. Es war unglaublich schwierig, meinen Eltern zu sagen, dass einer ihrer Söhne soeben diese Erde verlassen hatte.

Noch am selben Abend packten sie ihre Sachen zusammen und kehrten nach Hause zurück.

Unsere ganze Familie war schockiert. So unwahrscheinlich schnell kann sich alles verändern. Ein geliebter Mensch ist mit seinen jungen fünfunddreißig Jahren plötzlich von uns gegangen. Es wurde mir wieder einmal so richtig bewusst, dass sich jede Sekunde das ganze Leben ändern kann. Wie ein Mantra wiederholte ich immerzu innerlich die weise Aussage: „Lebe jeden Tag so, als wenn es dein letzter wäre."

Seit meinem Erlebnis nach dem Fahrradunfall, als ich selbst nahe daran war in die andere Welt zu gehen, habe ich mich intensiv mit dem Tod auseinandergesetzt. Ich wusste, dass es ein natürlicher Übergang im Kreislauf unseres Seins ist. Genauso wie eine Geburt. Trotzdem war dieser unvorhergesehene Tod von Jean ein Schock und ich vermisste meinen Bruder zutiefst. Mein Herz war wund und fühlte sich aufgerissen an. Wie mussten sich nur meine Eltern fühlen?

Den Gang zum Bestattungsamt übernahm ich. Einige zusammengesunkene Gestalten saßen im Wartezimmer. Diese hatten dieselbe Aufgabe wie ich übernommen. Als ich an der Reihe war, stand ich etwas unsicher von meinem unbequemen Stuhl auf und bemühte mich in den kärglich eingerichteten Besprechungsraum. Rechts vor mir waren auf einem Holzregal verschiedene Urnen ausgestellt. Der Beamte fragte mich, nachdem ich ihm alle Angaben zu Jean gegeben hatte, was wir mit dem Leichnam vorhaben: „Möchten Sie, dass er in die Erde versenkt oder dass er im Krematorium verbrannt wird?"

Ich war überfordert mit dieser Frage, da ich keine Ahnung hatte, was Jean sich zu Lebzeiten gewünscht hätte. Ich entschied mich für die Kremation und musste eine Urne aussuchen.

„Hoffentlich hätte er dies auch so gewollt", schoss es durch meinen Kopf. Ich beschloss, dass ich meine Wünsche für die Hinterbliebenen aufschreiben wollte, so dass sie es einmal einfacher haben würden, wenn ich diese Erde verließ.

Jeans Körper wurde in der Zwischenzeit in einem gekühlten Raum im Krematorium Nord aufgebahrt. Mein Vater wollte ihn nicht mit nach Hause nehmen, da er emotional überfordert war. Auch war die Hitze dieses Sommers nicht geeignet, um einen Leichnam in einem ungekühlten Raum aufzubewahren. Der geschützte Raum im Krematorium gab den Angehörigen die Gelegenheit, Abschied von Jean zu nehmen. Es war nicht schön, seinen aufgedunsenen Körper nochmals anzuschauen und ich konnte es auch verstehen, dass es Freunde von ihm gab, die ihn so in Erinnerung behalten wollten, wie sie ihn zuletzt gesehen hatten. Wenn man jedoch sein entspanntes Gesicht in dieser losgelösten Ruhe betrachtete, strahlte er etwas Wunderschönes aus. Für mich war es wichtig, seinen leblosen Körper nochmals zu sehen, damit auch mein Innerstes nachvollziehen konnte, dass er wirklich von uns gegangen war. Ich saß drei Tage immer wieder stundenlang in diesem kleinen kühlen Raum und hielt Totenwache. Oft begann mein ganzer Körper zu zittern, da die Kälte in jede einzelne Zelle eindrang. Ich war jedoch so vertieft in die Totenwache, dass ich dies erst spürte, wenn meine Zähne aufeinander schlugen. Dann schlich ich mich respektvoll aus dem Raum, wärmte mich in der Sonne auf und setzte mich wieder neben den verlassenen Körper meines Bruders. Diese Zeit war wertvoll für mich. So konnte ich in diesen stillen Momenten nochmals mit ihm Kontakt aufnehmen. Ich dachte, vermutlich ist es den Verstorbenen egal, was nach ihrem Tod mit dem Körper geschieht. Er war ihre Hülle, ihr Vehikel während des Erdenlebens, den sie wie eine zweite Haut beim Übergang in die geistige Welt abstreifen. Doch Jean hatte als Künstler genaue Vorstellungen von seiner Beerdigung, was ich mir fast gedacht hatte. Er sagte mir detailliert, was er sich wünschte. Dafür war ich ihm zutiefst dankbar. Es ermöglichte uns, seinen letzten Wunsch doch noch zu erfüllen.

Jean war ein besonderer Mensch. Er führte sein Leben sehr unkonventionell. Eines Tages fragte er sich selbst: „Möchte ich im Strom der Gesellschaft mitschwimmen oder soll ich meinen eigenen Weg gehen?" Er entschied sich für seinen eigenen Weg. Was bedeutete, gegen den Strom zu schwimmen. Dies kostete ihn sehr viel Kraft und Ausdauer. Er machte alles anders, als es von ihm erwartet wurde. Durch sein starkes Charisma zog er viele schöne Frauen an. An seinem dreißigsten Geburtstag füllte er seine Wohnung bis auf Bauchhöhe mit Styroporkügelchen. Er lud neben der Familie dreißig Ex-Freundinnen ein, die ausnahmslos alle erschienen und sich durch die weißen Perlen kämpften. Er sehnte sich jedoch nach einer festen Beziehung und wünschte sich sehnlichst Kinder. Dies war ihm nicht vergönnt. Rührend betreute er meine Kinder so oft wie möglich. Wenn wir bei ihm zu Besuch waren, umsorgte er uns aufmerksam mit allem, was unser Herz begehrte. Er hatte ein großes Herz, das viele andere Herzen berührte.

Jean malte leidenschaftlich gerne künstlerisch angehauchte Bilder. Sie schmückten die weißen Wände in seiner kleinen Wohnung inmitten von Zürich. Diese Bilder sollten zur Beerdigungsfeier die Wände der Kirche schmücken. Wir hörten seine Lieblingsmusik während der Abschiedspredigt des Pfarrers. Jean wünschte sich außerdem, dass wir farbige Ballons an seinem Urnengrab aufsteigen lassen sollten. Er wollte nicht, dass wir alle betrübt hinunter auf sein Grab starrten. Wir sollten den in allen Farben leuchtenden Ballons nachschauen, wie sie in den Himmel schwebten. Wir drückten an seinem Grab jedem Trauergast einen Ballon in die Hand und ließen sie gemeinsam nach oben steigen. Amélie zeigte mit ihrem kleinen Finger in den Himmel und erklärte uns Erwachsenen mit ernstem Gesichtsausdruck: „Jetzt hat Onkel Jean etwas zum Spielen!"

Nach der Beerdigung händigte die Polizei meinen Eltern alle Gegenstände aus, die sie im Auto beschlagnahmt hatten. Darunter befand sich auch sein Notizbuch. Als sie es aufschlugen, sahen sie erstaunt, dass auf der ersten Seite schön säuberlich untereinander aufgereiht diverse Kommentare standen. Auf der letzten Seite gingen diese Kommentare weiter, allerdings waren sie immer unkenntlicher aufgeschrieben worden.

Er schrieb: „Jetzt nehme ich etwas und schaue was passiert!"

Dann fünf Minuten später: „Noch etwas ... mal schauen was passiert!"

Und so weiter, bis in der Mitte der letzten Seite nur noch Gekritzel erkennbar war. Uns wurde klar, dass Jean um sein Leben gepokert und das Spiel verloren hatte ...

Als wir nach ein paar intensiven Tagen voller Organisation zum ersten Mal seine Wohnung betraten, sprang uns ein abgemagertes junges Kätzchen entgegen. Erstaunt nahm mein Vater das schwarze, flauschige Kätzchen zärtlich auf den Arm und streichelte es liebevoll:

„Woher kommst du denn? Ich wusste gar nicht, dass Jean sich ein junges Kätzchen zugetan hatte!"

War dies ein Zeichen, dass er gar nicht sterben wollte?

In seinem Wohnzimmer hing ein von Jean kunstvoll gemaltes Bild. Er nannte es ‚Drittes Auge'. Es hing etwas nach rechts gekippt inmitten einer großen weißen Wand. Dieses Bild nahm ich als Andenken mit nach Hause. Ich wollte ihm einen Ehrenplatz in meinem Praxisraum geben. Ich nahm einen Nagel und platzierte das ‚Dritte Auge' schön gerade ausgerichtet auf Augenhöhe an der Wand. Nach ungefähr zwei Minuten hörte ich ein schabendes Geräusch vom Bild ausgehen. Verwundert schaute ich nach und sah, dass das Bild etwas nach rechts unten verrutscht war. Mein erster Gedanke galt dem Nagel, den ich sicherlich nicht tief genug in die Wand geschlagen hatte. Ich richtete das Bild wieder gerade. Und im selben Augenblick rutschte es wieder, wie von unsichtbarer Hand, nach rechts unten. Da ich mir nun sicher war, dass der Nagel tief und fest in der Wand verankert war, musste ich ein wenig schmunzeln, denn plötzlich spürte ich Jean als Künstler, dem es wichtig war, dass das Bild etwas schief hing. Ihm zuliebe ließ ich es nach dem dritten Anlauf, der ebenso scheiterte, schief an der Wand hängen.

Es war für mich das erste Mal, dass ich einen über alles geliebten Menschen verloren hatte. Grand-maman hatte ich auch schrecklich vermisst, allerdings war es ihrem hohen Alter entsprechend nachvollziehbar, dass sie sich von dieser Erde verabschiedete. Jean war noch jung und ich wurde das Gefühl nicht los, dass er eigentlich noch gar nicht sterben wollte. Ich spürte ihn oft in meiner Nähe und hörte auch von meiner Mutter und Freunden, dass sie ihn oft spüren konnten. Ich war sicher, dass er noch nicht in die geistige Welt gefunden hatte, konnte ihn jedoch seit dem Abschiednehmen im Krematorium nicht mehr erreichen. Er irrte haltlos umher, fühlte sich verzweifelt und schutzlos an. Je länger dieser Zustand andauerte und ich seinen tiefen Schmerz in mich aufnahm, desto schlechter ging es mir. Mein Energiepegel sank auf den Nullpunkt. Ich fühlte mich müde und erschöpft. Am Morgen kam ich nur noch mit großer Überwindung aus dem Bett und schleppte mich mühselig und traurig durch den Alltag. Meine Beine waren kraftlos und fühlten sich schwer an, als ob ein

Betongewicht an meinen Füssen hängen würde. Ein Gewicht, das einen herunterzieht bis man ertrinkt im Sog der Last. Lebensfreude wurde zu einem Fremdwort. Dies ging so weit, dass es mir egal war, wenn ich gestorben wäre. Alles war mir egal. Ich wünschte mir, beim Überqueren einer stark befahrenen Straße von einem Lieferwagen erfasst zu werden. Zum ersten Mal in meinem Leben war ich schwer depressiv. Ich schlich wie ein Schatten von mir selbst durch ein freudloses Dasein.

Dazu kam ein starker Tinnitus in meinem rechten Ohr. Ein heller pfeifender Ton begleitete mich Tag und Nacht. Ich versuchte nicht daran zu denken. Setzte mir Kopfhörer auf mit lauter Musik. Lenkte mich mit Selbstgesprächen ab. Das Pfeifen ließ sich nicht übertönen. Ich hatte das Gefühl, dem Wahnsinn nahe zu sein.

Immer wieder sprach ich zu mir selbst: „Was ist nur los mit mir? So kenne ich mich gar nicht! Das bin nicht ich!" Und trotzdem konnte ich diesen Zustand nicht ändern. Die einzige Erklärung war, dass ich einfach sehr um Jean trauerte.

Meine Mutter und Pascal machten sich große Sorgen um mich. Meine Mutter buchte eine Woche Ferien auf Zypern, da sie vermutete, dass ich mich einfach mal so richtig erholen müsse. „Die Distanz wird dir gut tun!", versuchte sie mich aufzumuntern. Ich zeigte keine Regung. Mir alles egal war.

Wir bezogen ein Zimmer in einem Hotel direkt am Meer. Das Zimmer war mir viel zu eng. Ich brauchte Luft zum Atmen. In der ersten Nacht schleppte ich meine Matratze auf den kleinen Balkon und übernachtete unter dem klaren Sternenhimmel. Während dieser Woche veränderte sich mein Zustand nicht. Die Lebensmüdigkeit blieb.

Wieder zu Hause, vereinbarte meine Mutter einen Termin bei einer Therapeutin. Sie war zuversichtlich, dass diese mir helfen könne.

Voller Widerstand machte ich mich auf den Weg zu ihr. Bei strömendem Regen verirrte ich mich gnadenlos und konnte einfach ihre Praxis nicht finden. Schon wollte ich umkehren, als ich durchnässt und todmüde (im wahrsten Sinn des Wortes) die richtige Straße fand. „Also gut", dachte ich. „Dies ist die letzte Chance. Wenn ich sie jetzt nicht finden kann, werde ich mich auf den Heimweg machen." Ich hatte das Gefühl, dass mich eine unsichtbare Energie von dieser Frau

211

fernhalten wollte. Mit letzter Kraft fand ich schlussendlich doch noch die richtige Hausnummer und drückte erschöpft auf die Klingel. Die Therapeutin dachte schon, dass ich gar nicht mehr kommen würde, ich hatte über eine halbe Stunde Verspätung. So lange war ich durch die Straßen geirrt. Sie wollte ganz genau wissen, wie ich mich fühle. Ich schilderte ihr meinen aussichtslosen Zustand. Ich streckte mich auf einer Massageliege aus. Die Therapeutin nahm Kontakt mit Jean auf. Sie vermutete, dass er sich verzweifelt mit mir in Verbindung setzen wollte. Tatsächlich meldete er sich sofort bei ihr.

Wieso hatte ich dies nicht selbst gespürt? War ich ihm emotional zu nah, so dass ich das Naheliegendste ausgeblendet hatte? Jetzt verstand ich, weshalb ich keine Lebensfreude mehr spüren konnte. Ich hatte einen Teil von seinen Gefühlen gelebt und gedacht, es wären meine. Jean hatte alles in seiner Macht Stehende versucht, um mich zu erreichen. Zu Lebzeiten wusste er über meine Sensitivität Bescheid, deshalb hatte er sicherlich das Gefühl, dass ich ihn doch spüren müsste. Dies hatte ich auch getan im Krematorium. Danach war es plötzlich nicht mehr möglich. Mir kamen so viele Situationen in den Sinn, wo ich ihn hätte wahrnehmen sollen. Auf Zypern versuchte er mir zu sagen, wie er gestorben war. Als ich plötzlich nicht mehr atmen konnte im Hotelzimmer und ich meine Matratze unten den Sternenhimmel gelegt hatte war dies ein Zeichen von ihm, dass er erstickt war im Auto. Er konnte plötzlich nicht mehr atmen. Alles ging so schnell, dass er auch keine Hilfe mehr holen konnte. Die Drogen hatte er genommen, weil er so müde war vom Leben. Auch dieses Gefühl hatte er mir zu genüge vermittelt.

Er war total verzweifelt, dass ihn so lange niemand bemerkt hatte. So viel müsse er uns doch noch mitteilen, sprudelte er hervor. Er sprach so schnell, dass ich Mühe hatte, ihm zu folgen.

„Ich wollte noch nicht sterben. Ich möchte, dass ihr das wisst", sagte er nun mit einer etwas ruhigeren Stimme. „Bitte sage Mami und Vati, dass ich sie liebe und ihnen dankbar bin für alles, was sie für mich getan haben. Bitte sage ihnen auch, dass sie keine Schuld trifft, sie waren die wundervollsten Eltern, die ich mir wünschen konnte."

Nun konnte niemand mehr seinen Redefluss stoppen und er trug mir auf, seine Botschaften an bestimmte Leute weiterzugeben. Dies versprach ich ihm von Herzen gerne. Plötzlich brach seine Rede ab und er verfeinerte seine Struktur immer mehr. Ich hatte das Gefühl, dass er begann, sich aufzulösen. Ich visualisierte eine Lichtsäule für ihn und sah, dass sein geistiger Helfer ihm seine Hand reichte. Jean nahm sie und ich konnte spüren, wie er durch die Lichtsäule nach oben glitt und meiner Wahrnehmung entschwand. Meine Dankbarkeit für dieses Erlebnis ließ meine lange zurückgehaltene Trauer hervorbrechen und Tränen liefen mir über das Gesicht.

Meine Müdigkeit und Motivationslosigkeit waren wie in Luft aufgelöst. Ich fühlte mich leicht wie eine Feder. Der Tinnitus war verschwunden. Ich fühlte mich wieder wie ich selbst. Voller Lebensfreude sang ich immer wieder vor mich hin: „Ich bin wieder ich selbst ... ich bin wieder ich selbst ... ". Aber am Allermeisten freute ich mich für Jean. Er konnte nun in Frieden seinen Weg gehen.

TUMI BHAJA MANTRA

TUMI BHAJA RE MANA	Oh mein Herz, meine Seele!
TUMI JAPA RE MANA	Singe und verehre den Namen des Göttlichen!
OM SHRI RAM JAYA RAM	Oh mein Verstand, singe den Namen von Rama.
JAPA RE MANA	Oh mein Herz, rezitiere den Namen von Rama.

WAHRNEHMUNG

Nach dem Erlebnis mit Jean vertiefte sich mein Zugang in die geistige Welt nochmals deutlich. In einem physischen Körper zu leben umfasste viele Herausforderungen, die ich in dieser Art und Weise in der geistigen Welt nicht kannte. Ich möchte Licht erzeugen, damit die

Dunkelheit in mir keine Chance mehr hat, mich für meine Wahrnehmungen blind zu machen.

Ich spürte, dass ich noch viel achtsamer mit meinem Körper umgehen musste. Er wurde zu einem Spiegel für meine Wahrnehmungen.
Unmissverständlich zeigte er mir mit diversen Zeichen, wie ich mich
fühlte. Ich spürte über meine Körpersignale, wenn die Menschen um
mich herum ein Problem hatten oder sie etwas bedrückte. Auch der
Tinnitus meldete sich wieder, sobald eine umherirrende Seele in
meine Nähe kam.

Ein paar Monate nachdem Jean ins Licht gegangen war, wachte ich
mitten in einer Nacht schweißgebadet auf. In meinem rechten Ohr
pfiff es unangenehm laut. Oh nein, nicht schon wieder! Schlaftrunken
schälte ich mich aus dem nassen T-Shirt und zog ein trockenes an. Ich
legte mich wieder schlafen. Am nächsten Morgen klingelte das Telefon und meine Mutter bat mich für ihre Schwester zu beten.

„Sie erlitt letzte Nacht ein Schlaganfall und liegt nun im Koma.
Hoffentlich wacht sie wieder auf."

Hellwach setzte ich mich im Bett auf. Augenblicklich wusste ich,
weshalb mein Ohr in der Nacht geklingelt hatte. Es war ein Anruf von
meiner Tante, die mir einen Besuch abstattete.

Da ich nicht immer erreichbar sein wollte, lernte ich diesen Klingelton auszuschalten. So wie ich es auch mit meinem Handy tue, wenn
ich nicht gestört werden möchte.

NADI SHODANA PRANAYAMA
- Wechselatmung -

Um deine Wahrnehmungen zu verfeinern, müssen die ‚verstopften'
Nadis durchlässig werden, damit die Lebensenergie Prana frei durch
diese feinstofflichen Kanäle fließen kann. Nadi heißt Kanal und
Shodana heißt Reinigung. Also bedeutet Nadi Shodana ‚Reinigung
der Nadis'.

Es ist eine der einfachsten, aber auch wirkungsvollsten Atemtechniken im Yoga. Sie gleicht die Sonnen- und Mondenergie in dir aus.

Deine beiden Gehirnhälften werden ausgeglichen, was zu einem inneren Gleichgewicht, zu Ruhe und Harmonie führt (sehr heilsam bei Tinnitus). Durch die Konzentration auf die abwechselnde Ein- und Ausatmung richtest du automatisch den Fokus auf die Gegenwart. Es ist nicht mehr wichtig, was vorher war, wie es auch nicht wichtig ist, was noch sein wird. Du tauchst ein ins ‚Hier und Jetzt' – in deinen inneren Raum der Stille.

FOKUSSIERUNG

Das Bedürfnis, mein Wissen als Naturärztin und meine mediale Gabe mit anderen Menschen zu teilen und sie in ihrer Heilung zu unterstützen, verleitete mich dazu, einen eigenen Praxisraum zu mieten. Ich wollte die Klienten nicht mehr in der Wohnung empfangen. Ich brauchte dringend Abstand zwischen privatem Alltag und der Praxisarbeit.

Auf einer Internetseite entdeckte ich ein kleines Inserat: Schöner heller Praxisraum, fünfunddreißig Quadratmeter, im Zentrum von Zürich per sofort zu vermieten. Ich wählte die angegebene Telefonnummer. Am anderen Ende nahm eine Frau meinen Anruf entgegen. Sie erklärte mir, dass sie auch Therapeutin in dieser Praxisgemeinschaft sei. Sie lud mich ein, die Räumlichkeiten zu besichtigen. Wir vereinbarten einen Termin für den nächsten Tag. Ich war ziemlich aufgeregt, da dies ein großer Schritt nach außen bedeutete. Ich malte mir aus, wie ich den Raum einrichten würde, überlegte mir einen Namen für meine Praxis und mietete mich geistig bereits in diesen Raum ein. Anja, die andere Therapeutin, empfing mich an der Tür und führte mich in den leeren Praxisraum. Ich stand mit offenem Mund da und konnte nicht fassen, wie schön dieser Raum war. Die Praxis befand sich zuoberst über den Dächern von Zürich. Der lichtdurchflutete Raum hatte leichte Dachschrägen, die eine heimelige Atmosphäre entstehen ließen. Ein kleiner Erker zog meinen Blick magisch an und ich konnte nicht anders, als mich direkt in diesen kleinen zusätzlichen Raum zu stellen. Er war umgeben von Fenstern und mein Blick fiel auf riesige Kastanienbäume und einen kleinen Park. Ich war überwältigt von so viel Schönheit und wusste augenblicklich, dass ich hier meinen Praxisraum einrichten wollte.

Bei der Verabschiedung drückte mir Anja herzlich die Hand. Als sie meinen begeisterten Gesichtsausdruck sah, entließ sie mich mit den Worten: „Es gibt noch eine andere Bewerberin, die allerdings noch nicht ganz sicher ist, ob sie den Raum mieten möchte. Ich gebe Ihnen so bald wie möglich Bescheid, okay?"

Mir blieb nichts anderes übrig, als ihrem Vorschlag zuzustimmen und machte mich auf den Heimweg.

Zuhause angekommen erinnerte ich mich an die Meditation, die ich damals für die erste Wohnung gemacht hatte. Ich setzte mich auf mein Meditationskissen und vertiefte mich in die Fokussierung auf diesen Praxisraum.

„Ich kann nichts verlieren", dachte ich. „Es wird genau so kommen, wie es für alle Beteiligten das Beste ist!"

Eine Woche wartete ich auf den Bescheid von Anja. Endlich rief sie mich an und sagte: „Wenn Sie immer noch wollen, können Sie den Praxisraum haben. Die andere Frau hat abgesagt."

Dankbar sagte ich zu. Ich freute mich riesig darauf, den Raum nach meinem Geschmack einzurichten. Ich kaufte regenbogenfarbenen, leichten Vorhangstoff, der den schmalen Durchgang zum Erker schmückten sollte. Ein zusammenklappbarer Massagetisch musste gekauft werden und helle Rattanmöbel sollten dem Raum eine Atmosphäre von Leichtigkeit geben. Ich ließ ein Schild anfertigen, auf dem stand: ‚Praxis für Integrale Therapie'. Ich wollte ein eigenes Signet entwerfen. Also rief ich eine Freundin an, die von Beruf Zeichnerin war und bat sie, mir zu helfen. Ich besuchte sie an ihrem Arbeitsplatz und besprach mit ihr meine Idee für das Signet.

„Ich sehe eine Gruppe von Menschen, die sich verbindend an den Händen halten und sich zum Universum öffnen. Eine Spirale im Uhrzeigersinn soll aufzeigen, dass sich die Heilung aus unserem Inneren heraus entwickelt. Meinst du, dass du damit etwas anfangen kannst?"

Sie nickte zuversichtlich und sagte zu mir: „Ich werde mich bei dir melden, wenn ich einen Entwurf gemacht habe."

Ich wusste, dass sie ein Profi auf ihrem Gebiet war und verabschiedete mich dankbar von ihr.

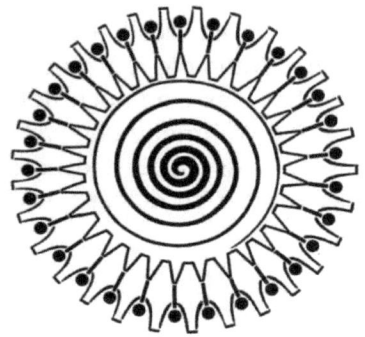

Bereits einige Tage später rief sie mich an. Ihr Entwurf übertraf meine kühnsten Vorstellungen. Das Signet zeigte in Form eines Mandalas eine Spirale, die von der Mitte aus nach außen hin in kleinen aneinandergereihten Menschenfigürchen, die sich an den Händen hielten, mündete. Diese Figuren, mit ihren nach oben ausgestreckten Armen umrahmten das Zentrum des Mandalas. Es war wunderschön! Ich umarmte sie herzhaft und bedankte mich für dieses kunstvolle Signet.

Serra half mir, den Praxisraum einzurichten. Sie war unglaublich praktisch veranlagt in der Gestaltung eines Raumes. Ihre Hilfsbereitschaft war einfach unbezahlbar. Sie ist ein Mensch, der die Kunst des bedingungslosen Daseins aus der Tiefe ihres liebenden Herzens voll und ganz beherrschte. Überglücklich erkannte ich, dass ich nun alles beisammen hatte, um mit meiner Praxistätigkeit zu starten. Ich organisierte einen Tag der offenen Tür und war überwältigt, wie viele Besucher auftauchten. Natürlich kamen meine Familie, viele Freunde und auch einige Yoga-Schüler.

Nun hiess es meine ganze Konzentration zu bündeln und den Fokus auf diese neue Herausforderung zu lenken. Von mir aus konnte es losgehen!

DRISHTI

Beim Yoga versteht man unter Drishti den Kernpunkt, von dem alle Konzentration nach innen in den Körper und damit auch in den Geist gelenkt wird.

Den Geist zu konzentrieren hat dieselbe Wirkung auf die Nadis wie das Praktizieren der Yogastellungen. Deshalb ist es sehr effektiv, während der Asanas mit regelmäßigem Atemrhythmus den Geist zu beruhigen und den Fokus auf einen Punkt zu richten. Dies hat einen beruhigenden Effekt auf die Gedankenströme. Wenn die Konzentration auf einem gutherzigen Gedanken liegt, hat dies eine noch tiefgreifendere Wirkung auf die innere Heilung. Die Wahrnehmung wird durch die Konzentration glasklar. Mit dieser Praxis förderst du die Entwicklung der inneren Sinne, welche das Fenster zu deiner Seele öffnet.

AUGEN

Die Augen sind die Fenster deiner Seele. Woher kommt diese Aussage? Deine Sinnesorgane sind das Tor zur bewussten Wahrnehmung, indem sie Informationen von der Außenwelt aufnehmen. Du schaust durch das Fenster deiner Seele um dich selbst wahrzunehmen. Alles um dich herum ist eine Projektion deines Gehirns, eine Spiegelung deiner Seele. Deine Außenwelt gibt es in Wirklichkeit gar nicht. Es existieren lediglich die Bilder davon, die du wahrnimmst. Diese Bilder bilden deine Realität, die in der Tat eine Illusion sind. Auch wenn du träumst, entstehen Bilder, ohne dass du sie mit deinen offenen Augen siehst. Und eines Tages wachst du aus deinen Träumen auf und bist zutiefst erstaunt, dass sich deine für Realität gehaltenen Bilder ins Nichts auflösen. Die Schleier der Illusion (Maja) haben sich aufgelöst.

Weshalb haben wir Augen, wenn die Außenwelt eine Illusion ist? Deine Augen, deine Sicht nach außen ermöglicht es dir dich selbst anzusehen, dich selbst kennenzulernen, dich selbst zu reflektieren.

Dein Sehvermögen ist direkt mit deinen geistigen und gedanklichen Verhaltensweisen verbunden. Seheindrücke können unmittelbar Gefühlsreaktionen auslösen, wie zum Beispiel weite Pupillen bei Gefühlen wie Angst oder Aufregung oder wenn ein Film weinen auslöst.

In der heutigen Zeit machen die Augen viel mit. Du lenkst dich ab, willst wahrgenommene Dinge im Bewusstsein nicht wahrhaben, willst nicht hinschauen. Du überanstrengst deine Augen, indem du stundenlang auf den Bildschirm deines Computers starrst, auf das Display des Handys, Fernseher schaust oder täglich viele Stunden liest. Vermutlich schaust du selten in die Ferne. Oft tragen Stress, psychische Belastungen, künstliche Lichtquellen, trockene Luft durch Heizung oder Klimaanlage und schlechte Ernährung dazu bei, dass durch diese enorme Reizüberflutung verschiedenste Augenleiden eintreten. Immer mehr Menschen verlassen sich auf moderne Sehhilfen wie Brillen oder Kontaktlinsen. Trotz dieser Sehhilfen nimmt die Sehkraft weiterhin ab, denn das Gehirn gewöhnt sich daran und stellt eigene Bemühungen ein, die Sehschärfe zu regulieren. Es könnte uns zu denken geben, dass über die Hälfte der Menschen in hoch entwickelten Ländern ohne Hilfsmittel nicht mehr sehen können.

Durch Arbeit an der Persönlichkeit und Gedankenkraft ist es möglich, die Sehkraft zu verbessern und zu verstärken. Durch Yoga-Augenübungen und Entspannungstechniken können die Augenmuskeln entspannen und eine klare Sicht kann wieder hergestellt werden. Auch regelmäßig an der frischen Luft sein, den natürlichen Tag-Nacht-Rhythmus einhalten und ausgedehnte reizarme Ruhezeiten helfen deinen Sinnesorganen sich zu regenerieren.

Wenn die Sinnesorgane nicht mehr richtig funktionieren, wirst du gezwungen nach Innen zu schauen und dich auf dich selbst zu besinnen.

SICHTWEISE

Meine Eltern und Brüder tragen alle eine Brille oder Kontaktlinsen. Auch ich erhielt, als ich fünfzehn Jahre alt war, eine Brille wegen Kurzsichtigkeit. Allerdings setzte ich sie nie auf und fand mich damit ab, als halb-blinder Maulwurf aus dem Haus zu gehen. Einmal winkte mir von der anderen Straßenseite jemand zu und rief meinen Namen. Ich winkte freundlich zurück, obwohl ich diese Schattengestalt nicht erkennen konnte. Als ich achtzehn Jahre alt wurde erhielt ich, nach bestandener Autoprüfung, einen Eintrag im Führerschein, dass ich beim Auto fahren eine Brille tragen muss.

Die Jahre vergingen und da ich die Brille nach wie vor nicht benutzte, gewöhnte ich mich an meine schlechten Augen. Nach meinem Empfinden konnte ich alles sehen und das genügte vollkommen. Vor allem wenn ich von einer Weltreise nach Hause zurückkehrte, hatte ich das Gefühl, dass meine Sicht viel klarer war.

Nach meinem fünfundvierzigsten Geburtstag machte ich aus reiner Neugier bei einem Optiker einen Sehtest. Er sagte mir, dass ich keine Brille brauche, ich sähe so gut wie ein Adler. Ich war überglücklich. Offenbar wurden meine Augen durch die Reisen und Yoga geheilt.

Vier Jahre später kam ich auf dem Heimweg in eine Polizeikontrolle. Ein junger uniformierter Polizist winkte mich auf der Seestraße hinaus. Ich fuhr auf einen Garagenplatz und er und sein Kollege kontrollierten mein Auto von allen Seiten. Der zweite Polizist verlangte meinen Führerschein und fragte mich nach eingehender Begutachtung: „Tragen Sie Ihre Kontaktlinsen?"

„Kontaktlinsen? Nein, ich hatte noch nie Kontaktlinsen", war meine erstaunte Antwort.

„Wo ist dann ihre Brille?", fragte er weiter.

„Ich habe auch keine Brille!"

„Seit wann fahren Sie ohne Brille Auto?"

„Schon immer!", war meine überraschte Antwort. Jetzt wurde es mir langsam zu blöd.

Mit eiskaltem Blick starrte er mich an und sagte: „Sie müssen zu Fuß nach Hause gehen. So dürfen Sie nicht mehr Auto fahren. Ich muss Ihnen jetzt ein paar rechtliche Fragen stellen. Sie dürfen die Aussagen verweigern. Ich werde dies dann im Protokoll vermerken."

Nun wurde es mir schon ein wenig schummerig. Ich erinnerte mich, dass der Eintrag, den ich als Achtzehnjährige im Ausweis erhalten hatte, immer noch dort war.

Ich sah ihn offen an und sagte: „Dieser Eintrag ist völlig veraltet. Es tut mir leid, dass ich nicht daran gedacht habe, ihn ändern zu lassen. Meine Augen sehen wunderbar. Ich kann Ihnen das beweisen."

Er glaubte mir kein Wort, was nicht verwunderlich war. Denn normalerweise verschlechtern sich die Augen. Ich deutete auf ein Schild, welches ganz weit weg war und begann zu lesen, was darauf stand. Der Polizist wollte dies nicht hören und winkte ab. Aber es war schon zu spät. Er merkte, dass irgendetwas nicht stimmen konnte, da ich einfach nicht aufhörte zu lesen. Daraufhin rief er seinen Chef an und fragte ihn, was zu tun sei. Dieser meinte: „Wenn diese Frau bis hierhin fahren konnte, kommt sie auch noch nach Hause. Lass Sie fahren."

Ich atmete auf und fuhr nach Hause. Eine Woche später erhielt ich einen eingeschriebenen Brief vom Gericht Meilen. Ich erhielt die Wahl, entweder eine hohe Busse zu bezahlen oder einen Tag ins Gefängnis zu gehen.

Sofort vereinbarte ich einen Termin beim Augenarzt. Er attestierte mir, dass ich einwandfrei sah. Nach diesem Bescheid zog das Gericht die Anklage zurück und ich ließ den Eintrag im Führerschein ändern, damit ich nicht noch einmal in eine solche Situation kam.

- Pincha Mayurasana -

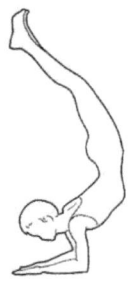

Umkehrhaltungen verändern deinen Blick auf die Welt, und Veränderung – Transformation – ist ein zentrales Thema im Yoga. Pincha bedeutet Feder, Mayura Pfau. In der Körperhaltung Pincha Mayurasana wird also ein Pfau nachgeahmt, welcher seine langen Schwanzfedern anhebt und wie ein Fächer auseinander spreizt. Es ist ein Bild der Schönheit und Anmut. Die Pfauenaugen schauen in alle Richtungen um zu sehen und auch gesehen zu werden.

Auch du darfst dein Charisma, deine innere und äußere Schönheit und Anmut selbstbewusst in die Welt tragen, solange du dich nicht besser oder schöner als die anderen empfindest. So kannst du auch die Schönheit der anderen Menschen erkennen. Schönheit liegt im Auge des Betrachters. Was du nach außen strahlst, strahlt zu dir zurück. Entfalte dein Kleid der Seele, so wie der Pfau sein Gefieder entfaltet und trage dein Licht und deine Schönheit demütig nach außen.

YOGA NIDRA

Wenn du deine Augen schließt und in die Übung Yoga Nidra ein-
tauchst, kommst du in Kontakt mit deinem Selbst. Der bewusste, der
dynamische, der psychische oder auch der yogische Schlaf, ist ein
Weg zur Bewusstwerdung mit deinem innersten Wesenskern. Du
wirst nicht länger von äußeren Bildern abgelenkt. Während einer
Reise durch deinen Körper nimmst du deine einzelnen Körperteile
bewusst wahr. Du spürst bewusst deinen Atem wie er ein- und aus-
fließt, tauchst ein in deine Gefühlswelt und Empfindungen. Durch
unterschiedliche Visualisierungen erhältst du eine Ahnung, wie kraftvoll deine Gedanken sind. Diese Wahrnehmungen führen dich in eine
Tiefenentspannung, die dich mit deinem Selbst verbinden. In diesem
Bewusstsein verankerst du einen Leitsatz (Sankalpa) tief in deinem
Unterbewusstsein.

Auf Grund von Erfahrungen oder Erlebnissen bilden sich Glaubenssätze in deinem Unterbewusstsein. Diese Glaubenssätze können
einen negativen, destruktiven Charakter haben. Sie hindern dich
daran, frei und unbeschwert leben zu können. Wenn du zum Beispiel
ein angepasster Mensch bist, könnte es sein, dass sich tief in deinem
Unterbewusstsein ein Glaubenssatz eingenistet hat, der heißt: „Ich
bin nicht liebenswert!" Du wirst alles tun, um liebenswert zu sein und
fühlst dich gleichzeitig unglücklich. Während der Tiefenentspannung
von Yoga Nidra, wenn dein System durchlässig und aufnahmebereit
ist, hast du die Möglichkeit, diese negativen Glaubenssätze aufzulösen, indem du sie änderst. Zum Beispiel kannst du sagen: „Ich bin
liebenswert und das Leben steht hinter mir!"

Oder „Ich nehme das Gute in mir an und weiß, dass alle meine
Bedürfnisse und Wünsche erfüllt werden."

VISUALISIERUNG

An einem Yoga-Seminar stand eine rote Nespresso-Kaffeemaschine
auf einem kleinen Tisch beim Eingang.

Ich dachte: „Oh, ist die schön! So klein und praktisch. Ich wünsche mir auch solch eine Kaffeemaschine."

Meine Kaffeemaschine war alt und gebrechlich geworden. Ich wusste nicht, wie lange sie noch durchhalten würde. Für eine neue Kaffeemaschine fehlten mir jedoch die finanziellen Mittel, deshalb verwarf mein kalkulierender Verstand diesen Herzenswunsch schnell wieder.

„Ich kann sie ja visualisieren", dachte ich. Und stellte mir die rote Kaffeemaschine bei mir zu Hause vor. Sie erstrahlte in meinen Gedanken in rotem Glanz und schmückte als Herzstück die Ablage in meiner Küche.

Eine Woche später klingelte das Telefon bei mir zuhause. Ich hob den Hörer ab und hörte, wie eine säuselnde weibliche Stimme sagte: „Guten Tag. Sind Sie Frau Samira Henning?" Oh je, wenn das jemand sagte, wusste ich, dass es eine Vermittlungsfirma war, die mich zu irgendeinem unbrauchbaren Vertrag überreden wollte.

„Ja", sagte ich, „ich bin Frau Henning". Ich holte Luft, um der Frau verständlich zu machen, dass ich nichts brauchte. Dass ich wunschlos glücklich sei. Dass ich so viel Geld besäße, dass ich nicht wisse, wohin damit. Was sollte ich also mit einem Lottogewinn anfangen? Dass ich auch keine Werbung für meine Schule brauchte. Und wenn sie nachhakte, würde ich ihr erklären, dass meine Schule bis auf den letzten Platz ausgebucht sei und ich nicht wisse, was ich mit den neuen Interessenten machen sollte. Dies überzeugte die Vertreter jeweils und sie ließen mich in Frieden.

Diese Frau war schneller als ich und sagte: „Wir sind von der Firma Nespresso. Haben Sie schon eine Kaffeemaschine?"

„Ja."

„Was für eine Maschine haben Sie?"

„Eine sehr alte."

„Sind Sie zufrieden mit dieser Kaffeemaschine?"

„Ja", sagte ich und wollte das Gespräch abbrechen.

„Wir möchten Ihnen eine neue Kaffeemaschine schenken!" Wie bitte? Ich hörte wohl nicht richtig!

„Was für eine Farbe möchten Sie gerne? Es gibt sie in weiß, grau, schwarz und rot."

„Rot." Was für eine Frage!

„Und was ist der Haken dabei?", fragte ich misstrauisch.

„Es gibt keinen Haken!"

Ich bedankte mich und legte den Hörer auf. Das war sicherlich ein Juxtelefon von irgend so einem Radiomoderator, der unser Gespräch lächelnd auf ein Band aufgezeichnet hatte und es in seiner nächsten Sendung abspielen würde. Die ganze Nation wird über meine Naivität lachen. Also vergaß ich die Angelegenheit so schnell wie möglich.

Eine Woche später klingelte der Postbote an der Tür. Als ich ihn herein ließ, überreichte er mir ein großes Packet und wünschte mir einen schönen Tag.

Als ich das Packet öffnete, schimmerte mir etwas Rotes entgegen. Die Firma Nespresso hatte keinen Witz gemacht! Sie schenkten mir tatsächlich eine nigelnagelneue rote Kaffeemaschine – als wenn sie meinen Herzenswunsch gehört hätten.

Wünschen ist etwas Wunderbares, wenn man die Wünsche direkt aus dem Herzen heraus formuliert. Nur muss man dabei beachten, dass die Wünsche auch in Erfüllung gehen. Und dann taucht oft die Frage auf: Was mache ich damit? Wünsche sollten wohlüberlegt sein, denn wir tragen die Verantwortung dafür. Wenn ich mir zehn rote Kaffeemaschinen gewünscht hätte, was hätte ich mit so vielen Kaffeemaschinen anfangen sollen? Eine reichte mir und damit konnte ich auch gut umgehen und sie dankbar annehmen. Oder wenn ich mir viele Kinder wünsche und dann werde ich schwanger mit Drillingen und bin maßlos überfordert? Was ist dann? Das reine Wünschen entsteht aus einer tiefen, achtsamen Weisheit heraus. Und wenn wir einmal wunschlos glücklich sind, haben sich alle Ängste aufgelöst, da wir realisiert haben, dass jederzeit für alle von allem genug da ist. Und dass in unserem Leben immer genau das passiert, was für unsere seelische und geistige Entwicklung das Erhebendste ist.

NOCH EINE VISUALISIERUNG

Als ich im Teenageralter war, gab es in unserer Schule einen Jungen, der der große Schwarm der Mädchen war. Er war hochgewachsen und hatte dunkle Locken, die ihm verspielt in die Stirn fielen, wenn er mit coolem Gang an uns schüchternen Mädchen vorbei schlenderte. Kichernd schauten wir ihm nach und erröteten, wenn er zurückschaute und uns zuzwinkerte. Auch ich war heimlich über beide Ohren in ihn verknallt. Aber ich war Realistin genug, um zu wissen, dass er für mich unerreichbar bleiben würde.

An einem Wochenende, als meine Eltern in den Bergen waren, organisierten meine Brüder eine gigantische Party in unserem großen Haus. Das ganze Quartier war eingeladen. Es durften alle kommen, denn Platz war ja genug da. Plötzlich entdeckte ich unter den vielen lärmenden Gästen diesen süßen Jungen. Ich wurde ganz aufgeregt, da es ungewohnt war, ihn in meinem Zuhause zu sehen. Er winkte mir fröhlich zu und wendete sich dann wieder ein paar Mädchen zu, die ihn bewundernd in Beschlag genommen hatten.

Etwas später, es war schon etwas ruhiger geworden im Haus, saßen noch ungefähr zehn Jugendliche in unserem Wohnzimmer und ließen gemeinsam den bewegten Abend ausklingen. Wir hatten zwei riesige Ledersessel, auf die sich immer alle stürzten, da sie sehr bequem waren. Dieser Junge hatte sich auch solch einen Sessel ergattert und war sichtlich zufrieden. Ich weiß bis heute nicht was mich geritten hat, aber ich steuerte geradewegs auf diesen Stuhl zu und fragte den Jungen, ob ich mich auch darauf setzen dürfe. Im selben Augenblick umfasste er mich von hinten mit seinen Armen und zog mich auf seinen Schoss. Mein Herz setzte vor Schreck einen Moment aus und schlug dann wie verrückt weiter. Ich getraute mich fast nicht mehr zu atmen. Stocksteif saß ich auf seinem Schoss und spürte an meinem Rücken die Wärme seines Körpers. Als er mich weiterhin fest umschlungen an sich gedrückt hielt, löste sich langsam meine Anspannung. Ich war fassungslos, dass er dies tat. Und wartete einfach ab, da ich überzeugt war, dass er mich bald wieder lachend von sich wegstoßen würde. Da hatte ich mich aber getäuscht. Er hielt mich weiterhin fest und schien es genau so zu genießen wie ich.

Plötzlich merkte ich, dass die anderen Jugendlichen einer nach dem anderen aus dem Raum schlichen. Vielleicht dachten sie, dass wir alleine sein wollten? Oh je, was sollte ich jetzt tun? Ich war erst vierzehn Jahre alt und war bis dahin noch nie einem Jungen so nah gekommen. Es wurde eine wunderschöne erste Erfahrung für mich, wie es sich anfühlt, wenn sich zwei Menschen zärtlich berühren.

Ein lautes Klopfen an der Tür riss uns aus der Versenkung.

„Wollt ihr zwei auch etwas zu essen?" rief eine Stimme. Wir schauten uns an, standen auf und der Junge ging zur Tür, öffnete sie einen Spalt weit und sagte zu dem Störenfried: „Ich gehe selbst etwas holen. Aber danke für die Nachfrage."

Der neugierige Störenfried versuchte einen Blick auf mich zu erhaschen. Doch der Junge schützte mich, indem er ihm die Sicht mit seinem Körper versperrte. Er schloss die Tür und fragte mich, ob ich Hunger hätte.

„Ja, ein bisschen schon", erwiderte ich. Der Junge ging mitten in der Nacht nach draußen und fuhr mit seinem Mofa zum Bahnhof. Als er zurückkam, überreichte er mir ein paar leckere Croissants und einen Schokodrink. Ich glaube, so sehr hat mir noch nie ein Nachtmahl geschmeckt.

Für mich war klar, dass dies ein einmaliges Erlebnis war und der Junge am nächsten Tag sicherlich nichts mehr von mir wissen wollte. Mein Selbstwertgefühl war alles andere als gut. Am Montagmorgen ging ich in die Schule wie immer. Dann sah ich ihn auf dem Pausenplatz stehen und mit einem anderen Mädchen sprechen. Ich getraute mich nicht zu ihm zu gehen und stellte mich an einen anderen Platz. Plötzlich spürte ich, dass er sich von hinten näherte. Er begrüßte mich freudig und wollte mich in den Arm nehmen. Ich machte mich jedoch stocksteif und war die Coolness in Person. Ich hätte schreien können vor Unfähigkeit, meinen Gefühlen Ausdruck zu geben. Am liebsten hätte ich ihn umarmt und abgeküsst. Aber meine Unsicherheit hielt mich davon ab. Ihm wurde es zu blöd und er entfernte sich enttäuscht von mir.

Während der ganzen Schulzeit begegneten wir uns immer wieder. Wir blieben auf Distanz. Mein Herz schlug immer noch wie verrückt, wenn er in meiner Nähe war. Ich hatte jedoch meine Chance gehabt und sie vergeben. Davon war ich fest überzeugt.

Ein paar Jahre später ging ich, einem inneren Impuls folgend, im Zürcher Niederdorf in eine Bar und bestellte mir einen Drink. Das machte ich sonst nie. Es bedeutete mir absolut nichts, alleine in einer Bar zu sitzen. An diesem Abend tat ich genau das und fand es irgendwie lustig, die anderen Gäste zu beobachten. Plötzlich kam ein junger Mann herein und ich erkannte diesen süßen Jungen aus der Schule, der in der Zwischenzeit zu einem jungen Mann herangereift war. Auch er entdeckte mich und setzte sich zu mir an den Tisch. Wir verbrachten einen angeregten Abend miteinander. Unter anderem erzählte ich ihm, dass ich während der Schulzeit total in ihn verknallt war und er damals auf der Party meine erste intime Erfahrung war. Er lachte und gestand mir, dass es für ihn auch seine erste Erfahrung war.

Ich hatte mein erstes Auto, einen uralten, verrosteten, roten ‚Döschwo', in der Nähe dieser Bar geparkt und fragte den jungen Mann, ob ich ihn nach Hause fahren solle.

„Dieses Abenteuer lasse ich mir nicht entgehen!" spottete er fröhlich. So holperten wir zu ihm nach Hause und küssten uns plötzlich leidenschaftlich vor seinem Haus. Wir hatten ein schlechtes Gewissen dabei, da wir beide in einer Beziehung waren (schlechte Samen). Vernünftig wie wir waren, lösten wir uns voneinander und verabschiedeten uns, ungewiss, wie es weitergehen sollte. Wir sollten uns erst in sechszehn Jahren wiedersehen.

Auf meiner ersten Weltreise lernte ich in Australien eine durchgeknallte Schweizerin kennen. Ich war fasziniert von ihrer Lebensweise. Sie war eine dreißigjährige Aussteigerin, die mal da, mal dort ihr Geld als Coiffeuse verdiente. Meistens reiste sie jedoch ziellos umher und genoss ihr Leben. Einmal fuhren wir zu viert – ihre Schwester wollte auch mitkommen – auf eine kleine Insel und wollten schauen, ob wir es schafften wie Robinson Crusoe zu überleben. Aus Baumrinden fertigten wir uns Schuhe an, bauten ein wackliges Dach über unserem Kopf und wollten uns von selbst gefangenen Fischen ernähren, die ich nicht einmal mochte. Sie ging fischen und war tatsächlich erfolgreich. Ein kleiner zappliger Fisch musste daran glauben, um unsere hungrigen Bäuche etwas zu beruhigen. Pascal widmete sich der Kunst des selbstständigen Feuerentfachens. Plötzlich zogen dunkle Wolken auf und es begann stark zu regnen. Das Feuer weigerte sich zu brennen. Der Fisch blieb roh neben den nassen Holzscheiten liegen. Mir war der Hunger vergangen. Die anderen hatten jedoch solch großen Hunger, dass sie begannen den Fisch roh zu verzerren.

Solchen Abenteuern war ich ausgesetzt, so lange ich mit dieser jungen Frau unterwegs war. Sie färbte meine unteren Haare pechschwarz, so wie sie ihr Haar auch trug. Ich war stolz, ein bisschen so zu sein wie sie.

Eines Tages kam sie auf mich zu und forderte mich auf, die Augen zu schließen und mir etwas zu wünschen.

„Aber überlege dir gut, was du dir wünschst!" ermahnte sie mich. „Denn der Wunsch wird hundertprozentig in Erfüllung gehen!"

Sie band mir feierlich ein Stoffband um mein linkes Handgelenk, während ich mir wünschte, dass ich diesen süßen Jungen eines Tages wieder sehen wollte.

„Eigentlich ein komischer Wunsch", dachte ich. Ich glaubte nicht wirklich daran, dass ich ihn je wieder sehen würde. Ein Teil von mir hatte ihn offenbar immer noch nicht vergessen. So nahm ich dies als ein spielerisches Experiment an.

Sechszehn Jahre später klingelte um sechs Uhr früh unser Telefon. Pascal nahm den Hörer ab und reichte ihn mir nach einer Weile schweigend weiter. „Hallo? Wer ist da?" fragte ich etwas erstaunt über den frühen Anruf. Hoffentlich ist nichts passiert, schoss es durch meinen Kopf. „Hallo. Bist du es? Ich bin der Junge von der Schule früher. Kannst du dich an mich erinnern?" Schlagartig war ich hellwach, stand kerzengerade in unserer Diele und stammelte verlegen in den Hörer: „Ja sicher kann ich mich an dich erinnern."

„Ich habe von dir geträumt letzte Nacht. Der Traum war so real und intensiv, dass ich dich unbedingt finden wollte. Ich habe bereits deine Eltern geweckt, da ich nicht wusste wo ich beginnen sollte, dich zu suchen. Sie haben mir deine Telefonnummer gegeben. Können wir uns sehen?"

Ein tiefes Durchatmen erlaubte meinem Körper, aus der Erstarrung zu erwachen. Ich konnte es nicht glauben! War dies nun die Erfüllung dieses Wunsches, den ich so viele Jahre zuvor geäußert hatte? Natürlich wollte ich das herausfinden, und ich sagte zu, ihn zu treffen.

Er überschüttete mich mit Komplimenten und kochte vorzüglich in seiner kleinen Wohnung im Zentrum von Zürich. Angeregt tauschten wir uns darüber aus, was wir in der Zwischenzeit erlebt hatten. Den Traum allerdings wollte er mir nicht erzählen.

Von da an trafen wir uns regelmäßig und mein Herz war hin und her gerissen, was es fühlen sollte. War diese erneute Begegnung durch meinen Wunsch erzwungen worden? Oder war es etwas anderes, das uns verband? Ich wollte ihn so lange treffen, bis ich es wusste. Ein Teil meines Herzens hatte ich bereits wieder diesem Mann geschenkt. Der andere Teil war bei Pascal und bei den Kindern. Was mache ich nur? Ich muss diese Treffen absagen! Das kann ich meiner Familie nicht antun! Mein schlechtes Gewissen quälte mich schrecklich, denn die Gefühle zu diesem Mann wurden immer stärker. Jetzt musst du dich entscheiden! Dies nahm ich mir fest vor.

Wir gingen zusammen in ein Sofa-Kino und schauten uns einen künstlerisch angehauchten Film an. Immer wieder berührten sich unsere Beine und doch wagte keiner von uns dem anderen näher zukommen. Nach dem Film gingen wir etwas essen und es wurde sehr spät. Plötzlich erkannte ich, dass ich bei ihm übernachten würde, wenn ich die letzte Straßenbahn verpasste. Und dann würde es passieren. Ich würde bereit sein, mich voll und ganz auf ihn einzulassen und auch auf der körperlichen Ebene eine Grenze zu überschreiten. Von weitem beobachtete ich, wie sich eine Straßenbahn gemächlich einer Haltestelle in meiner Sichtweite näherte. Wie von einer Tarantel gestochen schoss ich aus meinem bequemen Restaurantstuhl auf und rannte wie eine Verrückte auf die letzte Straßenbahn zu, die mich an diesem späten Abend nach Hause bringen würde. In letzter Sekunde erwischte ich sie gerade noch, bevor die Türen schlossen. Der schöne Mann schaute mir verdutzt nach. Er wusste genau so wie ich, dass dies eine klare Entscheidung war, die ich getroffen hatte.

OSTEN

Das hohe Alter ist eine tiefe Verneigung vor dem Leben.

Gabriele Pyhrr

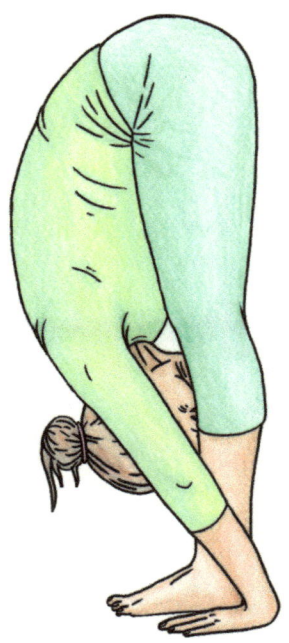

„Wer bin ich, woher komme ich, wohin gehe ich und was ist der Sinn des Lebens auf der Erde?" Diese vier Lebensfragen beschäftigen seit Urzeiten viele Menschen. Manche widmen sich lebenslänglich diesen Fragen, meditieren darüber und suchen nach Antworten. Es gibt viele ‚äußere' Wege, mit deren Unterstützung du Antworten finden kannst. Diese Wege helfen dir, auf deine innere Stimme zu hören. Die Lehre des Medizinrades ist einer dieser Wege. Yoga ist ein anderer Weg.

Die Antworten wirst du in deinem inneren Raum hören, wenn es leise um dich herum ist, zum Beispiel in der Natur. Oder nach einer heftigen Krise, die deinen Panzer aufgeweicht hat. Oder im Gespräch mit einem offenherzigen, wahrhaftigen Menschen. In diesen Momenten spürst du wahrscheinlich eine absolute Leere in dir, die Raum in dir schafft. Das ist die Voraussetzung die Stimme deines Herzens zu hören. In diesem Zustand kann es sein, dass ein zarter Funken ‚Erinnerung' dein inneres Wissen berührt. Dies ist der richtige Zeitpunkt, in deinen inneren Raum zu tauchen, die Fragen zu stellen und auf die Stimme deines Herzens zu lauschen. Denn schlussendlich findest du die Antworten nur in deinem Inneren.

WER BIN ICH

Die Begegnung mit diesem jungen Mann wühlte mich innerlich sehr auf. Wieso war es möglich, dass ich mich in einen anderen Mann verliebte? Liebte ich Pascal nicht mehr? Oder gab es etwas Wesentliches, das ich in unserer Beziehung vermisste? Ich überlegte mir, was Pascal und mich noch miteinander verband. Ich hatte das Gefühl, dass auch er nicht erfüllt war in unserer dreiundzwanzigjährigen Beziehung. Seit längerer Zeit lebten wir wie Geschwister nebeneinander. Wir begannen, uns auch äußerlich in andere Richtungen zu verändern. Für mich war die geistige Welt nach wie vor mein Leben und Pascal schloss sich immer mehr der Schulmedizin an. Jedes Mal, wenn eines von unseren Kindern krank wurde, kämpfte ich darum, es mit natürlichen Heilmitteln zu behandeln und Pascal setzte sofort Antibiotika und andere Medikamente ein. Wir machten beide die Erfahrung, dass es manchmal reichte, die Krankheit mit einem natürlichen Medikament zu heilen. Manchmal jedoch war es unumgänglich, Antibiotika einzusetzen. Eigentlich hätte man meinen können, dass wir ein sich perfekt ergänzendes Paar waren, da wir die besten Voraussetzungen hatten, eine Krankheit ganzheitlich zu betrachten. Die Auseinandersetzungen wurden immer häufiger. Beide wollten ihr Wissen und ihr Recht durchsetzen.

Einmal, als wir auf unserem kleinen Gartensitzplatz saßen, hörten wir plötzlich über uns ein klatschendes Geräusch, dem ein dumpfer Aufprall folgte. Ein kleiner Vogel hatte ein Fenster hinter uns übersehen. Er knallte während seines Fluges mit voller Wucht dagegen und fiel anschließend rückwärts auf den Boden vor unsere Füße. Pascal und ich starrten zuerst erschrocken den bewegungslosen kleinen Vogelkörper an, hoben dann gleichzeitig unsere Köpfe und versuchten im Blick des anderen die Gedanken zu lesen. Dann schossen wir im selben Sekundenbruchteil aus unseren Stühlen hoch und rannten ins Haus. Er eilte zu seinem Chirurgenwerkzeug und schnappte sich ein scharfes Skalpell, welches dem Vogel den Gnadenstoß versetzen sollte. Währenddessen rannte ich zum Medikamentenschrank und ergriff ein Fläschchen mit Notfalltropfen. Zum Glück war ich schneller und konnte dem Vogel ein paar Tropfen in seinen leicht geöffneten Schnabel einflössen. Pascal stand mit seinem Skalpell daneben, allzeit bereit, ihn von seinen Schmerzen zu befreien. Nach ein paar Sekunden schüttelte der kleine Vogel sein Köpfchen, bewegte sachte seine zerdrückten Flügel und erhob sich noch etwas benommen in die Lüfte. Triumphierend verstaute ich die Notfalltropfen wieder an ihren Platz und beobachtete den Vogel, wie er, ein wenig beschwipst vom Alkohol, das Weite suchte.

Ein anderes Mal erkrankte Luca an einer Mittelohrentzündung. Ich versuchte verzweifelt, sie mit Teebaumöl und Zwiebelwickeln zu behandeln. Luca lag bewegungslos auf seinem Bett und wimmerte qualvoll vor sich hin. Seine Schmerzen waren unerträglich. Pascal konnte dies nicht mehr mit ansehen. Er fuhr in die nächste Apotheke, um Antibiotika zu besorgen. Nach zwei Tagen ließen die Schmerzen, Gott sei dank, nach. Pascal war wütend auf mich, weil ich versucht hatte, die Entzündung auf natürliche Art und Weise zu bekämpfen und vor allem, weil ich Luca so sehr hatte leiden lassen. In diesem Fall musste ich ihm Recht geben. Es war wirklich nicht immer einfach, den besten Weg zu finden.

Wir begannen uns innerlich immer mehr voneinander zu entfernen. Äußerlich funktionierten wir nach wie vor als perfektes Paar. Ich spürte, dass Pascal begann, sich energetisch von mir zu lösen. Er war oft in seinen Gedanken an einem ganz anderen Ort, wirkte gereizt und überfordert. Auch ich spürte in jener Zeit eine unerträgliche Angespanntheit. Mein Körper begann auf diese innere Starre zu reagieren, indem ich am Morgen, wenn ich aufwachte, meine Finger nicht mehr bewegen konnte. Sie waren geschwollen, steif und starr. Ich brauchte jeweils ein paar Minuten, bis ich sie wieder beugen konnte. Es war, als ob ich etwas krampfhaft festhalten wollte, nicht loslassen konnte. Ich war so sehr in der Haltung gefangen, dass eine Familie nicht auseinander gerissen werden dürfe. Sie musste zusammen bleiben, egal was es koste. Aus diesem Grund hätte ich den Schritt einer Trennung nie gewagt. Mir hätte schlichtweg der Mut dazu gefehlt.

Es war im Frühling des Jahres 2003, als Pascal mit mir einen Abendspaziergang machen wollte. Ich freute mich aufrichtig darüber. Diese Spaziergänge waren immer sehr schön. Die Bewegung an der frischen Luft half uns, unsere Gedanken zu ordnen und regte zu tiefgründigen Gesprächen an. Pascal erzählte mir ein paar belanglose Geschichten, bis er plötzlich nebenbei erwähnte, dass er eine andere Frau kennengelernt hätte. Zuerst dachte ich, dass er mich auf den Arm nehmen und meine Reaktion testen wollte. Als er mich jedoch mit ernstem Gesichtsausdruck anstarrte, wusste ich instinktiv, dass es tatsächlich so gemeint war. Vermutlich rutschte ich in diesem Moment in einen tiefen Schockzustand, denn ich begann mit ihm ganz vernünftig das weitere Vorgehen zu besprechen. Ich sah mich bereits als alleinerziehende Mutter und musste einfach nur noch das Organisatorische regeln. Alles andere blendete ich erfolgreich aus. Die Option, dass wir an unserer Beziehung arbeiten, gab es gar nicht. Als wenn ich darauf gewartet hätte, dass er diesen ersten Schritt der Trennung übernehmen würde, da ich es nicht tun konnte.

Als wir nach unserem Spaziergang wieder zu Hause ankamen, löste sich die erste Schicht des Schockes langsam in mir auf und Tränen begannen meine innere Schutzschicht aufzuweichen. Diese Nacht werde ich nie vergessen, so unendlich viele Gedanken fluteten durch meinen Kopf. Kreisten in endlosen Schlaufen. Und fanden doch keine Lösung. Keine Ruhe. Ich hatte Angst. Kalte Angst kroch erbarmungslos in meine Zellen und nahm mir den Atem. Wie schaffe ich das bloß? Allein mit zwei kleinen Kindern? Wie sage ich es den Kindern? Davor hatte ich die größte Angst.

Erschöpft schlief ich irgendwann ein. Eines wusste ich ganz genau. Pascal musste so schnell wie möglich ausziehen. Ich brauchte dringend Raum, um darüber nachzudenken, wie es weiter gehen sollte. Raum zum Atmen.

Am nächsten Morgen bat ich ihn, seine Sachen zu packen und die Wohnung zu verlassen. Er sagte mir, dass er uns nicht verlassen wolle.

Ich fragte ihn: „Was willst du dann?"

„Ich will beide Frauen!"

„Das ist keine Option für mich", erklärte ich ihm. „Wenn du dich für eine Frau entschieden hast, dann können wir uns wieder unterhalten."

Also zog er aus.

Während der nachfolgenden Zeit lernte ich mit meinen Gefühlen achterbahnfahren. Dank der intensiven Yogapraxis konnte ich dabei meiner inneren Zentriertheit treu bleiben. Meine Gefühle überfielen mich unkontrolliert in einer Heftigkeit, die mir immer wieder den Boden unter den Füssen wegzog. Ich stürzte haltlos in ein tiefes Tal der Trauer. Gleichzeitig spürte ich, wie diese Trauer eine Tür zur Freiheit öffnete. Ich entdeckte ein ungeahntes Gefühl der Präsenz, des Bei-mir-Seins. Jeden einzelnen Augenblick spürte ich ganz bewusst. Spürte das Pochen meines Herzens. Den Rhythmus meines Atems. Die Trauer schaffte eine befreiende Weite in meinem inneren Raum. Raum für etwas Neues, Unbekanntes. Mein kontrollierender Geist jedoch flößte mir Angst ein. Angst vor dem Nichtwissen. Wenn ich mich dieser Angst hingab, überkam mich wieder Verzweiflung. Und wenn ich mich diesem Schmerz hingab, vergaß ich vollkommen, wer ich war. Fühlte mich nicht mehr verbunden. Verlor mich in diesem Schmerz des Verlustes.

Ich stürzte mich in die Arbeit. Die Termine in der Praxis waren schnell ausgebucht. Ich liebte es, meinen Klienten eine Hilfe sein zu dürfen. Auch die Yogakurse gaben mir Halt und ein Gefühl des Zuhause-Seins. Aufgetankt mit dieser Kraft versuchte ich, meine Kinder in ihrem Schmerz zu unterstützen. Es zerriss mir das Herz, sie leiden zu sehen. Für mich und Pascal war es keine Frage, dass Kinder beide Elternteile brauchen. Pascal kam nach wie vor, wenn ich im Yoga war, an zwei Abenden pro Woche zu uns nach Hause, um bei den Kindern zu sein. Anfänglich hatte ich große Mühe mit dem Gedanken, dass er immer noch bei uns ein- und ausging und ich organisierte einen Babysitter für diese beiden Abende. Meine Nachbarinnen förderten diese Qual, indem sie mich zu einem Gespräch einluden und mit harten Worten insistierten: „Du musst unbedingt das alleinige Sorgerecht beantragen. Sonst hast du keine Chance bei Entscheidungen, die die Kinder betreffen! Du musst für deine Rechte kämpfen."

Wirre Gedanken stürzten durch meinen Kopf. Wieso soll ich jetzt plötzlich alleine verantwortlich sein für die Kinder? Dies möchte ich auf gar keinen Fall! Sie brauchen genau so einen Vater wie eine Mutter! Wieso soll er für seinen Mut bestraft werden? Wie verbittert muss man sein, wenn man fähig ist, nach einer so langen Liebesbeziehung dem Drang nach Zerstörung nachzugeben? Ich verstand die kämpferische Haltung meiner Nachbarinnen nicht. Sie halfen mir jedoch dabei, meine Einstellung klar zu überdenken. Mein größter Herzenswunsch war, es meinen Kindern etwas leichter zu machen. Ihre Verlustangst etwas zu mindern. Sie wieder glücklich zu sehen. Und ich war mir sicher, dass sie das waren, wenn ihr Vater bei ihnen war. Ihn auszuschließen war keine Option für mich, da es den Kindern geschadet hätte. So habe ich meine verletzten Gefühle beiseite gestellt und mein Ego in die Wüste geschickt, denn in dieser Beziehung ging es nicht um mich oder um Pascal. Sondern ausschließlich um das Wohlergehen der Kinder. Bis heute bin ich Pascal dankbar, dass er als Vater alles gegeben hat. Dass er immer für die Kinder da war, wenn sie ihn brauchten.

ASATO MA MANTRA

Dieses Mantra hilft bei kleinen und großen Übergängen und Veränderungen im Leben. Es dient der Vorbereitung und Unterstützung, wenn ein neuer Lebensabschnitt beginnt, sowie auch der Vorbereitung auf den Tod oder auf eine Geburt.
Das Asato ma Mantra hilft, wieder klarer zu sehen, was wirklich wichtig ist.

OM   der uranfängliche Klang des Universums

ASATO MA SAD GAMAYA   vom Nichtsein führe mich zum Sein

TAMASO MA JYOTIR GAMAYA   von der Dunkelheit führe mich
zum Licht

MRITYOR MA AMRITAM GAMAYA   vom Tod führe mich
zur Unsterblichkeit

VERANTWORTUNG DER HARMONIE

Im nachfolgenden Jahr machte ich die wundervolle Erfahrung, mit mir allein sein zu dürfen. Und dies auch zu genießen. Natürlich waren die Kinder da, die mir den Rhythmus in meinem Alltag vorgaben. Ich hatte meine Familie und Freunde, die sich rührend um mich kümmerten. Es war immer jemand für mich da, wenn die Decke drohte, mir auf den Kopf zu fallen. Wenn ich nicht mehr weiter wusste und mich die Zuversicht verließ. Oder ich nur noch Berge Arbeit vor mir aufgetürmt sah. Und doch blieb das Gefühl, mein Leben alleine bewältigen zu wollen, vorhanden. Ich liebte die Einsamkeit, die ruhigen Augenblicke während des Tages, die Stille am Abend, wenn die Kinder schliefen. Dieses Gefühl erinnerte mich an die Zeit in meiner Kindheit, wenn ich alleine in den Wald zu meinen geliebten Bäumen ging. Wenn ich Gespräche in vertrauter Zweisamkeit mit Nathanael führte. In der Einsamkeit spürte ich ganz deutlich die Verbundenheit mit meinem tiefsten Inneren. Es fiel mir wie Schuppen von den Augen, dass ich dies während den letzten Jahren stark vernachlässigt hatte. Ich war so beschäftigt mit vielen anderen, offenbar wichtigeren Dingen.

Ich begann mein Leben wieder bewusster wahrzunehmen. Jeden Atemzug bewusst zu spüren, jeden Gedanken bewusst zu denken, jede Handlung bewusst auszuführen. Dies war wie ein nach Hause kommen. Ein Gefühl tiefster Meditation. Jedoch immer, wenn ich nicht aufpasste und tagträumerisch meinen Gedanken nachhing, warf es mich wieder zurück in das Gefühl einer inneren Stumpfheit. Es war nicht einfach, Präsenz zu wahren und zu leben. Augenblick für Augenblick, Moment für Moment.

Meine Tage waren von früh bis spät ausgefüllt. Neben den üblichen Haushaltsarbeiten wie Putzen, Einkaufen, Kochen und Waschen kamen nun auch noch diejenigen dazu, die Pascal früher übernommen hatte, wie Rasenmähen, Lampen austauschen, Nägel in die Wand schlagen usw.

Ich verarbeitete diese Veränderung in meinem Leben, indem ich begann, unser Häuschen neu einzurichten. Das erste Möbelstück, welches ich entsorgte, war unser gemeinsames Bett. Ich ging zu Ikea und kaufte mir das günstigste Bett, welches ich finden konnte. In mühsamer, kniffliger, fünfstündiger Arbeit baute ich es zusammen. Mit Schweißperlen auf der Stirn und blutigen Fingern vom Schraubendrehen betrachtete ich schließlich stolz mein Werk. Auch wenn es nicht ganz perfekt war. Was ich erst am Abend, als ich es einweihte, spüren sollte. Aber die leichte Schieflage störte mich überhaupt nicht. Ich war einfach nur glücklich und stolz auf die mir selbst bewiesene Unabhängigkeit.

In einem zweiten Anlauf räumte ich das Wohnzimmer aus und richtete es komplett neu ein. Ich wollte mein eigenes Zuhause schaffen. Und dazu gehörte, Altes loszulassen und Platz für das Neue zu schaffen. Die neuen Möbel, die ich gekauft hatte, waren allesamt viel zu wuchtig für mein kleines Wohnzimmer. Tagtäglich stellte ich bestimmt eine Woche lang immer wieder alle Möbel um, weil ich nie zufrieden war mit deren Anordnung. Schließlich fanden die einzelnen Möbelstücke doch noch alle ein geeignetes Plätzchen. Ich kaufte neues Geschirr, ging zum Coiffeur und kleidete mich neu ein. Schlussendlich räumte ich mit Pascal zusammen den Dachboden aus, so dass auch dort nutzbarer Raum entstand.

Diese äußeren Veränderungen spiegelten meine innere Entwicklung. Am meisten half mir auch jetzt wieder das Praktizieren von Yoga und Meditation. Jeden Morgen, bevor ich in meinen Praxisraum ging, vertiefte ich mich nach einer heißen Tasse Kardamomwasser in die Yogapraxis. Am Abend gab ich mein Yogawissen an meine Schüler weiter. Die Yogapraxis gab mir die Erdung, die ich brauchte. Gleichzeitig begann sie, verkrustete Schichten, die sich schützend um mein Herz gelegt hatten, langsam aufzubrechen. In solchen Momenten fühlte ich mich nackt, zerbrechlich und verletzlich. Ich spürte, dass ich Hilfe brauchte, um nicht in ein tiefes Loch zu fallen. Nathanaels Präsenz tat mit gut. Auf ihn konnte ich mich verlassen. Ich suchte Gespräche, die mir halfen, mich in der neuen Situation zurechtzufinden. Ich ließ mich in einer ayurvedischen Kur verwöhnen. Meine Mutter gab mir die Adresse einer Therapeutin, die mit Hilfe von Familienstellen entgleiste Familienthematiken auflösen konnte. Dort traf ich eine ehemalige Freundin aus der Arztgehilfinnen-Ausbildung. Wir fielen uns freudig um den Hals und verabredeten uns zum Mittagessen. Sie schwärmte von einem Handleser, der auch Ausbildungen anbot. Handlesen verband ich mit Zigeunern, die freiheitsliebend umherzogen und sich mit dieser Kunst etwas Geld verdienten. Da ich mich auch wie eine Zigeunerin oder Nomadin fühlte, meldete ich mich sogleich bei diesem Handleser für eine Einzelberatung an. Diese Begegnung beeindruckte mich tief, so dass ich mich entschied, bei ihm die Ausbildung zu besuchen. Schon bald sollte ich das Licht am Ende des Tunnels wieder wahrnehmen.

ELEMENT LICHT

Ohne Dunkelheit kannst du das Licht nicht erkennen. Wenn du nur Licht erfahren hast, kannst du nicht erkennen, was Licht ist. Erst die Erfahrung von Dunkelheit lässt dich erkennen was Licht ist.

So lassen Gegensätze erkennen, was wirklich ist und die Sehnsucht nach der inneren Mitte erwacht. Auf diesem Planeten geht es um das Licht-Dunkel-Gleichgewicht. Durch das universelle Gesetz der Dualität hast du die Möglichkeit zu wachsen und in den inneren Raum des Friedens einzutauchen.

Das Licht ist immer stärker als die Dunkelheit. Stell dir zwei gleichgroße Räume vor, die nebeneinander liegen und durch eine Wand getrennt sind. Inmitten dieser Wand ist eine Tür eingelassen. Sie verbindet die beiden Räume miteinander. Ein Raum ist von hellem Licht durchflutet und der andere Raum ist dunkel wie die Nacht. Was geschieht nun, wenn die Tür geöffnet wird? Dringt die Dunkelheit ins Licht oder das Licht in die Dunkelheit? Dieses Bild zeigt dir auf, dass das Licht in dir immer stärker ist als die dunklen Seiten. Dies wirft folgende Fragen auf: Existiert überhaupt Dunkelheit? Ist Dunkelheit nicht eine Illusion, wenn sie sich bei der Anwesenheit von Licht auflöst? Könnte es sein, dass Dunkelheit lediglich eine Projektion deiner tiefsten Ängste ist?

Ängste erzeugen das Gefühl von Dunkelheit in deinem Geist. Die dunklen Seiten in dir lassen dich dein Licht klar erkennen. Also kannst du durch die Bewusstwerdung deiner Ängste den heilenden Lichtstrahlen erlauben, die nebligen Schleier der Dunkelheit aufzulösen und Raum für Trauer zu schaffen. Und Trauer ist die Brücke zur Liebe.

Diejenigen, die Licht in den dunklen Raum tragen, werden um sich herum keine Dunkelheit haben, denn die Definition der Dunkelheit ist die Abwesenheit von Licht. Wenn du ständig Licht erzeugst, dann hat Dunkelheit keine Chance.

Hast du schon einmal darauf geachtet, dass das Wort ‚Licht‘ tagtäglich in deinen Gedanken und Gesprächen auftaucht? ‚Mir geht ein Licht auf‘, ‚Licht auf etwas werfen‘, ‚Du bist das Licht meines Lebens‘, ‚Du strahlst wie die Sonne‘ oder ‚Ich hatte eine Erleuchtung‘ sind Sinnbilder deiner Gedanken voller Weisheit, Liebe und Hoffnung.

NAMENSÄNDERUNG

Ungefähr zwei Jahre vor der Trennung mit Pascal machte ich mich an einem trüben regnerischen Novemberabend auf nach Bubikon zu meinen Land-Yogis. Wie immer musste ich am Bahnhof Hardbrücke auf den Zug warten. Ein kalter feuchter Wind blies unangenehm durch die düsteren Perrons, so dass ich mich zum Schutz hinter eine dicke Säule stellte. Wie aus dem Nichts klang immer wieder der Name Samira an mein Ohr. Wer war Samira? Konnte es sein, dass ein geistiges Wesen versuchte mich zu erreichen? Mir etwas sagen wollte? Das geschah fast jedes Mal, wenn ich auf diesem Bahnhof stand und wartete. Ich spitzte die Ohren und fuhr meine Antennen aus. Aber so sehr ich mich auch anstrengte, hörte ich einfach immer nur den Namen Samira. Er klang wie ein Mantra, immerwährend, weich, klangvoll. Vertraut. Etwas in mir verliebte sich augenblicklich in diesen Namen und ließ ihn weiterhin wie Balsam in mein Ohr tröpfeln. Der Zug kam. Ich stieg ein. Der Klang des Namens hallte in meinem Ohr weiter nach und wurde Eins mit meinem Wesen. Gehörte dieser Name zu mir? Ein erkennender Erleuchtungsfunke flackerte in mir auf. Mein Herz machte vor Freude einen Sprung, denn mein Geburtsname Gisela klang in meinem Ohr fremd. Als wenn er nicht mehr zu mir passen würde.

Nach der Trennung fiel mein endgültiger Beschluss, dass ich den Namen Samira annehmen würde. Ich war mir bewusst, dass Namen eine bestimmte Energie in sich tragen und manche sagen, dass der Name mit einer Lebensaufgabe zu tun hat. Aus der geistigen Welt wusste ich, dass Namen nicht wichtig sind. Die Menschen verwenden Namen, um sich eine äußere Identität zu verschaffen. Der Name Samira kam zu mir wie ein Geschenk. Als wenn die geistige Welt mir mit diesem Namen den neuen Lebensabschnitt versüßen wollte. Dankbar nahm ich dieses Geschenk an.

Die Handleser-Ausbildung fand im Zürcher Niederdorf in der Buchhandlung ,Zum Licht' statt. Der helle großzügige Raum war ausschließlich mit Frauen gefüllt. Der junge Lehrer war der einzige Mann. Alle hörten ihm bewundernd und hoch konzentriert bei seinen Ausführungen zu. In der Mittagspause ging ich mit einem Grüppchen in ein nahegelegenes Restaurant. Alle saßen um einen großen, rechteckigen Tisch und freuten sich auf die Stärkung. Angeregt unterhielten wir uns über das soeben Gehörte. Jemand sprach mich mit meinem Namen Gisela an und wollte etwas von mir wissen. Ich erklärte dieser Person mutig, dass ich meinen Namen geändert hätte und dass ich jetzt Samira hieß. Plötzlich war es auffallend ruhig am Tisch und alle starrten mich an.

„Wieso hast du deinen Namen geändert?" wollte jemand wissen. Ich versuchte, diese Frage zu beantworten. Die meisten waren beeindruckt von meinem Mut. Bei einigen spürte ich eine gewisse Verunsicherung. Mir gegenüber saß eine junge Frau, die mich von Anfang an schockiert gemustert hatte.

Plötzlich platze sie heraus: „Das darfst du nicht tun! So verleugnest du deinen Taufnamen und somit deine Lebensaufgabe."

Die anderen richteten interessiert den Blick auf diese Frau und dann auf mich, weil sie neugierig waren wie ich reagieren würde.

„Woher weißt du das?" fragte ich sie.

„Das steht in jedem Namensbuch", behauptete sie.

„Woher wissen diese Autoren das?"

Darauf konnte sie mir keine Antwort geben. Sie war sehr aufgebracht als sie entgegnete: „Das weiß jedes Kind. Es ist ja auch logisch, denn wieso erhalten wir bei der Geburt einen bestimmten Namen?"

„Ja", sagte ich ruhig, „so logisch, wie das für dich ist, so logisch ist es für mich, dass wir den Namen genau so gut in gewissen Lebensabschnitten ändern können. Wir handeln aus unserem eigenen Erfahrungsschatz heraus. Die Meinung eines Autors, der seine Erkenntnisse in einem Buch veröffentlicht, basiert auch auf seinem Erfahrungsschatz. Oder aus Recherchen, die aus dem Erfahrungsschatz von jemand anderem stammen. Und je nachdem, aus welchem Blickwinkel wir eine Situation betrachten, entstehen verschiedene Sichtweisen. Es können zwei Menschen exakt dieselbe Situation erleben. Die Betrachtungsweise kann jedoch konträr sein, da sie aus ihrer Erfahrung heraus die Situation verschieden anschauen. Im Extremfall kann der eine Mensch durch diese Situation erleuchtet werden und der andere nimmt sich das Leben. Deshalb gibt es keine Wertung. Aus meiner Sichtweise soll der Respekt vor dem Taufnamen da sein, der für einen bestimmten Lebensabschnitt seine Richtigkeit hat. Es gibt meines Erachtens Menschen, für die es stimmig ist, ihren Namen ein Erdenleben lang zu behalten. Und für andere ist es richtungsweisend, die Herausforderung eines neuen Namens, vielleicht auch einer neuen Aufgabe, anzunehmen. Jedoch wer bestimmt, was im Hier und Jetzt für uns der klügste Weg ist? Durch die verschiedenen Sichtweisen glaube ich, dass nur wir selbst dies aus unserer inneren Weisheit heraus erkennen können."

Die Frau war nachdenklich geworden. Ich hoffte, dass meine Überlegungen nicht zu besserwisserisch geklungen haben. Als ich sie nachdenklich ansah, nickte sie kurz mit dem Kopf. Das Gespräch war aus ihrer Sicht beendet. Aus meiner Sicht auch.

Ich stellte beim Gemeindeamt des Kantons Zürich den Antrag, meinen Namen von Gisela auf Samira Gisela ändern zu dürfen. Er wurde bewilligt. Ich war so glücklich, dass ich die ganze Welt hätte umarmen können. Einmal mehr spürte ich die unterstützende Kraft des Universums.

SAHASRARA CHAKRA
- Kronenchakra -

Das Kronenchakra befindet sich direkt über der Schädelkrone und ist nach oben geöffnet. Es ist deine Antenne zum Höheren Selbst, zum großen Ganzen, zum Seelenplan. Es symbolisiert das Bewusstsein, dass es keine Trennung gibt, dass alles miteinander verbunden ist, dass alles Eins ist. Du bist erfüllt von Gottvertrauen (Gott in dir). Dies bedeutet, dass du deiner inneren Führung vertraust. Der Zugang zur inneren Wahrheit und zum spirituellen Denken ist hergestellt. Du weißt einfach, dass Dinge wahr sind, ohne dass dein Verstand versteht warum. Du machst dir keine Sorgen mehr, im tiefen Wissen, dass alle Erfahrungen einen Sinn haben – egal wie schmerzhaft sie manchmal sein können. Ein Verstehen und Begreifen der Welt äußert sich in der Fähigkeit tiefere Lebenszusammenhänge zu erahnen.

Deine Seele ist in der geistigen Welt zu Hause. Sie liebt dich bedingungslos. Wenn du dich mit der geistigen Welt verbunden fühlst, hast du das Tor zu deinem Seelenraum geöffnet. Dort sind alle Seelen eins. Du spürst keine Angst mehr, denn du weißt, dass du im großen Ganzen gehalten bist. Die Energie des Universums ist mit deiner spirituellen Energie, die alles durchdringt, verbunden.

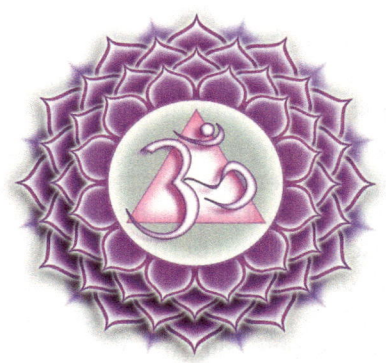

GELD IST ENERGIE

Unter der Woche pendelte ich mehrmals zwischen drei verschiedenen Arbeitsstandorten hin und her. Die Vormittage verbrachte ich in meiner Praxis neben der Bäckeranlage. Die Yogakurse bot ich neben dem Hauptbahnhof und in Zürich-Altstetten an. Meine Vision war, alle drei Standorte zusammen zu legen, damit ich die Energie besser bündeln konnte. Just zu dieser Zeit erhielt ich vom Vermieter des Yogaraumes beim Hauptbahnhof ein Kündigungsschreiben wegen Gebäudeabriss. Das war eine klare Aufforderung, meine Vision umzusetzen. Allerdings war dies leichter gesagt als getan. Es war fast unmöglich, im Zentrum von Zürich einen geeigneten Raum zu einem zahlbaren Mietpreis zu finden. Meine finanziellen Mittel waren sehr begrenzt, da ich von Pascal gerade so viele Alimente erhielt, dass ich davon die Miete für die Wohnung bezahlen konnte. Was ich für mich und die Kinder zum Leben brauchte, musste ich mir selbst verdienen.

Auf meinen Kontoauszügen stand regelmäßig die Zahl Null. Es kam immer wieder vor, dass ich am Ende des Monats meine Rechnungen nicht bezahlen konnte und warten musste, bis ein neuer Yogakurs begann. Wenn die Schüler mir am Anfang eines neuen Quartals das Kursgeld in die Hand drückten, nahm ich es dankbar an, da ich die Rechnungen nun alle begleichen konnte. Den täglichen Lebensunterhalt verdiente ich mit der Praxisarbeit. Ich machte zu jener Zeit die Erfahrung, dass immer zum richtigen Zeitpunkt so viel Geld zu mir kam, wie ich auch brauchte. Allerdings nie mehr. Das brauchte ich auch nicht, da ich kein Auto besaß, auf Essen in Restaurants verzichtete und mir auch sonstige Extras nicht erlaubte.

Es fiel mir in jener Zeit schwer, meinem zweiten Vorsatz treu zu bleiben: „Unterrichte Yoga mit dem inneren Bedürfnis, Menschenherzen zu berühren und nicht, um Geld zu verdienen". Natürlich wollte ich nach wie vor die Menschenherzen berühren, aber genau so dringend brauchte ich das Geld, um zu überleben. Immer wieder kamen Schüler zu mir, die in derselben Situation steckten wie ich. Da ich selbst wusste, wie schwierig es war mit Armut umzugehen, brachte ich ihnen gegenüber großes Verständnis auf. Nicht alle konnten offen darüber sprechen. Viele schämten sich. Wenn ein Schüler zu mir kam und sagte, dass er leider nicht mehr in den Kurs kommen könne, da er einen finanziellen Engpass habe, äußerte ich unumwunden meine Meinung dazu:

„Geld darf nie der Grund sein, nicht mehr ins Yoga zu kommen. Es gibt Menschen, für die sind tausend Franken gleich viel wert wie für einen anderen Menschen fünf Franken. Geld ist eine Form von Energie. Spüre für dich, wie viel du mir im Moment geben kannst. Für mich spielt es keine Rolle. Wichtig ist nur, dass du etwas gibst. Auch wenn es fünf Franken oder ein selbst gebackenes Brot sind."

Wenn ich von den Schülern keine Gegenleistung verlangt hätte, wusste ich, dass sie sich unwohl fühlten und bald nicht mehr in den Unterricht kamen. Es war wichtig, dass sie einen Ausgleich, ihrer momentanen Situation entsprechend, machen konnten.

Es fiel mir leicht, die Situation bei meinen Schülern zu erkennen. Ihnen konnte ich wunderbar alles erklären. Für mich selbst war es nicht immer so einfach, obwohl ich immer wieder die Erfahrung machte, dass jederzeit für uns gesorgt wurde.

Einmal verabredete ich mich mit einer Freundin zum Kino. Da meine Kasse wieder einmal leer war, hoffte ich auf ein Wunder, um den Eintritt bezahlen zu können. Bis zu diesem Abend geschah jedoch kein Wunder und ich machte mich mit meinen letzten fünf Franken auf den Weg in die Stadt. An einem Kiosk lachten mich verschiedenste Glückslose an.

„Okay, wir werden ja sehen, ob nicht doch noch ein Wunder geschieht!" dachte ich.

„Bitte, bitte, liebster Nathanael, hilf mir, dass die Verkäuferin mir das richtige Los gibt!"

Ich klaubte meinen Fünfliber aus der Tasche und kaufte damit ein Los. Aufgeregt öffnete ich es in der Hoffnung den Kinoeintritt bezahlen zu können. Fassungslos starrte ich auf dieses kleine Blatt Papier. Gewinn 50 Franken stand darauf.

„Danke, danke, danke", jubelte ich lauthals. Jetzt konnte ich sogar noch meine Freundin einladen! Nach solchen Erlebnissen wusste ich, dass immer gut für mich gesorgt wurde. Dass immer genug vorhanden war, von allem.

Allerdings, wenn ich eine Yogaschule eröffnen wollte, hatte ich definitiv ein Problem. Denn ohne finanzielle Mittel hatte ich keine Chance. Ich bat meine Mutter, mir auszuhelfen und versprach ihr, das Darlehen sobald wie möglich zurückzuzahlen. Ich rechnete aus, wie viel ich benötigen würde und wie lange es dauerte, bis ich wieder schuldenfrei sein würde.

Natürlich hatte ich in dieser Situation große Bedenken, dass es nicht reichen würde. Dass ich die Schulden nicht würde begleichen können. Diese Angst schnürte mir manchmal regelrecht die Luft ab. Aber wenn ich mich wieder mit mir selbst verband, überschwemmte mich ein Gefühl der Zuversicht, dass alles gut werden würde.

Lange Zeit kamen Menschen ohne Geld aus. In der Steinzeit lebten sie in Höhlen. Das war vielleicht nicht sehr komfortabel, aber es kostete nichts. Damals gab es noch keine Geschäfte. Alles, was die Menschen zum Leben brauchten, wurde selbst gesammelt oder gejagt.

Später, als die Menschen anfingen, in größeren Gruppen zusammen-zuleben, stellten sie fest, dass es wesentlich vernünftiger ist, die ver-schiedenen Arbeiten untereinander aufzuteilen. Einer konnte besser fischen, der andere konnte besser jagen, einer fand besonders viele Beeren, ein anderer konnte gut klettern und so eine ganze Menge Vogeleier sammeln. Also tauschten sie: Zwei Fische gegen einen Hasen, oder Beeren gegen Eier, oder ...

Zuerst tauschten die Menschen Essbares gegen Essbares. Später wurden auch Werkzeuge oder Gefäße eingetauscht. Heute wird Geld an Stelle von Waren und Leistungen getauscht. In größeren Mengen wird es fast nur noch mittels Kreditkarten bewegt.

Geld ist Energie. Als Energie wird es unter den Menschen bewegt und als Energie wird es betrachtet, auch wenn das den meisten Men-schen nicht bewusst ist.

Es übt auf uns eine seltsame Faszination aus. Es löst einen Sammel-trieb, einen Rausch aus. Geld steht für sichtbare, materielle Macht!

Für die Menschen ist Geld ein Ersatzwert für die bedingungslose Liebe. Wenn keine Liebe in uns ist, spüren wir den Mangel. Der Geiz ist ein Symbol dafür. Festhalten, Horten und Raffen entsteht aus dem Gefühl des Mangels heraus. Und doch werden wir nie satt, weil wir den Mangel im Materiellen füllen möchten, statt im Herzen. Wenn wir statt bedingungsloser Liebe den Mangel in unseren Herzen tragen, fördern wir Armut und Not sowie unsere Angst, nicht genug Geld zu haben, immer zu wenig zu haben ...

Wenn Geld zum Wohle anderer Menschen in bedingungsloser Liebe eingesetzt wird, kann es Gutes bewirken. Wir bringen es zum Fließen, ohne Angst zu haben, etwas zu verlieren. Nur so kann es auch wieder zu uns zurückfließen. Wenn es von ganzem Herzen kommt, ohne Erwartungshaltung. Das ist das Gesetz der Anziehung. Gleiches zieht Gleiches an.

Meine Einstellung zu Geld wurde stark durch meinen Vater geprägt, der aus meiner Sicht ein geiziger Mensch war. Es fiel ihm schwer, sein verdientes Geld fließen zu lassen. Sicherlich weil er als Ernährer und Beschützer die Verantwortung für die Familie auf seinen Schultern trug. Diese Haltung schreckte mich in einer unangenehmen Art und Weise ab, da ich der Ansicht war, dass Geld da war, um es auszugeben. Mein Vater lehrte mich schon früh, Kontrolle über meine Einnahmen und Ausgaben anzustreben und das auch aufzuschreiben. Dies fand ich immer sehr stressig und belastend. Auf der anderen Seite bin ich ihm heute auch dankbar, dass er mir ein Gefühl von sinnvollem Umgang mit Geld vermittelt hatte.

Einmal luden mich meine Eltern an einem Sonntagnachmittag zu einem gemütlichen Schwatz in ihrem Zuhause ein. Ich war bereits vor einigen Jahren ausgezogen und managte mein Leben selbst. Ich musste unbedingt noch ein Telefonat erledigen und fragte sie, ob ich dies von ihrem Anschluss aus tun dürfe. Meine Mutter reichte mir ohne Zögern den Hörer. Nach ungefähr zwei Minuten spürte ich, wie sich mein Vater aufgeregt neben mich stellte. Er gestikulierte wild. Ich telefonierte offenbar schon viel zu lange und solle das Gespräch beenden. Ich sah ihm an, dass er Angst hatte, es würde zu teuer werden. Trotzig führte ich mein Gespräch weiter. Als ich nach ungefähr zehn Minuten das Telefonat beendete, stapfte ich wütend zu meinem Vater und knallte ihm eine Zehnernote auf den Tisch mit der schnippischen Bemerkung: „Dass du nicht verhungern musst!" Eigentlich dachte ich, dass er sich für sein Verhalten entschuldigen und mir die Note zurückgeben würde. Da hatte ich mich aber getäuscht, denn er packte das Geld schweigend ein. Solche Erlebnisse haben mich im Umgang mit Geld geprägt. Ich wollte nicht so werden wie mein Vater. Wenn man so etwas denkt, ist das die Voraussetzung genau so zu werden. In diesem Bewusstsein rebellierte ich gegen die Vorstellung und redete mir ständig ein, dass ich ein großzügiger Mensch sein wollte. Die Prägungen waren nicht zu unterschätzen, dies wurde mir immer klarer, vor allem wenn mich die existenziellen Ängste wieder einholten. Auch mein Vater war Prägungen unterworfen. Er fühlte sich als Ernährer und Beschützer der Familie gegenüber verantwortlich. Dies konnte ich verstehen. Jedoch um meine Prägung zu durchbrechen, musste ich einen neuen Samen in meinem Garten (Geist) setzen. Ich pflanzte den Samen des Geldflusses, der Großzügigkeit mir und den anderen gegenüber und des Vertrauens in die Fülle. Immer wieder erhielt ich Chancen, diesen Samen wachsen zu lassen.

Zum Beispiel besuchte ich viele Jahre Seminare bei einem großartigen Yogalehrer. Diese Seminare wurden von zwei Frauen organisiert, die den Lehrer in die Schweiz holten. Sie selbst boten auf der Herzensebene diverse Kurse und Ausbildungen an, die sehr gut besucht wurden. Plötzlich änderte sich dies. Immer weniger Interessierte wollten an diesen Kursen teilnehmen. Die beiden Frauen waren verunsichert und fragten sich, was sie nun tun sollten. Sie mussten einige Ausbildungsgänge auflösen, da die Gruppen zu klein wurden. Jedes Mal, wenn ich sie sah, klagten sie mir ihr Leid. Sie sprachen die ganze Zeit über das, was sie nicht mehr hatten und wie schlimm dies für ihre finanzielle Lage sei. Ich schlug ihnen vor, eine Neuorientierung ins Auge zu fassen.

Sie mieteten sich in meiner Schule ein und organisierten einen Orientierungsabend in der Hoffnung, einen neuen Ausbildungsgang starten zu können. Eine Woche vor diesem Abend erhielt ich die Nachricht, dass sich zu wenige Leute angemeldet hätten und sie den Abend leider absagen mussten. Ich machte sie auf die Annulationsbedingungen aufmerksam. Demzufolge mussten sie die Miete trotzdem bezahlen, da die Kündigung zu kurzfristig erfolgt war.

Als ich sie das nächste Mal bei einem Seminar sah, spürte ich, dass eine dieser Frauen meine Reaktion nicht in Ordnung fand. Wir kannten uns ja so gut. Weshalb bestand ich dann darauf, die Annulationsgebühr trotzdem einzufordern? Ich konnte ihre Angst spüren. Die Angst vor dem Mangel. Jeder Rappen, den sie bezahlen musste, wurde zur Bedrohung. Weshalb konnte sie ihre Gedanken nicht neu ausrichten? In die Fülle eintauchen? Sie war sehr spirituell und schulte viele Menschen auf ihrem Weg. Wieso gelang es ihr nicht, ihre vernichtenden Glaubenssätze zu ändern? Ich wusste, dass es nicht einfach ist, tief greifende Muster zu durchbrechen. Trotzdem war ich davon überzeugt, dass sie durch diese Denkart immer tiefer in das Mangeldenken rutschte. Sie war ein wunderbarer Spiegel für mich. Die existenziellen Ängste sind allgegenwärtig, wenn wir sie nicht an der Wurzel packen. Das spürte ich an diesem Beispiel ganz deutlich. Und genau das war eine meiner Chancen, nicht mehr in diese Falle zu tappen.

Ich fasste den Entschluss, ihnen diese Gebühr zu erlassen. Einerseits wollte ich diese Angst nicht noch mehr schüren. Andererseits erkannte ich ein wunderbares Übungsfeld für mich.

Ich sagte zu ihnen: „Ihr könnt das Geld behalten. Sicherlich könnt ihr es gut gebrauchen."

Die eine Frau strahlte übers Gesicht und sagte: „Toll! Dann können wir das Geld nach Indien spenden."

Die andere Frau erwiderte, sie hätte die Einzahlung schon gemacht. Also nahm ich das Geld aus meinem Portemonnaie und überreichte es ihr.

Sie sagte trocken: „Das werden wir sicher nicht nach Indien schicken! Das brauchen wir selbst."

Als ich den enttäuschten Gesichtsausdruck der ersten Frau sah, klaubte ich nochmals denselben Betrag hervor und überreichte ihn ihr mit den Worten: „So ist uns allen gedient." Ich spürte in diesem Moment, dass ich immer mehr Freude bekam, den energetischen Fluss in Bewegung zu bringen.

Pascal und ich lebten bis zur Trennung nicht im Überfluss. Pascal studierte und jobbte in den Semesterferien. Ich unterrichtete an zwei Abenden in der Woche. Für die Kinder erhielten wir von der Stadt finanzielle Unterstützung. Dies reichte uns zum Leben. Wir lernten, mit dem Nötigsten auszukommen. Wir lebten in einer kleinen Genossenschaftswohnung ohne Lift und Spülmaschine. Die Fahrräder mit Anhänger waren unser Transportmittel. Ferien machten wir auf Campingplätzen. Neue Kleider konnten wir uns nicht leisten. Die Kinder erhielten ihre von den Großeltern und ich hatte das Glück, dass eine Freundin mit derselben Konfektionsgröße viele Kleider im Schrank aufbewahrte, die ich abtragen konnte.

Nach der Trennung wurde das Überleben schwieriger. Plötzlich war ich für mich und die Kinder alleine verantwortlich. Trotz meines neu gepflanzten Samens fiel es mir schwer, diese Ängste abzuschütteln. Ich drehte jeden einzelnen Franken dreimal um, bevor ich ihn ausgab. In jener Zeit beschäftigte ich mich mit dem Thema Geld wie noch nie zuvor. Ich wusste, dass ich diesen Druck nur durch eine noch radikalere Änderung in meiner Denkweise verändern konnte. Ich begann, obwohl ich nicht viel hatte, mein Geld noch großzügiger zu verschenken und auszugeben. Ich kaufte keine billigen wertlosen Sachen. Ich kaufte wenige, dafür hochwertige, auserlesene Produkte. Es brauchte Mut, dies zu tun. Mir fehlte die Erfahrung, ob sich das Loch in meinem Portemonnaie wieder füllen würde. Es war faszinierend, denn je großzügiger ich wurde, desto mehr floss zu mir zurück. Bis heute. Es war und ist ein Wunder.

BEWUSSTSEIN

Kira hatte ihre Ausbildung zur Yogalehrerin in der Zwischenzeit abgeschlossen. Sie war begeistert von der Idee, eine eigene Yoga-schule zu gründen. Wir machten uns auf die Suche nach einem geeig-neten Raum. Die meisten ausgeschriebenen Räume waren für uns unerschwinglich oder denkbar ungünstig gelegen, zu klein oder mit Säulen verstellt. Unverhofft entdeckten wir in der Nähe des Centrals in Zürich einen wunderschönen Dachraum, den wir uns anschauen wollten. Er war ideal für uns, jedoch an der obersten Grenze unserer finanziellen Möglichkeiten. Wir rechneten Tag und Nacht, versuchten herauszufinden, wie viele Schüler wie oft unsere Klassen besuchen mussten, damit wir die Miete tragen konnten. Ich wälzte die Zahlen hundertfach hin und her und kam einfach auf keinen grünen Zweig. Mit dieser Belastung wollte ich keine Yogaschule gründen. Als ein-zigen Ausweg sah ich die Möglichkeit, mehrere Lektionen anzubieten in der Hoffnung, dass diese gut besucht sein würden. Das war eine neue Situation für mich. Bis dahin machte ich mir keine Gedanken, wie viele Schüler meine Stunden besuchen mussten, damit ich über die Runden kam. Ich wollte weiterhin entspannt mein Wissen weiter vermitteln ohne diese Belastung. Da der Raum so schön war, ver-suchte ich zuversichtlich zu denken. Ich fasste den Entschluss, meine Stunden von vier auf sieben pro Woche aufzustocken.

Die Entscheidung wurde uns für dieses Mal abgenommen. Der Ver-mieter teilte uns einen Tag später mit, dass er einem anderen Interes-senten zugesagt hätte. Enttäuschung machte sich in mir breit. Gleichzeitig überkam mich ein Gefühl von Erleichterung, da die finan-zielle Belastung nicht optimal war.

Zuversichtlich, dass es doch noch eine gute Lösung geben würde, suchten wir weiter nach geeigneten Räumlichkeiten. An einem kühlen Spätherbsttag im Jahr 2004 rief mich Kira mit einer freudigen

Nachricht an: „Ich habe ein Inserat von freien Büroräumen direkt am Stauffacher entdeckt. Laut Ausschreibung werden diese Räume ziemlich günstig vermietet."

Neugierig geworden vereinbarten wir einen Besichtigungstermin. Offenbar standen diese Räume schon etwas länger leer. Was der Grund dafür war, konnten wir am Telefon nicht herausfinden. Der Verwalter wich dieser Frage gekonnt aus. Uns war es egal. Der Preis hatte für uns eine viel zentralere Bedeutung. Wir erschienen pünktlich zum vereinbarten Termin. Als wir vor dem Gebäude standen, bemerkten wir schnell, dass es ziemlich heruntergekommen aussah. Ein klappriger alter Lift brachte uns in die fünfte Etage. Er stockte mehrmals unterwegs, so wie unser Atem, wenn dies geschah.

„Nun ja", dachten wir zuversichtlich, „unsere Yoga-Schüler werden sicherlich zu Fuß die vielen Treppen hochsteigen." So wie wir in Zukunft auch!

Der Verwalter schloss mit dem passenden Schlüssel die Tür zu den Büroräumen auf. Im Inserat war von vier Räumen mit insgesamt hundert Quadratmetern die Rede. Die Räume hatten annähernd alle dieselbe Größe. Unser Blick wurde sogleich von einer großen Fensterfront angezogen. Die Aussicht war sensationell schön. Man sah direkt am Kirchturm vorbei über die Dächer von Zürich bis auf den lang gezogenen, schmalen Lägerngrat. Wir strahlten uns in stillem Einverständnis an. Und setzten unsere Besichtigung fort. Uns war rasch klar, dass sämtliche Wände entfernt werden mussten um einen großen Unterrichtsraum zu schaffen. Fragend linsten wir den Verwalter an, der uns beruhigt die Antwort lieferte, die wir hören wollten. Es waren keine tragenden Wände vorhanden. Als wir schon wieder an der Ausgangstür standen und uns von ihm mit den Worten, dass wir uns bei ihm melden würden, verabschieden wollten, informierte er uns in einem Nebensatz darüber, dass das ganze Gebäude in einem Jahr einer Totalsanierung unterzogen werden würde. Nun hatten wir den Grund gehört, weshalb niemand diese Büroräume mieten wollte. Denn dies wollte sich keiner antun: Die Belastung durch dröhnenden Lärm, stickigen Staub und fluchende Bauarbeiter.

Wir entschieden uns trotz dieser Einschränkung, diese Räume zu mieten. Der Mietpreis war unschlagbar günstig. Natürlich wurden wir darüber informiert, dass sich dies nach dem Umbau verändern würde. Aber so weit wollten wir nicht nach vorne schauen. Der jetzige Augenblick war wichtig, die prickelnde Vorfreude, unsere Vision umzusetzen.

Es folgte eine intensive Zeit der Planung. Wir besprachen das Konzept der Schule. Wir brauchten einen Namen und ein Logo. Auf einem Waldspaziergang versuchten wir herauszufinden, was unsere Botschaft an die Schüler sein sollte, was unsere Absicht mit dieser Schule war. Wir waren uns sofort einig. Unser tiefstes Bedürfnis war es, mit unserer Herzensenergie bedingungslose Liebe zu verbreiten. Die Herzen der Schüler zu berühren. Kira nahm Kontakt zu einem Freund auf, der indische Philosophie und Geschichte studiert hatte und sich gut mit Sanskritbegriffen auskannte.

„Kennst du einen Sanskritbegriff für Liebe?" fragte sie ihn. „Prema", kam postwendend die Antwort.

Nun wollten wir ein Logo für die Prema Yoga Schule kreieren. Es lag auf der Hand, dass ich die Freundin anrief, die schon das Logo für die Praxis kreiert hatte. Ich bat sie für uns ein Logo zu zeichnen. Als sie damit fertig war und wir es anschauen durften, blickten wir uns lächelnd an. Sie hatte mit der Umsetzung meiner Schilderung wieder einmal mitten ins Herz getroffen.

Die Büroräume mussten komplett umgebaut werden. Ein Freund meinerseits machte uns ein gutes Angebot. Er arbeitete Tag und Nacht, riss mit einem Arbeitskollegen zusammen sämtliche Wände raus, entsorgte professionell den Schutt, erstellte zwei neue Wände, eine für die Garderobe und eine für einen kleinen privaten Raum, den Kira und ich benutzen konnten. Er zog und zerrte die vorhandenen Holzdielen an den richtigen Platz, so dass die Lücken von den herausgerissenen Wänden sich wieder schlossen und der Boden wie neu aussah. Die Wände wurden gestrichen. Und schlussendlich brachte er kunstvolle Spiegel und Kleiderhaken in der Garderobe an.

Kira und ich stellten inmitten des frisch gestalteten Raumes einen Beamer auf ein kleines Tischchen, der unser Logo im Großformat an die gegenüberliegende Wand projizierte. Wir nahmen je einen Pinsel und ein Töpfchen Farbe in die Hand und begannen, unser Logo an der

Wand zu verewigen. Es sollte uns jederzeit an unsere ursprüngliche Vision erinnern.

Wir bestellten neue Yogamatten, kauften Stühle für die Garderobe und einen Ständer für Flyer. Ein großes Holzgestell wurde in einer Ecke des Unterrichtsraumes aufgestellt. Darauf wurden sämtliche Yogahilfsmittel, die ich noch aus der Zeit der alten Schule aufbewahrt hatte, ordentlich platziert.

In der letzten Nacht vor der Eröffnungsfeier schlug unser Umbaugenie den letzten Nagel ein. Er war für mich ein unschlagbarer Held. Meine Bewunderung für seine kunstvolle Neugestaltung des Raumes war grenzenlos. Schlussendlich lag seine Rechnung etwas über dem Betrag von demjenigen, den er uns anfänglich offeriert hatte. Sein Einsatz war dies tausendmal wert.

Bis jetzt war ich ein Einfraubetrieb. Sämtliche von mir organisierten Kurse lagen ganz alleine in meiner Verantwortung. Beginnend mit der Inspiration für die Ausschreibung, Durchführung und dem ganzen administrativen Bereich. Ich freute mich nun darauf, diese Aufgaben mit Kira zu teilen. Es machte mir unheimlich viel Spaß, Ideen gemeinsam zu kreieren und umzusetzen.

Wir überlegten uns, was für Mittel und Wege es geben könnte, um die anfallenden Mietkosten zu reduzieren. Der einfachste Weg war, den Raum an andere Gruppen weiter zu vermieten, mit dem Ziel, uns mit diesen Einnahmen von der Miete zu befreien. Kira bot sich an, die Verantwortung für die Inserate zu übernehmen. Mein Einsatz sollte die Abwicklung der Untervermietung sein, darunter Raumbesichtigung, Verträge, Schlüsselübergabe usw.

Am 5. Februar 2005 fand die Eröffnungsfeier statt. Wir hatten viele wundervolle Helfer, die zur Ergänzung des vegetarischen Buffets weitere kulinarische Köstlichkeiten mitbrachten. Ein aus Deutschland angereister Freund von Kira bot sich an, mit uns zur Einweihung der Prema Yoga Schule eine Ganesha Puja zu zelebrieren. Eine Ganesha Puja kann man feiern, um Hindernisse aus dem Weg zu räumen, um Kraft für einen Neuanfang zu bekommen und um Vorsätze in die Tat umzusetzen. Sie wird aus Dankbarkeit zelebriert und um Bhakti, Gottesliebe, zu spüren. Die Puja war sehr kraftvoll. Wir waren zuversichtlich, dass sie uns zu einem guten Start verhelfen würde. Auf allen Ebenen, so wie wir es uns von Herzen wünschten.

GANESHA MANTRA

Der elefantenköpfige Ganesha oder auch Ganapati ist eine der beliebtesten Gottheiten im Hinduismus. Jede Puja (hinduistischer Gottesdienst) beginnt mit einem Gebet an ihn. Er ist der hinduistische Gott des Neuanfangs und der gütige Überwinder von Hindernissen. Mit seiner Intelligenz, Weisheit und Durchtriebenheit sorgt er für gutes Gelingen bei einem Neubeginn.

Dieses Mantra kannst du bei einer Einweihung eines neuen Projektes (wie zum Beispiel einer Yogaschule), vor Beginn einer Reise, eines neuen Kurses, einer Karriere oder Aufgabe, oder bei jedem neuen Vertrag oder Geschäft verwenden, so dass Hindernisse entfernt und ihr Bestreben mit Erfolg gekrönt werden kann. Die sich stetig wiederholenden Silben verankern sich tief in deinem Seelengarten. Samen des Vertrauens und Erfolges werden gepflanzt.

OM   der uranfängliche Klang des Universums, wacht auf!

GAM   die geheime Kraft des Klangs (Bija Mantra)

GANAPATAYE   Ganapataye (anderer Name von Ganesha)

NAMAHA   Gruss, ich verneige mich

DHYANA
- Meditation -

Mantras rezitieren ist tiefste Meditation. Indem du während des Mantrasingens mit deinen Gedanken und Gefühlen, die durch Sushumna Nadi strömen, bewusst in Kontakt trittst, nährst und stärkst du sie. Dadurch beginnen sie frei zu fließen und ziehen dabei die inneren Energieströme mit sich. Der Griff der beiden Seitenkanäle auf den Mittelkanal wird sich umso mehr lockern, je mehr innere Energie die negativen Gebiete verlässt und in die Mitte fließt. Dadurch wird der mittlere Kanal voller und stärker werden und ist in der Lage, zukünftigen Blockadeversuchen der Seitenkanäle zu widerstehen.

Die meisten Menschen kennen die Meditation im Sitzen. Es gibt jedoch viele Arten um zu meditieren. Meditation bedeutet, achtsam zu sein bei allem was du tust, egal ob du die Zähne putzt, einen Spaziergang im Wald machst, Yogaübungen praktizierst, Mantras singst, dich von einer Massage verwöhnen lässt, einen köstlichen Tee mit einer Freundin/einem Freund genießt, jemandem ein Lächeln schenkst, die warmen Sonnenstrahlen auf deiner Haut spürst, kreativ bist, ein gutes Buch liest oder einfach ,bist' und dir Zeit schenkst.

Bei der sitzenden Meditation ist es wichtig, dass dein Rücken vollkommen aufgerichtet bleibt, damit die Nadis nicht noch mehr blockieren. Die Handflächen kannst du für einen Moment flach auf den Boden drücken, damit sich dein Rücken noch mehr aufrichtet und sich deine Schultern über die Arme schieben. Dein Kopf befindet sich in einer natürlichen Stellung, das Kinn ist leicht angezogen, als ob dein Kiefer ein großes ,Smile' machen würde. Dein Gesicht ist entspannt, die Mundwinkel zu einem sanften Lächeln geformt. Die Zungenspitze berührt ein kleines Stück hinter den Vorderzähnen sanft den Gaumen. Die Augenlider sind bis auf einen kleinen Spalt geschlossen und der verschwommene Blick ist nach unten gerichtet. Dein regelmäßiger feiner Atem fließt ein- und aus. Die Beine kannst du überkreuzen oder du kannst kniend auf einem Meditationskissen sitzen. Deine Hände liegen entweder im Schoss (die rechte Hand auf der linken, die Handflächen nach oben gerichtet und die Daumen berühren sich leicht) oder wenn es bequemer ist, kannst du die Hände auf den Knien ablegen (die Handflächen zeigen nach oben oder unten, Zeigefinger und Daumen berühren sich leicht). Das hat alles eine heilende Wirkung auf die inneren Energieströme.

Die größte Herausforderung ist es innerlich ruhig zu werden, denn das Gedankenkarussell läuft meistens auf Hochtouren. Je verzweifelter du versuchst die Gedanken loszulassen, desto wilder tanzen sie in deinem Kopf herum. Es geht nicht darum, die Gedanken zu vertreiben und an nichts mehr zu denken. Das ist viel mehr ein Problem. Denn es gibt auch ganz wunderbare Gedanken, dass du für eine Weile gar nicht merkst, dass du denkst. Du musst nur achtsam sein, dass du während der Meditation nicht in einen traumähnlichen Zustand gleitest, denn dann entspannst du einfach nur ein bisschen auf eine bequeme Art und Weise. Es geht darum, präsent zu sein, indem du deinen Gedankenfluss beobachtest und deinen Geist mit glücklichen, fokussierten und erhabenen Gedanken nährst, um diese auf direktestem Weg durch den mittleren Kanal (Sushumna) zu lenken. Meditation ist, wenn du mit deinem Geist im allgegenwärtigen Augenblick bist.

Hast du gewusst, dass das Üben von Asanas ursprünglich dazu diente, Gesundheit und Stärke zu erreichen und die Gedankenströme auszurichten, damit die Yogis am Ende auf viele verschiedene Arten meditieren konnten?

ALLER ANFANG IST SCHWER

Jeden Morgen und Abend vertiefte ich mich in meinen inneren Raum der Stille. Es schien manchmal fast unmöglich ruhig zu werden, da meine Gedanken ununterbrochen Pläne für das neue Projekt schmiedeten. Nach einer Weile jedoch wurden meine herumwirbelnden Gedanken immer ruhiger bis sie sich schließlich ergaben. Eine tiefe Stille breitete sich in mir aus, was Raum entstehen ließ. Raum für neue Gedanken. Die tägliche Meditation half mir dabei, meine Mitte zu spüren und meiner inneren Stimme zu vertrauen.

Enthusiastisch verteilten wir unsere frisch gedruckten Flyer in die umliegenden Briefkästen, gaben Interviews, organisierten einen Tag der offenen Tür und lancierten Inserate in diversen Zeitschriften. So viel Werbung hatte ich noch nie gemacht. Und das Interessante war, dass ich das Gefühl hatte, dass sie uns nicht den gewünschten Erfolg brachte. Meine Erfahrung zeigte auch, dass die Gedankenkraft einen viel wesentlicheren Teil zum Erfolg beitrug. Ein Lehrer, der gelassen sein Wissen mit den entspannungssuchenden Schülern teilt, ist in seiner Kraft gehalten und strahlt eine Seelenruhe aus, die sich wiederum auf die Schüler überträgt. Nimmt der Druck des fehlenden Erfolgs Überhand, spüren dies die Schüler ebenso und halten sich verständlicherweise von solch einem Lehrer fern.

Es ist ein großes Privileg, ein eigenes Geschäft zu eröffnen, wenn die Schüler schon vorhanden sind. Ebenfalls ist es ein exorbitantes Freiheitsgefühl, sich selbstständig zu machen, ohne das Gewicht der finanziellen Belastung auf den Schultern zu tragen. Für mich war der Start in der Prema Yoga Schule wesentlich einfacher als für Kira, da die meisten meiner Schüler mit mir in die neue Schule wechselten. Yoga ist meines Erachtens stark lehrerbezogen. Das bedeutet, wenn ein Schüler sich bei einem Lehrer wohl fühlt, möchte er in der Regel diesem Lehrer folgen. Auch habe ich oft die Erfahrung gemacht, dass diejenigen Schüler, die sich nach einer Probestunde in heller Begeisterung von mir verabschiedeten, nie mehr aufgekreuzt sind. Und diejenigen Schüler, die leise und bescheiden und vielleicht auch ein wenig nachdenklich nach einer Probelektion nach Hause gingen, kamen immer wieder. Manchmal über Jahre. Es gab auch Schüler, die ich zu motivieren versuchte, den Lehrer zu wechseln, da ich das Gefühl hatte, dass sie bei mir nichts mehr lernen konnten. Oder dass sie in eine Form der Abhängigkeit geraten waren. Meistens jedoch spürten dies die Schüler von selbst. Meine Klassen waren nach wie vor gut besucht. Ich konnte mich finanziell gerade so über Wasser halten, ohne Schulden zu machen, was für mich ein großer Erfolg war. Die Freude am Unterrichten gab mir die Kraft alles zu geben und meiner Vision treu zu bleiben.

Für Kira war es jedoch schwierig, auf einen grünen Zweig zu kommen. Immer wieder motivierte sie sich selbst, nicht aufzugeben. Ich bewunderte ihren Willen, sich immer wieder selbst anzuspornen, sich Mut zuzusprechen, die Zuversicht zu entwickeln, dass es einfach etwas Zeit braucht. In vielen langen Gesprächen versuchten wir herauszufinden woran es liegen konnte, dass ihre Klassen so spärlich besucht wurden. Wir suchten neue Wege und Mittel, dachten uns verschiedene Strategien aus. Ich unterstützte sie, wo ich nur konnte. Aber es half alles nichts. Bei jedem Treffen klagte sie mir ihr Leid, dass es so nicht weiter gehen könne. Dass ihr Schuldenberg immer größer werde. Ich zweifelte in jener Zeit auch an mir, hatte Gewissensbisse und Schuldgefühle. War ich zu stark für sie? Engte ich sie gar in ihrer Entwicklung ein? War es ein Fehler, ihr immer wieder Mut zuzusprechen? Sie zu motivieren? Vielleicht müsste ich sie eher dazu anhalten auszusteigen? Bevor sie ihr Schuldenberg auffraß? Ich fühlte mich hilflos in dieser Situation. Mein schlechtes Gewissen, dass meine Klassen immer voller wurden, half auch nicht wirklich. Wie so oft wandte ich mich an Nathanael und fragte ihn um Rat: „Was soll ich tun? Kannst du mir helfen?"

Deutlich spürte ich, wie seine Worte mein verunsichertes Wesen wie Balsam einhüllten: „Du fühlst dich verantwortlich für diese Situation, nicht?! Ihr habt euch beide dafür entschieden das Risiko eines eigenen Betriebs zu übernehmen. Kira hat eine ganz andere Aufgabe in diesem Projekt als du. Und die kannst du ihr nicht abnehmen. Du unterstützt sie so gut wie es dir möglich ist, nimmst sie immer wieder an die Hand, sprichst ihr Mut zu. Was sie aus dieser Situation machen wird, ist jedoch ganz alleine ihre Entscheidung. Damit hast du nichts zu tun. So oder so wird es für euch beide und für alle Beteiligten eine Lösung geben. Sie wird euch etwas näher zu eurem göttlichen Kern führen. Lass los und vertraue."

Oh, das hörte sich so einfach an. Mir war bewusst, dass ich loslassen und die Verantwortung abgeben musste. Verschiedene Fragen tauchten in mir auf. Ist es nicht auch eine Form der Sichtweise, ob man sich arm oder reich fühlt? Was bedeutet dieses Gefühl überhaupt? Ist Reichtum oder Armut nicht auch einfach ein äußerer Spiegel für unsere Sichtweise? Kira kam aus sehr gut situierten Verhältnissen, es mangelte ihr während ihrer Ehe auf der materiellen Ebene in keinerlei Hinsicht. Nach ihrer Scheidung veränderte sich dies. Sie musste nun, wie ich auch, für ihren eigenen Lebensunterhalt sorgen. Plötzlich ging mir ein Licht auf. Wir kamen beide aus verschiedenen finanziellen Verhältnissen. Bei mir war es so, dass ich begann mich steinreich zu fühlen, da sich mein Konto immer mehr füllte. Kira fühlte den Mangel, da sie weniger hatte als vorher während ihrer Ehe. Eigentlich hatte ich das Gefühl, dass wir beide ungefähr gleich viel Geld hatten, wir es aber unterschiedlich wahrnahmen. Hier passte das Bild vom halb leeren und halb vollen Glas Wasser. In jener Zeit entwickelte sich in mir eine große Veränderung in Bezug auf das Loslassen auf allen Ebenen. Ich wollte ohne Anhaftung leben. Die Fülle genießen, im Fluss leben. In Dankbarkeit für alle Geschenke, die das Leben bereit hielt. Wiederum befand ich mich in einem perfekten Übungsfeld. Ich begann, den Blickwinkel zu verändern. Wollte die Situation ohne Wertung auf mich wirken lassen und mich selbst beobachten, wann in mir welche Gedanken aufkamen, in welche Handlung ich ging und wie ich mich dabei fühlte.

- *Salamba Sirsasana* -

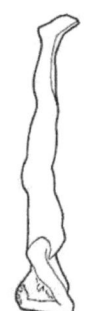

Der Kopfstand lässt dich deine vertraute Umgebung mit anderen Augen sehen. Er stellt deine Gewohnheiten auf den Kopf. Normalerweise stehst du mit deinen Füssen fest verwurzelt auf dem Boden und spürst Gleichgewicht und Stabilität. Deine Füße zeigen nun zum Himmel und strecken die Wurzeln ins Universum. Geistige und spirituelle Nahrung fließt durch deine Füße und versorgt dich mit neuen Perspektiven.

In dieser Haltung erhältst du die Chance, eingefahrene Verhaltensweisen auf den Kopf zu stellen und sie aufzugeben. Vielleicht spürst du den Mut, andere Schwerpunkte in deinem Leben zu setzen und etwas Neues auszuprobieren.

So ist die Umkehrhaltung ein wichtiger Augenblick des Innehaltens im pulsierenden Leben. In diesem geschützten Raum gibst du dir selbst die Möglichkeit, zu dir zu kommen, deine gegenwärtige Situation zu überdenken, dabei die geistige Flexibilität zu bewahren und neue Entscheidungen zu treffen.

INNEHALTEN

Die Totalsanierung des Gebäudes, die nach einem Jahr startete, half auch nicht gerade mit, Kiras Situation zu verbessern. Tagsüber dröhnten Bohrer aggressiv durchs Haus. Das Treppenhaus verwandelte sich in einen Bienenstock und der aufgewirbelte Staub brannte in den Augen. Die Außenfassade wurde komplett heruntergerissen, so dass in der Frontseite unseres Raumes ein großes Loch klaffte. Der Straßenlärm drang unerträglich laut zu uns hoch, die Straßenbahnen quietschten ohrenbetäubend und man hörte die Kirchenglocken, als wenn sie direkt an der Decke des Raums hängen würden. Während des Unterrichts versuchte ich, meine Schüler zu überzeugen, diese Umstände als Übungsfeld anzunehmen.

Ich musste brüllen, damit sie mich verstanden: „Eines der Ziele im Yoga ist die Fähigkeit, auf dem belebtesten Platz inmitten der Stadt Yoga zu praktizieren, ohne die innere Ruhe zu verlieren. Uns zu fühlen wie im Zentrum eines Hurrikans. Dort herrscht auch absolute Stille. Auch in unserem Inneren gibt es diesen Ort der Stille. Innehalten an diesem geschützten Ort ist Heilung. Heilung für unsere Gefühle – Heilung für das Weltgeschehen. Dies können wir nun wunderbar üben!"

Manche waren in Anbetracht der grenzwertigen Umstände nicht so wirklich überzeugt von meinem Enthusiasmus. Andere nahmen dieses Übungsfeld gerne an.

Das Gebäude wurde wunderschön. Dunkelrote Farbe an einer Wand brachte eine wärmende Note ins Treppenhaus. Es sah toll aus im Kontrast zu den hellen Travertinplatten am Fußboden. Die Fenster waren nun dreifachverglast, was für unseren Unterricht einen riesigen Vorteil brachte. Die Kosten für diesen Umbau waren bestimmt nicht niedrig, was uns die Verwaltung mit einem eingeschriebenen Brief bald darauf bestätigte. Die Miete wurde um vierunddreißig Prozent teurer. Wir waren schockiert. Mit solch einem hohen Mietzinsaufschlag hatten wir in unseren kühnsten Träumen nicht gerechnet. Dieser Betrag bedeutete das sofortige Aus für unsere Schule. Wir vereinbarten einen Termin auf der Verwaltung. Nach langen Erklärungen, Bitten und Betteln gewährten sie uns einen abgestuften Aufschub der Mieterhöhung auf zwei Jahre hinaus. Dies gab uns eine Gnadenfrist. Wir erhielten Zeit des Innehaltens im geschäftigen Treiben des Lebens. Dies gab uns die Möglichkeit, die momentane Situation zu überdenken, neue Entscheidungen zu treffen, zu uns zu kommen und die geistige Flexibilität zu bewahren.

SÜDOSTEN

Der Yoga ist das Zur-Ruhebringen der Bewegung der inneren Welt.

Patanjali

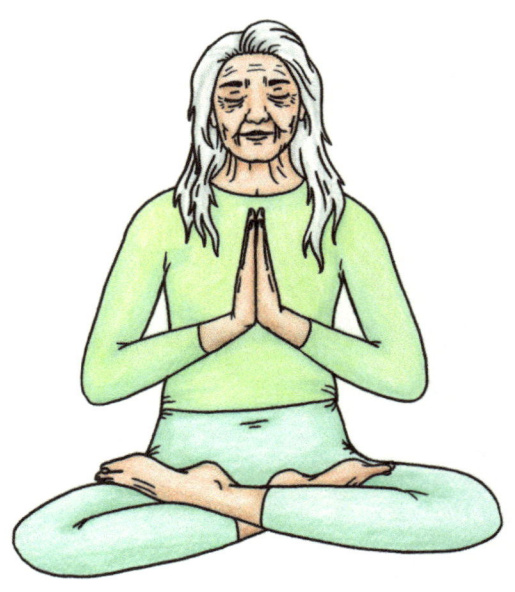

WIR SIND ALLE EINS

Auf meinen Reisen entdeckte ich meine Liebe zu anderen Ländern und Kulturkreisen. Es war faszinierend, die verschiedenen Lebensweisen der Menschen zu sehen. Ich erkannte, dass die Hautfarbe, die Herkunft und die Lebensgewohnheiten lediglich eine äußere Hülle war. Die äußeren Umstände bildeten die Bühne für das Leben. Diejenigen, die sich mit dieser Bühne identifizierten, waren fest davon überzeugt, dass sie diese äußere Hülle sind. Sie dachten, sie sind ihr Körper, ihre Hautfarbe, ihr Haus, ihr Auto, all ihre materiellen Dinge. Sie vergaßen, dass es einen inneren Kern gibt, der diese Bühne als Werkzeug braucht, um sich zu erinnern, wer er wirklich ist.

Ohne meinen Körper wäre es nicht möglich, in dieser Form auf der Erde zu sein und die anderen Kulturen zu entdecken. Mein Körper ist das Zuhause für meine Seele. Wir wurden alle aus demselben Licht geboren und kehren auch wieder dorthin zurück. Es gibt viele, vor allem junge Seelen, die voller Enthusiasmus sind und davon träumen, so schnell wie möglich das Abenteuer Erde zu beginnen. Sie entscheiden sich für eine Lebensaufgabe und überlegen, in welchem Land und mit welchen Menschen sie diese am besten erfüllen können. Sie besprechen ihren Lebensplan mit ihren geistigen Lehrern, Freunden und Begleitern oder mit anderen vertrauten Seelen. Sie tun dies im Wissen, dass die von ihnen gewählten Lebensthemen sich wie ein roter Faden durch das Abenteuer Erde ziehen werden. Allerdings haben sie jederzeit die Freiheit zu entscheiden, wie lange, an welchem Ort und wie sie diese Themen (z. B. Vergebung) umsetzen möchten. In diesem Sinne gibt es keine Vorbestimmung. Die Seele bestimmt, ob sie die Chancen wahrnehmen oder ob sie noch einen kleinen Umweg machen möchte. Dann ‚klinkt' sie sich in die Aura der Mutter ein um herauszufinden, ob dies die richtige Bühne für das Experiment Leben auf der Erde sein könnte. Der Körper, der ihnen ein Zuhause sein soll, wird gedanklich geformt. Sie überlegen, ob er männlich oder weiblich, groß oder klein, dünn oder dick, sportlich oder unsportlich, kränklich oder gesund usw. sein soll. Sie sprechen sich mit anderen Seelen ab, wann und wo sie sich treffen wollen, um sich für eine längere oder kürzere Zeit zu spiegeln und sich gegenseitig wichtige Erkenntnisse in diesem Lebensspiel aufzuzeigen. Es ist wichtig, Zeichen zu vereinbaren, wie sie sich auf der Erde erkennen können. Die Erinnerung an die Seelenvereinbarungen hat oft nicht die Kraft, auf der Menschenebene zu wirken. Sie üben, mit der Gedankenkraft Gerüche zu erkennen. Auch andere Erkennungsmerkmale, wie gemeinsame Interessen, zur richtigen Zeit am richtigen Ort sein, ein Augenkontakt, ein Schlüsselsatz, eine Berührung an einer vorher vereinbarten Stelle usw. werden geübt und verinnerlicht. Sobald sie in ihrem irdischen Körper angekommen sind, können sie sich an diese Vorbereitungen nicht mehr erinnern. Meistens wird sich ihr Unterbewusstsein jedoch im entscheidenden Moment wieder besinnen. Dies geschieht vor allem in Zeiten, wenn der Geist klar und ruhig ist. Die Menschen sagen dann: „Ich hatte ein Déjà-vu, eine Vorahnung oder ein Bauchgefühl!" Die meisten Menschen vergessen oft auch, dass jederzeit ein Schutzengel oder auch ein geistiger Helfer, Lehrer, Begleiter auf sie achtgibt. Manchmal wünschen sich die jungen Seelen, dass sie sich als Kind die Erinnerung an die geistige Welt bewahren wollen. Ihre geistigen Helfer unterstützen sie dabei, indem sie für die Menschenkinder noch spür- und sichtbar bleiben.

Wir alle wählen einen anderen Weg, jedoch der Kern bleibt immer derselbe. Das Licht strahlt in jedem von uns, auch wenn du es nicht immer erkennen kannst, da es von trüben Schichten überdeckt wurde. Diese Schichten können Gedankenmuster sein oder Erlebnisse, die dich stark geprägt haben. Wenn du im Hier und Jetzt bist, lösen sich sämtliche Schichten auf und der wahre strahlende Kern kommt zum Vorschein. Manchmal ist es ein Segen, wenn man sich aus dem physischen Körper beamen kann. Das mache ich zum Beispiel, wenn ich mich in einer schwierigen Situation befinde. Als stille Beobachterin kann ich dann aus sicherer Distanz die Situation überblicken. Aus dieser Perspektive bin ich nicht mehr mit meinen Emotionen verhaftet. Ich kann erkennen, dass alle Menschen in ihrem Kern identisch sind und spüre eine tiefe Dankbarkeit für alle Menschenseelen, die den Mut aufbringen, sich selbst und anderen einen Spiegel vorzuhalten, auch wenn er noch so unangenehm ist.

Als stiller Beobachter kannst du klar erkennen, dass wir alle eins sind und dass wir kein Recht haben, andere zu verurteilen oder zu bewerten. Das bedeutet nicht, dass du nicht für dich einstehen sollst, sondern dass du dies mit Liebe im Herzen tust, mit Liebe den anderen Lebewesen gegenüber. Denn deine größten Feinde sind die wertvollsten Lehrer. Es sind Seelen, mit denen du dich abgesprochen hast. Es sind Seelen, die die schwierige Aufgabe auf sich nehmen, die dir die Chance zur Selbsterkenntnis gibt. Deshalb darfst du nie vergessen, dass tief im Inneren für alle die Sonne mit genau derselben Intensität leuchtet. Das Licht macht keinen Unterschied. Es bevorzugt oder benachteiligt niemanden. Es ist einfach. Es spiegelt dir, wer du wirklich bist.

MURCCHA PRANAYAMA

Du atmest tief ein und lässt den Atem doppelt so lange ausströmen. Dies ist die einfachste Variation von Murccha Pranayama. Durch die langsame, tiefe Ausatmung fährt dein ganzes System runter, der Geist wird ruhig. Das kurze Verweilen nach der Ausatmung im Raum zwischen der Ein- und Ausatmung führt dich in einen Zustand innerer Stille und Seligkeit. Es fühlt sich an wie ein ‚kleiner Tod'. Was ist die letzte Bewegung eines Menschen bevor er stirbt? Er atmet aus. Sterben erzeugt bei den meisten Menschen große Ängste, denn es ist ein Schritt ins Unbekannte. Sterben ist nichts anderes als ein Übergang ins Licht. Mit Murccha Pranayama lernst du Loslassen und erhältst eine winzig kleine Ahnung vom Seelenfrieden, der sich anschließend einstellt.

AUSATMEN

Ich konnte spüren, dass Kira langsam, aber sicher der Atem ausging. Ihre Situation spitzte sich immer mehr zu. Unsere Diskussionen hatten meistens nur noch einen Inhalt: Geld. Es war absehbar, dass sich Kira aus unserem gemeinsamen Projekt zurückziehen würde. Aus der heutigen Sicht denke ich sogar, dass sie mir zuliebe fast zwei Jahre durchgehalten hatte. Obwohl sie mir immer wieder versicherte, dass sie so schnell nicht aufgeben würde. Dennoch sagte mir mein Gefühl, dass sie sich verzweifelt an die Hoffnung der finanziellen Erlösung geklammert hatte, weil sie mich nicht im Stich lassen wollte. In Anbetracht meiner Vermutung machte ich mir Gedanken darüber, wie es für mich weiter gehen sollte, wenn sie tatsächlich aussteigen sollte.

Eines Tages, ungefähr zwei Jahre nach unserer Eröffnungsfeier, bestätigte sie meinen Verdacht. Sie teilte mir mit, dass sie die Prema Yoga Schule in Zürich loslassen möchte. Als der Entscheid nun plötzlich so unumstößlich auf dem Tisch lag, wurde mir doch etwas mulmig zumute, obwohl ich damit gerechnet hatte. Vielleicht würde ich jemand anderen finden, der Kiras Part übernehmen wollte. Allerdings, je länger ich darüber nachdachte, desto klarer wurde mein Entscheid, dass ich die Schule vorerst alleine führen wollte. Ich schloss mit mir selbst einen Deal. Wenn ich es innerhalb von einem Jahr schaffen würde, die Raummiete durch die Einnahmen der Untermiete abzudecken, könnte es einen Weg geben, über die Runden zu kommen. Ich setzte meine ganze Energie für die Umsetzung ein, lancierte regelmäßig Inserate in Zeitschriften und druckte einen ansprechenden Flyer mit Fotos, den ich im Migros und Coop aushängte. Ich informierte meine Schüler. Sie kannten vielleicht jemanden, der diesen Raum mieten wollte. Mein zweiter Plan war, meinen Praxisraum in die Yogaschule zu verlegen. Räume, wie auch Plätze haben eine eigene Schwingung. Diese beeinflussen unser Energiefeld (Aura) und somit auch unser Leben. Meine Absicht war die Räume mit einem ganzheitlichen Bewusstsein zu verbinden.

AURA

Alle Lebewesen besitzen eine Aura – Pflanzen, Tiere und Menschen. Sie umhüllt dich wie eine Wolke aus Licht. Jeder Mensch kann die Aura wahrnehmen. Oft geschieht dies unbewusst. Es ist ein Gefühl oder eine Empfindung, die auftauchen. Zum Beispiel wenn du dich von einem Menschen stark angezogen fühlst, da seine Ausstrahlung – sein Charisma ganz besonders ist. Oder wenn du dich beobachtet fühlst, dich umdrehst und erkennst, dass du tatsächlich die ganze Zeit

angestarrt wurdest. Die Aura funktioniert wie ein Kommunikations-
mittel.

Alle Informationen deiner Existenz sind in der Aura gespeichert. Sie
lügt nie, sie zeigt dein Wesen ohne Masken. Sie spiegelt deine Verletz-
lichkeit, deine Stärken und dein inneres Wachstum.

Wie alles andere auch, ist sie einem steten Wandel unterzogen. Die
Aura entwickelt und verändert sich mit deinen Gefühlen, deinen
Gedanken, deinem Lebenswandel und bietet eine Fülle von Wachs-
tumsmöglichkeiten. Sie versorgt dein ganzes Wesen mit mentaler,
physischer und spiritueller Energie. Wenn du ihr, respektive deinem
Lebenswandel Sorge trägst, wird deine Aura gereinigt, gestärkt und
geschützt.

Alle meditativen Techniken bringen die Aura zum Strahlen. Yoga-
und Chakra-Übungen verbessern die ästhetische Ausstrahlung. Eine
starke Ausstrahlung schützt dich vor zerstörerischen und aggressiven
Menschen und Stimmungen und sie ermöglicht, lichtvolle Kräfte in
die Welt zu senden. Eine starke und lebensbejahende Ausstrahlung
umhüllt dich wie einen Schutzmantel und lässt dich durch nichts so
leicht aus der Ruhe bringen.

SCHUTZMANTEL

In meinem Praxisraum fühlte ich mich wie zu Hause. Jedes Mal wenn
ich mit meinem Fahrrad dort ankam und die vielen knarrenden Holz-
stufen erklommen hatte, überkam mich das Gefühl, im Himmel angekommen zu sein. Meistens war ich die Erste, die am Morgen die Praxis
betrat. Ich öffnete die Fenster, um frische Luft hereinzulassen, zün-
dete die Kerzen an und kochte Tee für meine Klienten. Dann setzte
ich mich auf mein Meditationskissen und stimmte mich auf den ersten Klienten ein. Ich bat meine Helfer um Unterstützung für diese Sitzung, indem ich sagte: „Bitte lasst genau das geschehen, was in der
göttlichen Ordnung gehalten ist. Lasst genau das geschehen, was im
jetzigen Zeitpunkt für die seelische und geistige Entwicklung das
Erhebendste ist. Lasst genau das geschehen, was uns unserer

höchsten Vision von uns selbst näher bringt. Danke für eure Unterstützung. Danke für euer Licht und für eure Liebe."

Wenn der erste Klient die Schwelle des Praxisraumes überschritt, fühlte ich mich bereit für alles was nun auftauchen sollte. Ich war mir bewusst, dass ich nur Medium für etwas war, was geschehen durfte. Ich fuhr meine Sensorien aus, damit ich den Klienten auf allen Ebenen wahrnehmen konnte. Manche Menschen wollten Gespräche führen. Andere wollten sich einfach auf den Massagetisch legen und eine energetische Massage genießen. Manche hatten das Bedürfnis in eine private Yogatherapiestunde zu kommen und manche entführte ich auf schamanische Reisen. Viele kamen mit körperlichen Beschwerden. Sie waren von der Schulmedizin als hoffnungslose Fälle aufgegeben worden. Ich versuchte, ihr ganzes System zu erfassen, um herauszuspüren, wo wir ansetzen konnten. Die Ebenen sind vielschichtig, deshalb war es wichtig herauszufinden, wo die Ursache des Problems lag. Ich testete sie auf Allergien und Nahrungsmittelunverträglichkeiten mit Hilfe des kinesiologischen Muskeltests. Unterstützte sie bei der Ausleitung von Schwermetallen. Die Psycho-Kinesiologie Methode von Dr. Klinghardt war ein wunderbares Hilfsmittel, die seelischen Ursachen zu erfassen und aufzulösen. Ich behandelte meine Klienten mit Kristallen und anderen Heilsteinen, die ein Zeichen der Verbindung zwischen Himmel und Erde und ein Geschenk von Mutter Erde an uns sind. Durch die Arbeit mit den Kristallen wird ein Klärungs- und Reinigungsprozess angestoßen und die Selbstheilungskräfte werden aktiviert. Ich verwendete sie oft bei Narbenentstörungen und bei der Ausbalancierung der Chakren. Oft kam es auch vor, dass ein Klient in Begleitung eines geistigen Wesens meine Praxis aufsuchte. Intuitiv wussten sie es meistens bereits, waren jedoch ratlos, wie sie in Kontakt treten sollten. Es war eine meiner Aufgaben, Dolmetscherin zu sein.

Ich nahm meine Arbeit in der Praxis sehr ernst. War mit Leib und Seele bei den Klienten und versuchte alles in meiner Macht Stehende für ihre Heilung einzusetzen. Immer bat ich die geistigen Helfer um Unterstützung. Oft erlebte ich, dass ein Klient nur ein einziges Mal zu mir kam und ich ihn dann nie wieder sah oder von ihm hörte, wie es ihm ergangen ist. Ich lernte, sie loszulassen. Zu vertrauen, dass alles seine Richtigkeit hat und dass gut für sie gesorgt wurde. Ab und zu erhielt ich viel später doch noch ein Feedback, wenn ich jemandem auf der Straße, in der Straßenbahn oder manchmal auch im Yoga wieder begegnete.

Einmal kam eine Frau mittleren Alters wegen einer immer wiederkehrenden Blasenentzündung in meine Praxis. Sie war verzweifelt, weil die Medikamente ihr nicht mehr helfen konnten. Wir traten, mit Hilfe des kinesiologischen Muskeltests, in Kontakt mit dem Unterbewusstsein der Klientin. Auf diese Weise konnte ich ihr den seelischen Konflikt bewusst machen und mit Hilfe von Klopfakupunktur, Farbbrillen und Augenbewegungen auflösen. Diese Konflikte entstanden meistens in der Vergangenheit zu einem Zeitpunkt, an dem wir nicht in der Lage waren, unsere Gefühle zu spüren oder auszudrücken. Nach der Entkoppelung dieses Konflikts suchten wir einen kraftvollen neuen Glaubenssatz, der ihre Heilung unterstützen sollte. Bei jedem traumatischen Ereignis entstehen in unserem Unterbewusstsein einschränkende Glaubensmuster, wie beispielsweise Sätze wie „Erst wenn ich den richtigen Partner finde, werde ich glücklich sein", die lebenslang gespeichert werden können. Deshalb ersetzten wir dieses einschränkende Glaubensmuster, welches sie über all die Jahre begleitet hatte, durch ein neues, freimachendes.

Viele Jahre später traf ich diese Frau bei einem Seminar wieder. Sie strahlte mich an und erzählte mir, dass sie nach dieser Behandlung nie mehr eine Blasenentzündung gehabt hätte.

Ein anderes Mal erhielt ich das Feedback schon einen Tag nach der Behandlungsstunde. Wobei ich dazu sagen muss, dass ich bis heute nicht weiß, was die Basis für diesen Erfolg war. Vermutlich war diese Klientin einfach überreif für eine Heilung. Dann braucht es oft nur noch einen kleinen Schubs in die richtige Richtung. Diese junge Frau war wunderschön. Ihr leuchtendes Wesen überstrahlte sogar ihre rot unterlaufenen Augen. Eine hartnäckige Entzündung hatte ihre Augenpartie ergriffen. Sie war so schlimm, dass die Klientin bereits notfallmäßig einen Termin in der nahegelegenen Augenklinik vereinbart hatte. Sie teilte mir dies vor meiner Behandlung mit, denn sie wollte unmittelbar nach meiner Stunde in diese Klinik gehen. An diesem Morgen stand sie etwas neben den Schuhen, war nervös und ängstlich. Was ja auch kein Wunder war, da die Entzündung verheerend aussah und bestimmt auch sehr schmerzhaft war. Ich legte sie auf den Massagetisch und balancierte ihr Energiesystem mit dem Kristall aus. Dann zog es meine Hände zu ihren Augen und ich legte eine Hand behutsam und schützend darüber. Die andere Hand wanderte zu ihrem Herzzentrum. Ich weiß nicht mehr, wie lange ich in tiefer Versenkung so gestanden hatte. Irgendwann nahm ich meine Hände weg und ließ die junge Frau noch eine Weile nachspüren. Einen Tag später rief sie mich an. Sie klang erleichtert, als sie mir erzählte:

„Als ich aus Ihrer Praxis kam, hatte ich noch etwas Zeit, bevor ich in die Augenklinik musste. Also ging ich in ein Café und trank einen Espresso. Bevor ich mich auf den Weg in die Klinik machte, musste ich dringend auf die Toilette. Und als ich beim Händewaschen in den Spiegel schaute, traute ich meinen Augen nicht: Die Entzündung war weg! Können Sie sich so etwas vorstellen? Einfach verschwunden! Es war wie ein Wunder! Ich rief sofort in der Klinik an und sagte den Termin ab."

Wenn ich solche Rückmeldungen erhielt, verneigte ich mich in tiefer Achtung vor dem großen Ganzen. Tiefe Dankbarkeit für die Heilkraft in den Menschen erfüllte mich.

Es kam allerdings auch vor, dass ich an meine Grenzen stieß. An einem eisig kalten Wintertag erschien zu früher Stunde eine ältere Dame in der Praxis. Sie war dick eingepackt in diverse Schichten Kleider, die die beißende Kälte von ihr abhalten sollte. Mühsam schälte sie sich aus ihren Kleiderschichten und wartete schließlich ungeduldig im Wartezimmer. Ich beeilte mich mit meinen Vorbereitungen, da ich ihre Rastlosigkeit spürte. Gerade wollte ich sie in meinen Praxisraum bitten, als sie schon an mir vorbeistürmte mit den Worten: „Guten Tag! Nur dass Sie es gleich wissen: Sie sind meine letzte Hoffnung."

„Wie meinen Sie das?" wollte ich wissen.

„So wie ich es sage! Ich war schon fast bei jedem Therapeuten, der in dieser Szene einen Namen hat. Und keiner konnte mich heilen. Ich habe gehört, dass Sie spontane Heilungen bewirken können. Sie sind der einzige Mensch, der mir noch helfen kann!"

Einen Moment lang war ich völlig sprachlos. Als ich mich wieder gefasst hatte, ging ich zur Tür und öffnete sie mit den Worten: „Wir können uns beide die Zeit und das Geld sparen. Denn der einzige Mensch, der Ihnen helfen kann, sind Sie selbst. Sie dürfen gerne wiederkommen, wenn Sie unter dieser Voraussetzung bereit sind, an Ihrer Heilung teilzunehmen."

Jetzt war sie sprachlos, denn so eine Reaktion hatte sie bestimmt nicht erwartet. Sie dachte einen kurzen Moment nach. Ich konnte erkennen wie es in ihrem Kopf arbeitete. Jedoch ihr Ego war leider zu groß, als dass sie sich auf meine Bedingung einlassen konnte. Energisch drehte sie sich auf ihrem Absatz um und verließ wütend die Praxis. Ich habe sie nie wieder gesehen.

Ein anderes Mal schickte mir meine Praxiskollegin eine Klientin, mit der sie nicht mehr weiter wusste. Diese Frau war ungefähr dreißig Jahre alt. Sie war schwarz gekleidet und sah aus wie eine Sumoringerin, leicht untersetzt und mit Muskeln bepackt. Sie war schwer psychisch gestört, litt unter zwanghaftem Verhalten und Verfolgungswahn. Sie erzählte mir, dass sie immer wieder die Hände waschen müsse, obwohl sie längst sauber waren. Sie fühlte sich von bösartigen Menschen verfolgt. Dadurch wurde sie äußerst misstrauisch. Sie war überzeugt davon, dass sich die ganze Welt gegen sie verschworen hätte. Während der ersten Stunde, in der sie bei mir war, legte ich ihr nahe, dass sie dringend professionelle Hilfe von einer Fachperson benötigte. Dies war definitiv eine Nummer zu groß für mich. Sie wollte jedoch unbedingt zu mir kommen. Ich spürte, dass sie Vertrauen in mich hatte. Sie überzeugte mich, indem sie mir versicherte, dass sie einfach nur mit mir sprechen wollte. Bei ihrem fünften Besuch saß sie wie immer auf der äußersten Kante des bequemen Sessels und weihte mich verschwörerisch in ihr Geheimnis ein, dass sie sich zu Frauen hingezogen fühle. Ich nahm dies zur Kenntnis ohne weiter darauf einzugehen. Sie erzählte mir weiter, dass sie endlich wieder einmal den Mut gefasst hatte, einkaufen zu gehen. Obwohl hinter jeder Ecke jemand stand und sie beobachtete. Sie starrte mich verzweifelt an, als sie mir offenbarte, dass sie, wenn sie ein Maschinengewehr bei sich gehabt hätte, alle Leute im Geschäft umgelegt hätte. Ich bekam es mit der Angst zu tun, denn ich war an diesem

Morgen alleine mit ihr in der Praxis. Nach dieser Stunde erklärte ich ihr, dass ich mich nicht kompetent genug fühlte, um ihr zu helfen. Ich gab ihr die Adresse von einer professionellen Psychologin.

Nach meiner Erfahrung mit den sieben verschiedenen Therapeuten und den sieben verschiedenen Aussagen auf dieselbe Frage, wusste ich, dass auch ich nur das weitergeben konnte, was in meinem Erfahrungsschatz enthalten war. Dies erwähnte ich auch meinen Klienten gegenüber und ermahnte sie, gut zu spüren, worauf sie eine Resonanz hatten. Ich versuchte, sie mit Fragestellungen dahin zu führen, dass sie sich selbst eine Antwort auf ihre Fragen geben konnten. Wenn keine Antwort kam, war es einfach noch nicht an der Zeit dafür. Auch wenn ich die Antwort bereits erahnen konnte, war ich mir bewusst, dass sie diese im Moment noch nicht annehmen, verstehen oder erfassen hätten können.

Oft war ich nach einem Arbeitsmorgen in der Praxis so müde, dass ich Mühe hatte, mit dem Fahrrad den Berg hochzufahren. Zuhause angekommen, kochte ich für Luca etwas zu Mittag und schlief anschließend komatös ein. Ich begann mich zu hinterfragen, weshalb ich nach der Praxisarbeit immer so müde war, denn nach den Yogakursen hätte ich Bäume ausreißen können – so voller Energie fühlte ich mich dann. Irgendetwas konnte mit meinem Energiehaushalt nicht stimmen.

Nach meinem Unfall sagte eine Astrologin zu mir, dass ich meine Stärken bei aufstrebenden Menschen – Kinder und Erwachsene – die etwas verändern wollen und auch etwas dafür tun, entfalten könne. Ich solle mich von Menschen, die stetig in einer Abwärtsspirale verharren, fernhalten. Dies koste mich zu viel Energie. Solchen Klienten begegnete ich zum Glück nicht allzu oft. Es kam aber auch tatsächlich vor, dass mich immer wieder Menschen in der Praxis aufsuchten, die nur konsumieren und nicht wirklich etwas an ihrem Zustand verändern wollten.

Vermutlich konnte ich mich zu wenig abgrenzen. Dies war eine Erklärung für meine Müdigkeit, die mir einleuchtete. Von da an versuchte ich mich besser zu schützen, aber die Müdigkeit blieb. Mir wurde bewusst, dass es so nicht weiter gehen konnte.

KOSHA

Was bedeutet Abgrenzung? Wieso müssen wir uns schützen? Vor was genau sollst du dich schützen? Welche Pforten stehen offen, damit fremde Energien in dein energetisches System fließen können?

Im Yoga werden fünf Schichten, die sogenannten Koshas unterschieden, die zusammen deine Aura ausmachen. Kosha ist das Sanskrit-Wort für Gefäß oder Hülle. Sie wirken einerseits vom physischen Körper nach innen bis zu deinem Wesenskern. Oder, wie du bei dem Beschrieb über die Aura gesehen hast, dehnen sich diese energetischen Hüllen vom grobstofflichen Körper immer weiter nach außen. Das Leuchten deiner Ausstrahlung entsteht demzufolge in deinem Inneren und scheint nach Außen. Die fünf Koshas durchdringen sich gegenseitig und umhüllen deine Seele (Atman).

Wenn nun diese Schichten im Ungleichgewicht sind, weil du dir keine Sorge trägst und mit einer zerstörerischen Lebensweise Raubbau an Körper, Geist und Seele betreibst, finden Fremdenergien spielend Zugang zu deinem energetischen System. Es ist wichtig die fünf Koshas zu reinigen (gesunde Ernährung, Asanas, Pranayama, gesunde Gedanken, Meditation), so dass die Hüllen immer transparenter werden und dein tiefster Wesenskern durchscheinen wird. Wenn deine Seele frei ist, fühlst du dich glücklich und strahlst. Und das ist der beste Schutz, den du dir schenken kannst. Du brauchst dich nicht mehr abzugrenzen. Dein Licht übernimmt diese Aufgabe automatisch.

SAMADHI

Einmal im Monat bot ich in meinem Praxisraum eine Meditation an. Ich wählte ein Thema, welches mir passend erschien. Meistens nahmen dieselben Leute teil. Es war jedes Mal eine große Bereicherung, mit dieser Gruppe zu meditieren.

An einem dieser Meditationsabende geschah etwas Ungewöhnliches, das so manche Teilnehmenden zum Nachdenken anregte. Wir saßen im Kreis auf unseren Meditationskissen und stimmten uns aufeinander ein. Ein schabendes Geräusch im Hintergrund ließ einige verunsichert unter den geschlossenen Augenlidern hervorblinzeln. Auch ich wollte wissen, woher dieses Geräusch kam. An der gegenüberliegenden Wand stand ein schmales Büchergestell aus Rattan. Darauf hatte ich einige Bücher und Steine platziert. Auf einem Regal hatte ich ein kleines eingerahmtes Foto von Mutter Meera aufgestellt. Mutter Meera ist eine in Deutschland lebende Inderin, die als Avatarin inkarniert ist – als eine Verkörperung des weiblichen Aspekts der Göttlichen Mutter auf Erden. Ich war schon einige Male zu einem Darshan (Segnung) bei ihr. Durch ihr Bild fühlte ich mich bei meiner Arbeit beschützt. Es war, als wenn sie im Raum anwesend wäre und mit ihrer unermesslichen Liebe und Güte das Licht in den Menschen zum Leuchten brachte.

Mein Blick wurde von ihrem Bild angezogen und ich sah, wie es von unsichtbarer Hand von einem Regalende zum anderen geschoben wurde. Erst jetzt fiel mir auf, wie ein Teil der anderen Anwesenden diesem Phänomen mit großen Augen folgten. Sie starrten schockiert und gleichzeitig fasziniert auf dieses Ereignis. Ihr Verstand konnte nicht erfassen, was ihre Augen beobachteten.

Plötzlich sah ich, wie ein zartes Mädchen mitten in unserem Kreis stand. Ich bat die Gruppe, sich sofort wieder in die Meditation zu vertiefen und mir zu helfen herauszufinden, weshalb diese durchscheinende Mädchengestalt hier auftauchte. Das Mädchen erzählte, dass sie Corinne hieß. Sie sei eine Nachbarin von mir. Sie hatte sich, nach ihrer Flucht aus der Psychiatrischen Klinik, in einem Park in Deutschland an einem Baum erhängt. Stotternd berichtete sie, dass sich vor ein paar Wochen auch ihr Freund erhängt habe. Weshalb er dies tat, wollte sie nicht sagen.

Ich rang um Fassung, da ich sie erkannte. Ich wusste von ihren Eltern, dass ihr Freund sich das Leben genommen hatte. Von Corinne wusste ich, dass sie nach ihrer Flucht nach Deutschland gereist war und dass sie seit Wochen vermisst wurde. Dass sie nun offenbar denselben Schritt gemacht hatte, schockierte mich zutiefst. Ich spürte, dass Corinne unbedingt noch etwas sagen wollte. Plötzlich tauchte neben ihr der Freund auf.

Ich wandte mich wieder Corinne zu und sah, dass beide von Lichtgestalten umgeben waren. Ein relativ junger Mann schien sich besonders um Corinne zu kümmern. Sie schien den Mann zu kennen und freute sich, ihn zu sehen. Sie wandte sich zu mir und sagte: „Kannst du mir einen Gefallen tun? Kannst du zu meinen Eltern gehen und ihnen sagen, dass es mir nun gut geht und dass sie keine Schuld haben? Kannst du ihnen ausrichten, dass ich sie liebe und immer lieben werde?"

Ich versprach es ihr, obwohl ich keine Ahnung hatte, wie ich den Eltern diese Situation erklären sollte. Wussten sie überhaupt schon was mit ihrer Tochter geschehen war?

Ich bat die Meditierenden, eine Lichtsäule zu visualisieren, um es Corinne und ihrem Freund leichter zu machen, Abschied zu nehmen. Als sie von der Lichtsäule umschlungen wurden, lösten sich ihre Gestalten in Licht auf. Im Raum blieb Leere zurück. Die Luft schien still zu stehen. Einen Moment wagte niemand zu atmen.

Als ich spät am Abend mit dem Auto nach Hause fuhr, suchte ich vergebens einen Parkplatz. Ich drehte drei Runden durch das Quartier und konnte es nicht glauben, dass es einfach keinen freien Parkplatz mehr geben sollte. Dies war mir noch nie passiert. Die Eltern von Corinne wohnten in einem kleinen Häuschen am Ende einer Sackgasse. Diese Straße fuhr ich nicht hoch, da ich dort noch nie einen Parkplatz gefunden hatte. Da ich mein Auto nicht verboten parkieren wollte, entschied ich, diese kleine Straße heute doch hoch zu fahren in der Hoffnung, dort mein Auto parkieren zu können. Ich traute meinen Augen nicht, als genau vor Corinnes Haus ein einziger Parkplatz frei war. Erleichtert parkierte ich mein Auto. Ich wollte so schnell wie möglich, da ich sehr müde war, nach Hause gehen. Es war jedoch unmöglich an diesem Haus vorbeizugehen. Es war fast Mitternacht und mein Verstand sagte: „Hey! Da kannst du jetzt nicht mehr klingeln!" Ich zögerte, denn plötzlich dachte ich: „Was ist, wenn du dir das alles nur eingebildet hast? Vielleicht sitzt ja Corinne zu Hause und alle lachen dich aus, wenn du erzählst, weshalb du hier bist!" Es war eine verzwickte Situation und irgendwie war ich froh, dass mich eine unsichtbare Kraft zu diesem Haus zog und mir die Entscheidung abnahm. Mein Zeigefinger fand die Klingel und drückte darauf. Als der schrille Klingelton laut durch die Nacht hallte, zuckte ich erschreckt zusammen und wollte schnell die Flucht ergreifen. Ich hatte keine Ahnung, wie ich diesen Eltern die Begegnung mit Corinne erklären sollte. Ich hörte müde Schritte, die sich näherten. Und ich wusste, dass ich mein Versprechen hier und jetzt erfüllen musste.

Die Mutter stand kreidebleich in der Tür und ich stammelte: „Es tut mir schrecklich leid, dass ich so spät am Abend noch störe. Aber ich muss dringend mit euch sprechen!"

Sie bat mich hinein und führte mich in das Wohnzimmer. Als ich die Menschen ansah, die dort versammelt waren, wusste ich, dass etwas Schreckliches geschehen sein musste. Sie starrten mich an und ich erkannte in ihren traurigen Gesichtern einen unbeschreiblich tiefen Schmerz. Ich setzte mich auf den einzigen freien Stuhl und nahm meinen ganzen Mut zusammen. Ich sagte, dass ich dies jetzt einfach sagen müsse, egal was sie denken oder nicht denken. Ich erzählte von meiner Begegnung mit Corinne und richtete den Eltern aus, worum sie mich gebeten hatte. Alle schauten mich ungläubig an. Als ich den jungen Mann beschrieb, spürte ich, wie sich etwas im Raum veränderte. Offenbar kannten sie diesen Mann. Die Mutter bestätigte dies: „Das war der Patenonkel von Corinne. Er ist vor einem Jahr gestorben." Nun war das Misstrauen verschwunden und sie glaubten mir, auch wenn sich meine Geschichte absurd anhörte. Ich spürte, dass es gut war, dass ich den Mut aufgebracht hatte, vorbei zu gehen. Ich hatte meinen Auftrag erfüllt und ging nach einer herzlichen Verabschiedung dankbar nach Hause.

Das Zusammenwirken der lichtvollen Kräfte berührte mein Herz. Ja, ich habe noch so vieles zu lernen und zu verstehen. Eines war mir nach der Überbringung dieser Botschaft allerdings so bewusst wie noch nie zuvor: Sobald wir von jemandem erfahren, dass er Hilfe braucht, wissen wir, dass es uns möglich ist zu helfen. Wie sonst wäre dieses Wissen um den anderen zu uns gekommen?

In tiefer Achtung und Demut legte ich meine Hände vor meinem Herzen zusammen und verneigte mich vor den ‚Wundern' auf meinem Erdenweg.

MAHA MUDRA

Maha heißt groß und Mudra ist eine spirituelle Geste, die eine symbolische oder rituelle Bedeutung hat. Es gibt diverse Mudras, die verschiedene Regionen des Körpers regulieren. Meistens werden die Mudras mit den Händen und Fingern gemacht. Sie unterstützen den Energiefluss im Körper während der Yogapraxis. In deinen Fingerspitzen befinden sich viele Nervenfasern, die bei Berührung Impulse an Organe und das Nervensystem leiten. Eines der wohl bekanntesten Mudras ist das Anjali Mudra oder auch bekannt als Namasté-Haltung. Dabei legst du deine Handflächen auf Herzhöhe zusammen. Die Fingerspitzen berühren sich, damit ein kleiner Hohlraum in der Handinnenfläche entsteht. Während der Verneigung ehrst du in tiefer Achtung und Demut dein inneres Licht. Das Göttliche in dir verneigt sich vor dem Göttlichen deines Gegenübers.

Es gibt unendlich viele Mudras aus dem Hinduismus und Buddhismus. Aber auch in unseren Breitengraden kennen wir Gesten, die eine symbolische Bedeutung haben. Zum Beispiel, wenn du voller Begeisterung in die Hände klatschst, wütend eine Faust ballst, jemandem die Daumen drückst oder die Hände andächtig zum Gebet faltest.

Maha Mudra ist ‚das große Mudra'. Auf körperlicher Ebene ist Maha Mudra ähnlich der Haltung Janu Sirsansana. Ein wesentlicher Unterschied liegt darin, dass die Wirbelsäule gerade bleibt. Diese Aufrichtung öffnet den Weg für die Kundalini, die Lebensenergie, durch den zentralen Kanal (Sushumna). Sitzend ist ein Bein ausgestreckt und das andere Bein angewinkelt. Du sitzt auf der Ferse des angewinkelten Beines und ziehst den Beckenboden zusammen und nach oben (Mula Bandha). Die Ferse presst vorsichtig auf den Damm, auf das Muladhara Chakra und öffnet den Energiefluss der Kundalini. Beide Hände fassen den großen Zeh und pressen auf das Nagelbett, was den Leber- und Milzmeridian anregt. Dein Bauch ist eingezogen (Uddiyana Bandha). Das Kinn drückst du gegen die Brust (Jalandhara Bandha). Deine Zungenspitze richtest du nach hinten (Kechari Mudra) und deine Augen sind fest auf das Ajna Chakra gerichtet (Shambhavi Mudra).

Mit Maha Mudra werden also einzelne Mudras miteinander verbunden, was ein großes Ganzes entstehen lässt.

VEREINIGUNG

Das Erlebnis mit diesem Mädchen berührte mich tief. Es zeigte mir wieder einmal ganz deutlich, dass wir alle ein Teil des Ganzen sind, wie ein Tropfen Wasser aus dem Meer. Ein Tropfen kann unmöglich auf lange Zeit alleine existieren. Durch das Verbinden unzähliger Tropfen entsteht eine Einheit, ein Alles-in-Allem im großen Ganzen.

Ich erkannte, dass die Fusion meiner Praxis mit der Yogaschule anstand. Die Absicht dahinter war, meine Energie zu bündeln und sie vollumfänglich in einen Ort einfließen zu lassen. Ich war überzeugt davon, dass mich diese Transformation zu etwas ganzheitlichen Neuem führen würde. Allerdings tat ich mich schwer, den Praxisraum aufzulösen, obwohl ich wusste, dass mir dies eine große Erleichterung bringen würde. In all den Jahren baute ich eine Beziehung zu diesem Raum auf und nun hieß es einmal mehr: Loslassen!

Ich wollte auch die Therapiearbeit loslassen. Dies wurde mir immer klarer. Sie raubte mir zu viel Energie. Ich konnte mich nicht genügend abgrenzen! Die Schicksale der Menschen gingen mir sehr zu Herzen. Meine Haut war einfach zu dünn, ich war zu feinfühlig für diese Arbeit. Ich sog diese schweren Geschichten zu sehr in mich auf. Ich wollte mich mit schönen Geschichten umgeben. Mich von diesen nähren. Da ich nicht einfach allen Klienten absagen wollte, richtete ich den Yoga-Raum so ein, dass ich Notfälle immer noch empfangen konnte.

Es meldeten sich immer mehr Leute, die den Raum mieten wollten. Nach einem Jahr hatte ich mein Ziel erreicht. Ich konnte fast die ganze Miete durch die Untermiete bezahlen. Das Einzige, was ich mir jetzt noch wünschte, war ein neuer Holzboden. Wir übten auf einem Laminatboden, der sich kalt und künstlich anfühlte. Er war ungeeignet für die Yogapraxis. Ich wusste, dass ich mir zur Zeit keinen neuen Holzboden leisten konnte, deshalb bat ich meine geistigen Helfer um Unterstützung.

Als ich an einem Frühlingsabend in den Raum kam, entdeckte ich an der Wand einen großen dunklen Fleck. Erschrocken tastete ich ihn ab. Es war Wasser. Wie konnte Wasser aus der Wand rinnen? Dann erst sah ich die große Wasserlache, die sich auf dem Boden ausgebreitet hatte. Die Laminatlamellen hatten sich gelöst und schwammen wie einsame Mini-Surfbretter in diesem kleinen See. Ich rief sofort den Hauswart an. Als er diese Bescherung sah, hatte er verständlicherweise keine Freude.

Einen Tag später erhielt ich einen Anruf von der Verwaltung: „Guten Tag, leider müssen wir Ihnen mitteilen, dass der Boden in Ihrem Raum erneuert werden muss. Die gute Nachricht ist, dass Sie sich einen Boden auswählen dürfen."

Ich machte einen Luftsprung. Mein geistiges Telefon funktionierte einwandfrei. Danke ihr Lieben, dass ihr so schnell für einen neuen Boden gesorgt habt!

Ich spürte, dass ich mein wahres Potenzial in Gruppen entfalten konnte. Gruppendynamik ließ mich über mich selbst hinauswachsen. Irgendwie konnte ich mich in Gruppen besser schützen. Manuel Schoch, ein hochgradig hellsichtiger Lehrer, der leider vor einigen Jahren diese Erde verlassen hat, sagte mir einmal, dass ich ein mathematisches Hirn habe. Ich müsse an der ETH Naturwissenschaften und Mathematik studieren. Mathematiker haben die Fähigkeit, bei Problemen die Übersicht zu bewahren und Wesentliches von Unwesentlichem zu unterscheiden. Durch ihr abstraktes Denken gelingt es ihnen, viele Dinge auf einmal wahrzunehmen und einzuordnen.

Dies kam mir wieder in den Sinn, als ich mir Gedanken über Gruppendynamiken machte. Tatsächlich konnte ich die gesamte Energie im Raum erfassen und wusste instinktiv, was erste Priorität hatte. Vermutlich hängt meine Liebe zu Gruppen mit meinem mathematischen Hirn zusammen ...

In dieser Zeit fing ich an, das ,Prozessbegleitende Yoga' zu gebären. Ich ging lange schwanger mit diesem Gedanken. Mein Wunsch war nach wie vor, Herzen zu verbinden und noch viel tiefer zu gehen als mit Yoga- und Atmungsübungen. Drei Jahre hintereinander begleitete ich je eine Gruppe durch den Prozess ihres Lebens. Ich machte mit ihnen Standortbestimmungen, visualisierte Lösungen und motivierte sie, sich auf einer ganzheitlichen Ebene kennenzulernen. Jeweils nach einem Jahr (dieser Kurs hieß ‚Prozessbegleitendes Yoga – Jahreskurs') wollten die meisten Teilnehmenden nicht aufhören. Sie hatten das Gefühl, dass der Prozess gerade begonnen hatte zu greifen. Also überlegte ich, diesen Kurs auszudehnen. Und so entstand die zweijährige Ausbildung im ‚Prozessbegleitenden Yoga'. Sie basiert auf dem Yogawissen. Schamanische Elemente knüpfe ich sporadisch ein. Das Ziel ist, sein Wissen in die Welt hinauszutragen, viele gute Samen zu pflanzen. Damit dies möglich ist, müssen wir unsere negativen Samen zuerst erkennen und durch positive Samen austauschen. Die guten Samen wachsen und wenn sie reif sind, können wir die Früchte aus eigener Erfahrung weitergeben. Sei es in unserer Familie, im Freundeskreis, am Arbeitsort oder beim Unterrichten von Yoga.

Es ist für mich eine wundervolle Erfahrung, diese Ausbildungsgruppen zu begleiten. Tiefgreifende Erlebnisse berühren mein Innerstes. Ich beobachte die Berg- und Talfahrten auf diesem Weg und bin tief beeindruckt, dass die Schüler auch in tiefsten Krisensituationen nicht aufgeben. Das gibt Hoffnung für das ganze Universum. Zu spüren, dass es Menschen gibt, die mit einer klaren Ausrichtung mithelfen möchten, die Herzen zu verbinden.

MAHA BANDHA

Es braucht Geduld, um die Blockaden zu lösen, die dich in einer tiefen Krisensituation davon abhalten, das Licht am Ende des Tunnels zu sehen. Die Anwendung von Maha Bandha kann dir dabei helfen.

Maha Bandha ist die Zusammenführung aller drei Bandhas, welches die Wirkungen der Bandhas verstärkt. Energetische Blockierungen im Becken, Bauchraum und Hals werden gelöst. Wenn du in einer schwierigen Situation spürst, dass es dir den Hals zuschnürt, sich ein unangenehmes Ziehen im Bauch ausdehnt oder sich dein Becken stumpf und leblos anfühlt, wirkt Maha Bandha wahre Wunder. Mit dieser Technik lenkst du Lebensenergie (Prana) in deine Granthis

(Knoten). Die Energie kann wieder fließen und vor allem gelingt es dir, sie an den richtigen Bestimmungsort zu lenken.

SELBSTLIEBE

Das Zusammenlegen meines Praxisraumes und der Yogaschule war ein Segen. Ich konnte nun meine Energie gebündelt an einen Ort lenken und fühlte mich nicht mehr so verzettelt. Allerdings kamen neue Herausforderungen auf mich zu, die mich staunen ließen. Unter anderem entpuppte sich die Idee mit den Untermietern als Abenteuer. Ich fühlte mich zuweilen wie eine Mutter, die versucht, ihre pubertären Kinder zu erziehen. Zum Beispiel war die Vorstellung von Sauberkeit sehr unterschiedlich. So unterschiedlich, dass ich manchmal am Verzweifeln war. Immer wieder musste ich darauf aufmerksam machen, dass der Raum nach jeder Benutzung gereinigt werden musste. Egal wie viele Schüler anwesend waren. Es gab Lehrer, die das Reinigen als unnötig erachteten, wenn nur wenige Schüler an ihrer Stunde teilnahmen. Ich fragte mich manchmal ernsthaft, was in den Köpfen von diesen Yogalehrern vor sich ging. Meines Erachtens war es selbstverständlich, dass man den Raum nach jeder Benutzung sauber hinterließ. So selbstverständlich, dass ich der Meinung war, dass man nicht mal hätte darüber sprechen müssen. Ich hatte mich getäuscht. Sie sahen das anders. Sie dachten wohl: „Wo ist hier die Lockerheit, die yogische Entspanntheit geblieben?"

Natürlich gab es auch andere Untermieter. Eine Lehrerin zum Beispiel hatte zu Beginn manchmal noch keine Schüler in ihrer Unterrichtsklasse. Während diesen freien Stunden fing sie an, sämtliche Decken in einer Perfektion zusammen zu legen, dass man sich fast nicht mehr getraute, sie wieder zu verwenden. Oder als während meiner Amerika-Reise in die Yogaschule eingebrochen wurde, rief eine Lehrerin die Polizei, räumte das Chaos auf und brachte alles wieder in Ordnung. Man könnte auch in diesem Fall sagen: „Das ist doch selbstverständlich!" Nein, ist es nicht. Das musste ich leider immer wieder erfahren.

Yogalehrer sind auch nur Menschen. Wir sind oft eigensinnig, wollen unseren eigenen Weg gehen. Dadurch sind wir kompliziert und neigen zu Selbstherrlichkeit und Egozentrik. Was dann als Selbstliebe deklariert wird. Bedingungsloses Dienen wird zum Fremdwort. Es gibt auch solche, die sich einen Heiligenschein gebucht haben und denken, sie sind erleuchtet. Oder zumindest nahe daran. Ich bin davon überzeugt, dass wir tief in unserem Kern alle erleuchtet sind. Wie Dalai Lama sagte, ist dies „eine äußerst subtile Ebene des Bewusstseins, die sich durch die Abwesenheit eines Ich-Bewusstseins oder eines Festhaltens am Ich zeigt". Wahre Meister, die diesen Zustand erreicht haben, müssen nicht erklären, dass sie erleuchtet sind. Sie sind es einfach. Erleuchtung erfahren ist das Eine, sie zu leben jedoch ist nicht einfach.

Kurzer Dialog aus dem Zen:

„Meister, was geschieht mit dem erleuchteten Menschen nach seinem Tod?"
„Das weiß ich nicht."
„Seid Ihr kein erleuchteter Mensch?"
„Doch. Aber ich bin nicht tot."

(Aus dem Buch „Der Kreis der Lügner" von Jean-Claude Carrière, Alexander Verlag, Berlin 2013)

Ja, Yogalehrer sind auch nur Menschen. Hoffentlich! Wie könnten wir sonst die Schüler spüren? Uns selbst spüren? Vielleicht besteht auch ein innerer Konflikt. Bei der Entscheidung, Yogalehrer zu werden, fällen die meisten Suchenden den Entschluss, das Leben zu ändern. Es in eine bewusste Bahn zu lenken. Wir lernen die alten Schriften kennen, wie zum Beispiel die Weisheiten von Patanjali, von dem man sagt, er sei der Vater des Yoga gewesen. Er war indischer Gelehrter und der Verfasser des Yogasutra. Wir lernten aus den Schriften, dass bedingungslose Liebe, Karma-Yoga (bedingungsloses Dienen) und Achtsamkeit zentrale Pfeiler des Lebens sind. Yogalehrer möchten diese Attribute leben. Wir möchten gute Menschen sein. Für die anderen da sein. Das Lesen und Hören dieser Weisheiten ist jedoch eine Sache, die Umsetzung eine andere. Wir sind alle auf der Erde, um zu lernen.

Das Thema Reinigen bietet ein perfektes Übungsfeld.

Ab und zu versandte ich einen langen Brief mit Instruktionen für das Putzen. Ich fühlte mich wie die böse Mutter, die mit ihren Schützlingen schimpft. Dem Brief legte ich eine Adressliste von allen Untermietern bei. Ich bat die Lehrer, wenn sie in Zukunft Reklamationen haben sollten, sich direkt an den Vormieter zu wenden. Dies entlastete mich, denn nun erreichte die Klage direkt denjenigen, den es betraf. Dies führte manchmal zu lustigen Situationen.

Ein Lehrer hatte eine Glatze. Kein einziges Haar säumte seinen Schädel. Als ich ihn zu einem Gespräch traf, erzählte er mir, dass sich die Lehrerin, die nach ihm unterrichte, beschwert hätte, dass lange, dicke, schwarze Haare am Boden lagen. Er lachte und sagte: „An diesem Morgen hatte ich keine Schüler und war alleine im Raum." Er deutete mit seinem Finger an den Kopf und grinste: „Kannst du hier ein Haar sehen?"

Trotz des Briefes mit den Instruktionen war es immer noch wie im Kindergarten. Vielleicht war ich zu locker? Zu kumpelhaft? Also wurde ich immer strenger. Je klarer meine Anweisungen wurden, desto besser klappte es. Ich stellte strenge Richtlinien auf, verteilte Hausordnungen und Check-Listen. Und siehe da, es funktionierte. Sie brauchten einfach nur klare Grenzen. Wie Kinder.

Dazu passte auch das Thema Achtsamkeit. Achtsamkeit auf allen Ebenen. Meines Erachtens gehörte der achtsame Umgang mit Materialien auch zum Yogaweg. Wenn man nicht fähig ist, für das Material Sorge zu tragen, wie kann man dann für andere Menschen Sorge tragen? Oder für sich selbst?

OM MANI PADME HUM MANTRA

Om Mani Padme Hum bedeutet ‚Oh du Juwel in der Lotusblüte'. Der Lotus ist ein Symbol der Reinheit. Die im Schlamm wurzelnde Pflanze erhebt ihre Blüte in makelloser Schönheit und Reinheit. Mit diesem

Mantra befreist du dich von den Schleiern, die deinen Körper, deine Sprache und deinen Geist verdecken, so dass die reine Buddha-Natur in dir erblühen kann. Dadurch öffnet es deinen Geist für die Liebe und für das Mitgefühl.

OM	der uranfängliche Klang des Universums
MANI	Juwel
PADME	Lotusblüte
HUM	Unteilbarkeit, der Wunsch, ein starkes Herz zu entwickeln
OM	reinigt die Schleier des Körpers
MA	reinigt die Schleier der Rede
NI	reinigt die Schleier der Gedanken
PAD	reinigt die Schleier der konfliktschürenden Gefühle
ME	reinigt die Schleier der latenten Konditionierung
HUM	reinigt die Schleier, die das Wissen verdecken

URSACHE UND WIRKUNG

Eine der Untermieterinnen hatte soeben ihre Ausbildung zur Yogalehrerin abgeschlossen. Sie war ein außergewöhnlich sonniges Wesen, liebevoll und herzlich. Sie mietete sich vorerst für eine Stunde über Mittag ein, dann für eine zweite und eine dritte Stunde. Als am Abend auch noch eine Stunde frei wurde, konnte ich diese ebenfalls an sie vermieten. Sie schaltete eine Website auf mit einem eigenen Firmennamen für ihre Schule. So hatte sie eine eigene Schule, die in meiner Schule eingemietet war. Dies führte dazu, dass sie immer mehr Raum beanspruchte. Sie nistete sich in meinen Räumlichkeiten wohlig ein und fühlte sich wie zuhause. Was nachvollziehbar war. Fast jede Woche entdeckte ich eine Veränderung in der Schule. Neue Gegenstände standen plötzlich im Übungsraum. Sie sagte mir, dass es besser wäre, mein Logo an der Fensterfront zu entfernen; es gefalle ihr nicht und es versperre die Aussicht. Sie begann die Einrichtung im Bad umzugestalten. Eines Tages klebte ein Informationsblatt an der Wand, auf dem beschrieben wurde, wie man die Hände richtig wäscht, signiert mit ihrem Logo und Firmennamen. Als ich etwas später im Internet auf einer fremden Informations-Homepage auf eine Werbung von ihr stieß, mit ihrem Schulnamen und meiner Adresse (ohne Erwähnung von meinem Schulnamen), ging es mir doch etwas zu weit. Ich empfand dies als eine klare Grenzüberschreitung. Manchmal geschehen unbewusste Handlungen und man meint es nicht böse. Es fehlt einfach ein Gespür für das Ganze. Ich sprach sie darauf an. Aber sie fand nichts dabei. Es sei doch schön, wenn man teilen könne. Mein Verstand versuchte mir einzureden, dass ich toleranter sein und ihr Vorgehen respektieren müsse. Ich atmete tief durch, setzte mich hin, ging in mich mit meinem Lieblingsmantra ‚Om Mani Padme Hum'. Dies machte ich immer dann, wenn ich verwirrt war und meine Schleier lüften wollte, um wieder klar zu sehen.

Teilen ist etwas Wunderbares. Aber dann hätten wir alles teilen müssen; die hohe Miete, die Verantwortung und die Arbeit der Untervermietung, etc. Ich forderte sie auf, die Adresse im Inserat anzupassen. Sie wollte dies nicht tun und griff mich verbal an. Jetzt ging es mir eindeutig zu weit. Wollte ich eine Lehrerin an meiner Schule, die respektlos mit dieser Situation umging? Sie überschritt meines Erachtens deutlich die Grenze der Achtsamkeit. Ich schlug ihr vor, selbst einen Raum zu suchen und eine eigene Schule zu gründen. Dort könne sie schalten und walten, so wie sie möchte. Das war die beste Lösung – für beide.

Diese Lehrerin lehrte mich, noch klarer aufzutreten. Also verschärfte ich meine Vorgaben. Achtsam die Grenzen zu wahren war offenbar nicht für alle gleich erstrebenswert. Es hatte sicherlich auch mit dem kommerziellen Gedankengut zu tun, welches uns antrainiert wurde. Dies waren schwierige Lernmomente für mich. Oft ging ich zu selbstverständlich an eine Sache heran im Glauben, dass die anderen spüren können, wie ich mir die Dinge vorstellte. Ich machte immer wieder die Erfahrung, dass ich bestimmen musste, wie es läuft in meiner Schule. Ich lernte, mich nicht mehr bestimmen zu lassen. Und dies brauchte eine klare Haltung meinerseits. Da ich ein harmoniesüchtiger Mensch bin, war dies eine große Herausforderung. Ich lernte mich durchsetzen. Und dies ging nur mit großer Klarheit.

Vor nicht allzu langer Zeit kam eine Schülerin auf mich zu. Sie fragte mich, ob ich wisse, dass eine andere Schule genau dieselbe Ausschreibung für die Yogalehrer Ausbildung auf ihrer Website veröffentlicht hat. Nein, das wusste ich nicht. Als ich nachschaute, war ich irgendwie nicht einmal erstaunt, dass es wieder dieselbe Lehrerin war. Offenbar gefielen ihr meine Texte. Wort für Wort kopierte sie die ganze Ausschreibung, ohne die geringste Abweichung. Ich schrieb ihr, sie solle diesen Text von ihrer Website entfernen. Es kam keine Antwort. Es war zum Verzweifeln. Wie konnte ich ihr erklären, dass sie mit meiner Energie ihre Schüler täuschte? Dass sich dies wieder wie ein energetischer Übergriff anfühlte? Jeder Text, den man selbst entwirft, entsteht aus einem inneren Prozess. Dieser Prozess ist Energie. Die Energie von demjenigen, der den Text aus seinem Erfahrungsschatz heraus kreierte. Wenn man den Text veröffentlicht, sendet man mit diesen Worten Energie aus, die wiederum bestimmte Menschen, die eine Resonanz darauf haben, erreichen. Sie fühlen sich von dieser Energie angezogen und entscheiden sich aufgrund dessen in diesen Kurs oder in die Ausbildung zu kommen. Das ist das universelle Gesetz der Resonanz. Wenn sie also mit meiner Energie, die in diesem Text pulsierte nach draußen ging, täuschte sie ihre Schüler. Denn es ist unmöglich zu erfüllen was in dem Text steht, da er nicht aus ihr geboren wurde. Deshalb ist es wichtig, sich genügend Zeit und Raum für eine Ausschreibung zu nehmen.

Ich schickte ihr nochmals eine Nachricht mit einer Kopie an ihre Lehrer, die Teil dieser Ausbildung waren. Ich hatte das Gefühl, dass diese Lehrer informiert sein sollten, da sie sich nicht-wissend dieser Energie angeschlossen hatten. Postwendend meldete sich nun diese Lehrerin. Sie verstand mein Anliegen nicht. Diese Texte sind doch für alle da! Auch meinte sie, dass ich Angst vor Konkurrenz hätte. Ich erklärte ihr nun die Energieseite und sagte ihr ein zweites Mal, dass Teilen eine wunderbare Sache ist. Jedoch dieses Teilen hat eher etwas mit Faulheit und Bequemlichkeit zu tun. Abschreiben oder Kopieren ist so viel einfacher, als selbst einen Text zu kreieren. Auch erklärte ich ihr, dass es keine Konkurrenz geben kann. Wir bekommen, was wir aussenden. Jeder Lehrer zieht die Schüler an, die er braucht, um sich selbst weiterzuentwickeln. Ich verneige mich nach jeder Stunde vor meinen Schülern in tiefer Dankbarkeit, dass sie da waren. Es ist wunderbar, selbst auf dem Weg sein zu dürfen. Auch die Schüler sind Lehrer. Umgekehrt ist es genau so. Die Schüler spüren ganz genau, bei welchem Lehrer sie lernen möchten. Wir können sicher sein, dass Menschen, die sich auf den Yogaweg begeben, feinfühlige Wesen sind. Wieso sollten Schüler zu mir kommen, die etwas ganz anderes brauchen? Das ist das Gesetz von Ursache und Wirkung. Wir gehen mit bestimmten Dingen konform, mit denen wir ‚resonant' sind, mit denen wir also auf einer Wellenlänge liegen. Das bedeutet, dass jede Ursache eine Wirkung erzeugt und dass umgekehrt jede Wirkung eine entsprechende Ursache birgt. Es geschieht nichts im Leben ohne Grund. Die Schüler kommen nicht zufällig zu einem Lehrer. Es gibt keine Zufälle. Es fällt uns höchstens etwas zu. Nämlich das, was wir gesät haben. Egal ob es eine Handlung, Worte oder Gedanken waren. Alles kommt zu uns zurück. Wenn wir zum Beispiel einen Schneeball ein Stück den Berg hinauf werfen und er sich langsam, aber stetig wieder in Richtung Tal bewegt, formt er sich zu einer Lawine. Genau dasselbe geschieht mit unseren Handlungen, Worten und Gedanken. Deshalb ist es wichtig, darauf zu achten was wir denken, sagen und tun. Alle Ursachen ziehen eine Wirkung nach sich. Mit allem was wir denken, sagen und tun geben wir unserem Leben eine Richtung. Jede Wirkung, jede Erfahrung, jede Begegnung ist das Resultat unseres schöpferischen Bewusstseins.

Diese Lehrerin und ich waren uns helle Spiegel. Sie half mir, für etwas einzustehen und Klarheit zu bewahren.

BEWUSST LEBEN

Bewusst leben bedeutet, dass du dir dessen bewusst bist, was du spürst und tust. Es bedeutet die Schönheit einer kleinen Blume am Wegesrand zu sehen, den Duft der Rosen wahrzunehmen, wenn du an einem Rosenstrauch vorbei gehst oder dem Gesang der Vögel zu lauschen. Wenn du dich in einem Tagtraum befindest, also träumend durch dein Leben wandelst, bist du nicht im ‚Hier und Jetzt'. Vielleicht kennst du das Gefühl, dass dein Teller plötzlich leer war, ohne dass dir bewusst war, dass du etwas gegessen hast? Oder du bist von A nach B gefahren, und du wusstest im Nachhinein nicht, wie du dorthin gelangt bist?

Es ist so unendlich schade, wenn die Augen für die Wunder des Lebens geschlossen bleiben. Wenn du den Blick für die schönen Dinge in deinem Leben öffnest, schafft dies ein heilsames Vertrauen ins große Ganze.

VERSENKUNG

Ein Jahr nach der Trennung von Pascal reiste ich mit Serra ins Tessin. Ich wollte den Ehering tief in der Erde vergraben. Wir fanden einen passenden Ort in einem Tal. Ich grub ein tiefes Loch in die Erde und legte den Ring feierlich hinein. Dabei dachte ich an die gemeinsame Zeit zurück und bedankte mich gedanklich bei Pascal für das Stück Weg, das wir miteinander teilen durften. Als ich die kühle Erde darüber schaufelte und der Ring immer tiefer darin versank, fühlte ich mich befreit. Befreit von der Vergangenheit. Ich spürte, dass ich jetzt offen war für etwas Neues in meinem Leben. Ich stand auf und schaute Richtung Tal. Ein kleiner Bach schlängelte sich durch das Dickicht. Ich folgte diesem Bachlauf eine Weile. Dies war sehr mühsam, da ich mich durch das dichte Gestrüpp kämpfen musste. Dornen rissen meine Haut auf und zerkratzten sie. So ganz befreit fühlte ich mich jetzt plötzlich nicht mehr. Als ich um eine Biegung kam, öffnete sich der Blick in eine paradiesisch schöne Umgebung. Der Bach weitete sich und floss frei durch das Tal. Links und rechts des Baches wuchsen farbenprächtige Pflanzen, die das Bachbett säumten. Ich zog meine Schuhe aus und watete durch das klare Wasser. Den Blick richtete ich nach vorne und schaute nicht mehr zurück. Jeden Schritt nahm ich bewusst und dankbar wahr. „Wenn sich meine Perspektive in solch einer atemberaubenden Schönheit zeigt, dann freue ich mich riesig auf alles, was nun kommt", dachte ich.

Etwas später traf ich Serra in einem Café. Sie hatte ein Blatt Papier und einen Stift dabei. Verschmitzt schaute sie mich an und sagte: „So, nun werden wir eine Liste für deine neue Liebe schreiben. Du sagst mir, was du dir wünschst und ich schreibe es auf."

Ich musste nicht lange überlegen: „Ich träume von einem Partner, der zu mir passt und mit dem ich weiter wachsen kann."

Dann zählte ich ihr alle Punkte auf, die ich mir wünschte. Es wurde eine lange Liste. Als wir endlich damit fertig waren, rollte ich die Liste zusammen und schnürte ein schönes Band darum. Zuhause legte ich die Rolle feierlich auf meinen kleinen Altar, der in der Partnerschaftsecke stand. Ich tat dies im Bewusstsein, dass ich diesen Wunsch auch wieder loslassen konnte. Mein fester Glaube, dass es zu jedem Schloss einen passenden Schlüssel gibt, gab mir das Vertrauen, nicht auf die Suche zu gehen.

Das Sinnloseste ist wohl, einen Partner, der gehen möchte, festhalten zu wollen. Eine Bekannte erzählte mir eines Tages, dass sie über beide Ohren verliebt sei. Sie stellte mir ihren neuen Freund vor. Sie waren ein schönes Paar. Und sie verbrachten eine wunderschöne Zeit miteinander. Ihr Freund nahm diese Beziehung nicht so ernst und verließ nach einigen Monaten meine Bekannte. Todunglücklich lag sie eines Abends im Bett und beschwor sämtliche ihr bekannten Mächte, ihr ihren Freund wieder zurück zu bringen. Der Freund kam zurück, allerdings nicht freiwillig. Er war angespannt, verletzte sie mit beleidigenden Worten und traktierte ihr ganzes Wesen, da er irgendwie spürte, dass er manipuliert wurde. Sie klagte mir ihr Leid. Als sie mir die ganze Geschichte erzählt hatte, war ich schockiert. Ich schluckte leer und ermahnte sie, ihn sofort seinen Weg gehen zu lassen. Sie unterschätzte diese Kräfte gewaltig.

„Das kommt nie gut!" sagte ich. „Das ist schwarze Magie. Du manipulierst deinen Freund und zwingst ihn, bei dir zu bleiben, obwohl er das nicht möchte. Wie fühlt sich das denn an?"

Am selben Abend stritten sie und zerfetzten sich mit zerstörerischen Worten. Sie waren beide im Dilemma.

Er brüllte sie an: „Du bist das Hinterletzte. Ich möchte einfach nur noch weg von hier! Ich weiß gar nicht, was ich noch hier mache! Wieso komme ich eigentlich immer wieder zu dir zurück?"

Sie schrie verzweifelt zurück: „Dann hau doch ab! Und komme nie mehr zurück!"

Das war das erlösende Zauberwort. Schweigend packte er seine Sachen zusammen und rauschte zur Tür hinaus. Sie aber sah keinen anderen Weg, als sich vom Balkon aus dem vierten Stockwerk in den Vorgarten ihres Wohnhauses zu stürzen. Als ihre äußeren Verletzungen geheilt waren, wurde sie in die Psychiatrische Klinik eingewiesen, um ihre seelischen Verletzungen zu heilen.

Ich genoss meine Zeit ohne Partnerschaft. Es war eine wichtige Erfahrung für mich.

Nach einem Jahr begegnete ich einem Mann, der zwölf Jahre älter war als ich. Er war attraktiv mit seiner großen, sportlichen Statur und seinen vollen, weißen Haaren. Er sah fast ein wenig aus wie Richard Gere. Wir verabredeten uns ein paar Mal und ich schloss ihn immer mehr ins Herz. War er dieser Traumprinz, den ich mir im Tessin gewünscht hatte? Ich wusste es nicht und es war auch nicht wichtig. Er trug mich auf Händen wie ein Gentleman. Neben ihm fühlte ich mich blutjung und attraktiv. Er kochte leckere Speisen für mich, brachte mir das Frühstück ans Bett und las mir jeden Wunsch von den Augen ab. Ich fühlte mich umsorgt wie noch nie zuvor. Wir fuhren gemeinsam nach Italien in die Ferien und er begleitete mich in den Yoga-Ferienwochen auf die griechische Insel Lesbos. Es war ein Paradies und doch existierte in mir ein unsicherer Aspekt, den ich nicht fassen konnte. Irgendetwas fehlte und ich fragte mich, weshalb ich mich nicht rundum wohl fühlte, da ich ja alles hatte, was man sich wünschen konnte.

Als wir zwei Jahre zusammen waren, machte er mir einen Heiratsantrag. Wenn ich an eine erneute Heirat dachte, zog sich in mir alles zusammen. Hin und wieder wurde ich von heiratswilligen Paaren angefragt, ob ich die Hochzeitszeremonie für sie machen würde. Diese Rituale liebte ich von ganzem Herzen, vor allem wenn ich die glücklichen Gesichter der Frischvermählten sah. Jedoch ich selbst? Nein, das konnte ich mir nicht vorstellen. Ich zögerte und sah seine erwartungsvollen Augen. Ich brachte es nicht übers Herz, nein zu sagen. Er sah in diesem Moment so verletzlich aus. In der Kahuna-Lehre der hawaiianischen Schamanen ist eine der zentralsten Weisheiten beschrieben: Verletze nie! Aber ich konnte das Gefühl nicht verleugnen, dass ich mit diesem Mann nicht alt werden wollte. Ich mochte ihn von ganzem Herzen, aber plötzlich wurde mir bewusst, dass ich ihn nicht liebte.

„Ich werde es ihm bei passender Gelegenheit sagen!" nahm ich mir vor. Wir buchten einen Flug nach Italien und wollten dort unser Hochzeitsritual zelebrieren.

„Es ist ja noch lange hin" dachte ich. „Oh, mein liebster Nathanael, weshalb bin ich nur so feige? Ich werde ihn noch viel mehr verletzen, wenn ich kurz vor dem Flug absagen werde. Was soll ich nur tun?"

„Sei ehrlich! Sage ihm deine Wahrheit. Jetzt ist es noch nicht zu spät! Es ist tatsächlich nicht fair, was du tust. Du verletzt ihn auf diese Art und Weise noch viel tiefer", schimpfte er ein wenig mit mir.

Ich nahm meinen ganzen Mut zusammen und verabredete mich mit ihm beim Züri Horn, einer wunderschönen, großen Wiese direkt am Zürichsee. Ich war etwas früh dran und wartete angespannt, legte mir während dieser Zeit hundertmal die Worte zurecht, die ich ihm möglichst schonend sagen wollte. Als er auf mich zukam und sich auf die Steintreppe neben mich setzte, brachte ich kein Wort heraus.

„Was ist bloß los mit dir?", fragte er.

„Ach, wie soll ich es dir nur sagen? Ich möchte dich nicht heiraten. Es geht mir alles zu schnell. Ich glaube, dass meine Gefühle nicht stark genug sind, um den Schritt mit der Heirat zu wagen. Eigentlich möchte ich wieder alleine sein."

Diese Sätze sprudelten plötzlich nur so aus mir heraus. Erleichtert atmete ich auf und sah seine zusammengesunkene Gestalt neben mir. Oh, es tat mir so unendlich leid. Es gibt nichts Schlimmeres, als einen Menschen zu verletzen. Am liebsten wollte ich ihn in meine Arme nehmen und trösten. Aber im selben Moment murmelte er so etwas wie: „Es ist schon okay." Dann stand er wie in Trance auf und wankte mit unsicheren Schritten davon. Ich blieb alleine zurück und weinte bitterlich. Es ist so einfach sich zu verlieben und so unendlich schwierig, sich wieder zu trennen.

Als ich wieder zu Hause war, nahm ich nach langer Zeit wieder einmal die Rolle von meinem Altar und studierte alle Punkte, die Serra nach dem Ritual im Tessin aufgeschrieben hatte. Es hatten praktisch alle Punkte gepasst, außer der Liebe. Ich wusste nun, dass ich keine Beziehung mehr eingehen wollte, ohne einen Mann aufrichtig und bedingungslos zu lieben. In diesem Augenblick sah ich mich als alte, weißhaarige Frau, die glücklich und zufrieden alleine ihr Leben genießt, da es ihr gelungen war sich in einen Zustand des Friedens einlassen. Und dies war ein unwahrscheinlich befreiender Gedanke.

Die Kraft der Wünsche, die auf der Rolle notiert waren, wirkte jedoch stetig mit feinen, energetischen Schwingungen weiter. Sie hatte die ganze Zeit gewirkt. Es brauchte einfach ein wenig Geduld. Die Wünsche gehen nicht immer sofort in Erfüllung. Es macht Sinn, den Wünschen Zeit zu geben und dies habe ich nicht getan. Aber eine andere Kraft wusste, dass nun der Augenblick gekommen war, meiner neuen Liebe zu begegnen.

- Savasana -

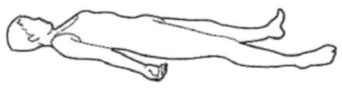 Vom Tun ins Sein umzuschalten, loszulassen und sich in einen Zustand des Friedens einzulassen, ist für viele Menschen eine große Herausforderung. Savasana ist deshalb eine der schwierigsten Yoga-posen überhaupt.

Sie lehrt die dynamische Wechselwirkung zwischen Leben und Tod zu erfahren. ‚Sava' bedeutet ‚Leichnam'. In dieser Totenhaltung liegst du ausgestreckt mindestens zwanzig Minuten auf dem Rücken. Du entspannst deinen Körper, schaltest alle äußeren Reize aus, ziehst deine Sinne nach innen und verbindest dich mit deinem inneren Licht. Lässt die Gedankenbewegungen zur Ruhe kommen, ergibst dich, lässt dich einfach fallen, wobei du wach und präsent im ‚Hier und Jetzt' bleibst. Wenn es dir gelingt, dich voller Hingabe diesem Zustand des Seins auszuliefern, wird dich Savasana von innen heraus strahlen lassen und öffnet dein Herz für die wahrhaftige Liebe.

LIEBE

Drei Tage nach dem Gespräch am Zürichsee bekam ich eine Mail. Es war eine Anfrage eines interessierten Yogaschülers für eine Probelektion. Ich erhielt fast jeden Tag solche Anfragen und beantwortete sie jeweils routiniert. Bei dieser Nachricht fing mein Herz an zu pochen, was ich versuchte zu ignorieren – erfolglos. Ich las den Absender und dachte: „Diesen Namen kennst du!" Mein Verstand konterte überzeugt: „Nein, diesen Namen hast du noch nie gehört. Es ist ja auch kein üblicher Name." Ich ignorierte mein Bauchgefühl weiter und beantworte die Anfrage wie immer. Am Montag darauf stand ich mit dem Rücken zur Tür gewandt inmitten des Yogaraums und unterhielt mich mit einer Schülerin. Plötzlich fing mein Herz wieder an, heftig zu pochen. Ich drehte mich zur Tür und erblickte einen großgewachsenen Mann, der soeben die Türschwelle überschritt. Mein Herz raste nun unkontrolliert und mein erster Gedanke war: „Das ist mein Mann!" Und gleich hintendrein: „Spinnst du eigentlich? Jetzt ist aber mal gut! Du wolltest doch alleine sein! Ohne Partnerschaft. Und überhaupt, vergiss den sofort wieder, das ist ein Yogaschüler! Das geht gar nicht!"

Diese Unterrichtsstunde war eine meiner Schwierigsten. Ich konnte mich nur mühsam konzentrieren, denn ich musste immer wieder, wenn er es nicht sah, zu diesem Mann schielen und jedes Mal schlug mein Herz bis zum Hals. Nach der Stunde kam er zu mir und fragte mich, ob ich ihm einen Rabatt für die Unterrichtsstunden geben könne. Er müsse zweimal im Monat zu seinen Kindern nach Berlin fliegen und das würde sein Budget sprengen. Ich sagte ihm, dass dies kein Problem sei, er solle sich überlegen, was er mir geben könne, da es wichtig sei einen Ausgleich zu schaffen.

Am nächsten Abend klingelte das Telefon. Als ich seine Stimme hörte, fing dieses störrische Herz wieder an, wie verrückt zu schlagen.

Er sagte: „Ich nehme dein Angebot gerne an. Was kann ich für eine Gegenleistung bringen? Was möchtest du gerne?"

„Du kannst mir zum Beispiel ein Brot backen oder den Rasen mähen." In meiner Unzurechnungsfähigkeit sprach ich etwas aus, was ich nicht hätte sagen sollen. Den Rasen mähen! Dann musste er ja zu mir nach Hause kommen! So eine absurde Idee!

„Gerne mähe ich den Rasen für dich." Es war schon zu spät! Ich konnte diesen Vorschlag nicht mehr zurück nehmen. Und wollte es auch nicht.

„Gut, dann sehen wir uns nächste Woche wieder beim Yoga?"

„Ja, ich werde da sein."

Als ich den Hörer auflegte, stand ich wie erstarrt vor dem Telefon bis ich realisierte, dass ich ihn tatsächlich zu mir nach Hause eingeladen hatte. Jetzt erst spürte ich, dass ich nicht mehr atmete und wachte aus meiner Erstarrung auf.

„Ich werde einfach alles so annehmen, wie es kommt", dachte ich, um mich zu beruhigen. Sofort rief ich Serra an und erzählte ihr was geschehen war. Sie lachte und sagte: „Genieß jede Sekunde in der solch ein Gefühl aufsteigt. Das geschieht nicht oft im Leben." Oh, wie recht sie hatte! Das hatte ich tatsächlich seit Ewigkeiten nicht mehr erlebt. Das konnte nur Liebe auf den ersten Blick sein. Eine Seelenverbindung.

Sogleich überfluteten mich wieder Zweifel. Vor nur einer Woche hatte ich die Beziehung mit meinem Freund mit den Worten beendet, dass ich alleine sein möchte. Und schon hatte ich mich wieder verliebt. Und dann noch in einen Mann, von dem ich nichts wusste, außer dass er Kinder in Berlin hatte. Aber das Schmetterlingsgefühl im Bauch ließ sich nicht einfach ausschalten.

Am nächsten Montag saßen wir nach der Yogastunde zusammen und erzählten uns ziemlich private Dinge. Wir fanden heraus, dass wir praktisch ein Parallelleben geführt hatten. Wir wurden beide um dieselbe Zeit geboren, hatten gleich viele Geschwister, unsere Kinder und Eltern waren gleich alt und wir erlebten dieselbe Thematik in unserer Beziehung. Er lebte auch getrennt von seiner Frau und wollte in der Schweiz einen Neustart wagen. Er wuchs in Ostberlin auf. Ich wusste von meinen Eltern etwas über diese Zeit, da sie einige Male eine Freundin in der DDR besuchten. Insbesondere mein Vater war ein großer Fan von Berlin. Bevor er am Weihnachtstag vor fünf Monaten diese Erde verließ, reiste er nochmals für eine Woche allein nach Berlin. Dies hatte er noch nie gemacht. Er blühte dort förmlich auf und genoss die kulturellen Highlights. Just zu dieser Zeit bewarb sich Jon für eine Stelle in Zürich. Mir kam es vor, als wenn mein Vater ihm leise ins Ohr geflüstert hätte, dass er nach Zürich kommen müsse. Als mein Vater starb, flog Jon in die Schweiz für sein Vorstellungsgespräch. Und von da an – davon bin ich fest überzeugt – setzte mein Vater alles daran, mich und Jon zusammen zu führen. Er wünschte sich schon immer einen Akademiker für mich. Es bereitete ihm Sorge, dass ich mich zuerst in einen arbeitslosen Drogensüchtigen und dann in einen Künstler verliebte. Jon war keines von beidem. Aber dies war mir auch egal. Für mich zählten die Gefühle, nicht der Beruf.

Nach vier Wochen fuhren wir zusammen ins Engadin in die Ferienwohnung von meinen Eltern. Er freute sich riesig auf die Bergwelt, da es in Berlin nur kleine Hügel gab. Am Abend saßen wir am Esstisch und ließen uns ein leckeres Mahl schmecken. Unser Gespräch führte uns plötzlich zum Thema Heirat.

Ich sagte: „Ich werde nie mehr heiraten."

„Weshalb?" fragte er.

„Weshalb nicht? Es ist für den Moment gut so, wie es ist."

„Vielleicht werden wir ja heiraten?", provozierte er mich.

„ … " Ich war sprachlos. Und sagte nichts mehr.

Ja, wer weiß!

Wir erlebten eine wunderschöne, intensive Zeit miteinander. Jeden Abend, wenn ich ins Bett ging und jeden Morgen, wenn ich den neuen Tag begrüßte, schickte ich ein Dankesgebet in den Himmel, dass ich das erleben durfte. Nun spürte ich ganz deutlich, wie es sich anfühlte, mit einem Menschen zusammen sein zu dürfen, den ich über alles liebte. Und das Allerschönste war, dass auch er mich liebte. Es ist wundervoll, wenn zwei liebende Herzen im Leben miteinander tanzen können. Meine Wunschliste brauchte ich jetzt nicht mehr.

VERSENKUNG – VERSCHMELZUNG – VEREINIGUNG

Unermessliche Liebe öffnet den Knoten (Granthi) im Herz und pflanzt einen lichtvollen Samen im Geist, der dein ganzes Wesen zum Leuchten bringt. Dies verändert einen Menschen für immer und er ist auf dem Weg ein Wesen vollkommenen Lichts zu werden.

Auf dem Yogaweg beginnen wir alle mit den Yogastellungen und den Atemübungen. Dann kommt das stille Sitzen. Du fängst an zu geben und deine Samen zu pflegen. Langsam und stetig beginnst du eine Veränderung in deinem Körper zu spüren. Die Veränderung findet jeden Augenblick statt, Tag und Nacht. Dein Körper wird leichter, du fühlst dich stärker und hast sichtlich mehr Energie. Wenn diese Veränderung auch in deinen Samen anfängt, beginnt dies deine Nadis zu beeinflussen. Und wieder finden tief greifende Veränderungen statt. Die Sinne erwachen – du hörst, riechst und schmeckst wieder wie zu Anbeginn des Seins. Deine Knochen werden jünger, der Rücken richtet sich auf und wird geschmeidig. An dem Tag, an dem sich dein Geist für die Versenkung, Verschmelzung, Vereinigung öffnet, fallen die Seitenwinde in sich zusammen, da es keinen einzigen negativen Gedanken mehr gibt, der auf ihnen reiten könnte. Alles fließt in den mittleren Kanal und ein tiefes Gefühl der Erfüllung, des Glücks, des Friedens kehrt ein und du siehst dich selbst als vollkommenen Körper aus strahlendem Licht.

Weise, erleuchtete Meister leben die bedingungslose Liebe durch und durch. Bei diesen Meistern bewegen sich die Energieströme rein und vollkommen im Sushumna Nadi. Ein Meister kann unzähligen anderen Wesen auf unzähligen Planeten gleichzeitig helfen. Der Knoten im Herz wurde gelöst und er sieht die endlose Zahl lebender Wesen in allen Welten des Universums. Und er weiß, dass er immer daran arbeiten wird, ihnen zu helfen und zu dienen. Das wird auch auf dich zukommen, wenn du den kostbaren Garten deines eigenen Geistes pflegst.

EIN MEISTER IN VOLLKOMMENER DEMUT

Seit dem plötzlichen Tod meines Vaters lebte meine Mutter alleine in ihrem Haus in Männedorf. Das Alleinsein nach vierzig Jahren Zusammenleben war schwierig für sie auszuhalten. Sie vermisste meinen Vater schrecklich. Jeden Morgen aufzuwachen, für sich alleine zu kochen und die Stille im Haus ließen in ihr neben der Trauer Verzweiflung hochsteigen. Dazu kamen die anstehenden Arbeiten wie Rasen mähen, Nägel einschlagen, Reparaturen oder schwere Taschen tragen, die jeweils mein Vater übernommen hatte. Auch litt sie schubweise unter einer chronischen Krankheit, die an ihren Kräften zerrte.

Da Jon auf der Suche nach einer Wohnung war, fragte ich meine Mutter, ob sie eine Idee hätte. Spontan sagte sie, dass er bei ihr wohnen könne, bis er eine passende Bleibe gefunden hätte. Gesagt, getan. Ein paar Tage später zog er bei ihr ein. Er wohnte im ehemaligen Zimmer meines Vaters und füllte in dieser schwierigen Zeit vorübergehend eine Lücke. Wenn er am Abend nach Hause kam und meine Mutter begrüßte und sie nach ihrem Befinden fragte, huschte ab und zu ein Lächeln über ihr trauriges, müdes Gesicht. Sie kochte für ihn, wusch seine Wäsche und hatte wieder eine Aufgabe in ihrem Leben. Jon nahm ihr Arbeiten ab, die mein Vater früher gemacht hatte. Es war für beide Seiten eine wunderbare Lösung.

Unsere Vision war allerdings, ein Dreigenerationenhaus ins Leben zu rufen. Ich wollte mit meinen Kindern in die Nähe meiner Mutter ziehen, um für sie da zu sein. Ich visualisierte unser neues Haus, das in Männedorf stehen sollte. Es sollte ein einfaches Holzhaus sein im Minergie P Standard mit Solarzellen auf dem Dach. Ganz deutlich konnte ich dieses Haus während meiner Meditation sehen. Vor dem Haus konnte ich Parkplätze erkennen. Ich sah sogar plötzlich meinen silbernen Toyota Prius vor dem Haus stehen. Einen Sekundenbruchteil verlor ich die Konzentration und als ich wieder das Haus visualisierte, war es plötzlich viel größer geworden. Ein Mehrfamilienhaus. Ich machte mir keine weiteren Gedanken darüber. „Es wird schon alles seine Richtigkeit haben", dachte ich.

Auf einem Spaziergang durch die Quartierstrassen von Männedorf studierten Jon und ich sämtliche Häuser, die uns gefielen oder auch nicht. Bei einem kleinen, leerstehenden Häuschen blieben wir stehen und bewunderten den traumhaft schönen Garten. Feuerrote Tulpen streckten ihre offenen Kelche dem Himmel entgegen. Ein uralter Baumbestand spendete an einladenden Plätzen etwas Schatten. Es war eine Freude, diesen Garten zu bestaunen.

Ein paar Tage später steckte mir meine Mutter einen Zettel zu und sagte: „Eine Bekannte gab mir diese Adresse von einem Haus in Männedorf, welches offenbar seit längerer Zeit leer steht. Hier ist die Telefonnummer des Besitzers. Ruf doch dort einmal an. Vielleicht möchte er dieses Grundstück verkaufen. Wer weiß?!"

„Ja, das werde ich tun", versprach ich und verstaute den Zettel tief in meiner Tasche. Die Adresse schrieb ich mir vorher noch auf, weil ich dieses Grundstück zuerst anschauen wollte. Jon und ich machten uns auf den Weg zu dieser Adresse. Als wir dort ankamen, staunten wir, da wir doch tatsächlich vor dem kleinen Haus mit den roten Tulpen standen. Kann dies denn sein? Wir mussten uns ein Grinsen verkneifen.

Das Haus war unbewohnt, also ging ich auf einem schmalen Steinweg durch die Tulpenpracht zu dem Sitzplatz vor dem Haus und schloss meine Augen. Ein warmes Gefühl stieg von den Füssen in meinen Bauch und ich wusste, hier würde unser neues Zuhause sein. Ich verliebte mich Hals über Kopf in dieses Fleckchen Erde. Als ich die Augen öffnete, staunte ich nicht schlecht. Vor mir öffnete sich eine herrliche Aussicht auf ein Stückchen Wald, eine grüne Wiese, den See und die hohen Berge. Ein Traum! Aber irgendwie glaubte ich nicht daran, dass wir eine Chance haben sollten, dieses Land zu einem vernünftigen Preis zu kaufen. Die Lage war zu sensationell und dementsprechend sicherlich auch unbezahlbar.

Zwei Monate später erkundigte sich meine Mutter bei mir, ob ich dort angerufen hätte. Oh nein, das war mir wegen meinen Zweifeln völlig untergegangen. Ich machte mich sofort auf die Suche nach dieser Notiz und rief an.

„Guten Tag. Ich habe gehört, dass Sie ein Stück Bauland in Männedorf verkaufen. Ist das noch aktuell?"

„Es tut mir leid, aber wir haben uns diese Woche entschieden, den Verkauf an eine Immobilienfirma weiterzugeben. Am Freitag werden wir den Vertrag unterzeichnen. Es ist für uns zu viel Aufwand, es selber zu verkaufen." sagte die ruhige, sympathische Männerstimme am anderen Ende der Telefonleitung.

„Schade!", sagte ich enttäuscht, verabschiedete mich und legte den Hörer auf. Es bestätigte mein Gefühl, dass dieses Grundstück für uns unerschwinglich war.

Den ganzen Abend ging mir dieses Gespräch nicht mehr aus dem Kopf. Es ließ mir einfach keine Ruhe und ich überlegte mir, wie wir vielleicht doch noch zu diesem Stück Land kommen könnten. Es war Mittwoch und sie wollten am Freitag den Vertrag unterzeichnen. Ich setzte mich in die Meditationshaltung und begann mit Achtung und Respekt vor dem großen Ganzen das Land zu reservieren. Dieses Ritual kannte ich inzwischen sehr gut.

Dann setzte ich mich an den Schreibtisch und schrieb dem Besitzer einen Brief. Ich erklärte ihm unsere Vorstellung von einem Dreigenerationenhaus, dass mein Vater gestorben war und wir meine Mutter im Alter unterstützen wollten. Auch schrieb ich ihm, dass ich mich Hals über Kopf in dieses Grundstück verliebt habe und das Gefühl hatte, dass dies unser neues Zuhause ist. Wenn er den Verkauf an die Immobilienfirma abgäbe, hätten wir keine Chance mehr, da der Preis immens steigen würde. Die Worte flossen direkt aus meinem Herzen in meine schreibende Hand und von da auf das Briefpapier. Ich steckte den Brief in ein Couvert und brachte ihn am nächsten Morgen zur Post, im Wissen, dass wenn es sein sollte, es einen Weg geben würde.

Einen Tag später rief mich der Landbesitzer an: „Vielen Dank für Ihren Brief. Wir würden Sie gerne kennenlernen. Hätten Sie heute Nachmittag Zeit?"

Ich strahlte wie die Sonne und sagte zu. Jubelnd rief ich sofort meine Mutter und Jon an und erzählte ihnen von dem Anruf.

Am Nachmittag machten wir uns auf den Weg zu diesem Häuschen. Der Besitzer war ein ruhiger, bescheidener Mann, der uns mit wenigen Worten das Grundstück zeigte. Wir waren begeistert und sehr dankbar, dass er uns diese Chance gab. Er erzählte uns, dass er in diesem Haus mit seinen beiden Brüdern aufgewachsen sei. Seine Mutter lebte viele Jahre alleine hier, bis sie vor einem Jahr gestorben sei.

Als wir uns verabschieden wollten, sagte er zu uns: „Ich möchte dieses Land gerne an Sie verkaufen. Dieser Brief hat mich sehr berührt und die Idee vom Dreigenerationenhaus gefällt mir."

Am liebsten wäre ich ihm um den Hals gefallen, so sehr freute ich mich. Ich war davon überzeugt, dass es gut war, dass ich vor zwei Monaten vergessen hatte anzurufen. Zu jenem Zeitpunkt wäre es vermutlich noch zu früh gewesen. Das Timing war perfekt! Nicht zu früh und nicht zu spät.

Meine Mutter erkundigte sich nach den Kosten. Als er seinen Preis nannte, erschrak sie dann doch ein wenig, denn die Grundstückspreise am Zürichsee sind hoch. Ohne Zögern war der Mann damit einverstanden, den Preis zu senken. Er müsse dies nur noch mit seinen beiden Brüdern abstimmen. Es war wie ein Wunder. Wir waren tief berührt, dass es auf dieser Welt so einen selbstlosen Menschen gab.

Einige Zeit später rief er meine Mutter an und sagte, dass es für den einen Bruder in Ordnung sei. Dieser lebte auf den Philippinen in einer Strohhütte und brauchte kein Geld. Geld bedeutete ihm nichts. Der andere Bruder hatte einen Vormund, der die finanziellen Dinge regelte. Diese Vormundschaft war verständlicherweise nicht einverstanden, da sie das Geld, welches sie für diesen Bruder aufwendeten, wieder zurück haben wollten. Sie veranlassten drei unabhängige Schätzungen des Landpreises. Als die Ergebnisse eingetroffen waren, schluckten wir schwer. Diese waren nochmals um einiges höher ausgefallen. Und dieses Geld wollte die Vormundschaftsbehörde haben. Da half nichts, das war uns bewusst. Enttäuscht wollten wir den Rückzug antreten, als der Grundstückbesitzer in seiner ruhigen Art, mit bestimmter Stimme sagte: „Ich habe einen Termin mit der Vormundschaftsbehörde vereinbart und es wäre gut, wenn Sie auch mitkommen könnten." Etwas verunsichert sagten wir zu. Was sollte das denn noch bringen?

Eine Woche darauf trafen wir uns im Büro dieser Behörde. Der Vormund (eine Frau) saß uns am runden Tisch gegenüber und wühlte entschlossen in einem Stapel Papier, der vor ihr auf dem Tisch lag. Sie richtete ihren Blick auf den Mann und fragte, was sein Anliegen sei. Er saß in leicht gebeugter Haltung zwischen dieser Frau und uns und sagte mir leiser Stimme, dass er uns das Land zu einem günstigeren

Preis verkaufen möchte. Der Vormund schüttelte unmerklich den Kopf und sagte: „Das ist leider nicht möglich, wie Sie wissen. Wir brauchen das Geld für Ihren Bruder, auch für die Zukunft." Wir wollten uns schon von unseren Sitzen erheben, weil wir die Entschlossenheit in ihrem Gesicht sahen. In diesem Moment realisierten wir, wie dieser tief bescheidene, ruhige Mann sich kerzengerade aufgerichtet hatte und mit klarer Stimme hörten wir ihn sagen: „Wenn Sie nicht einverstanden sind, dann werde ich auf mein Erbe verzichten! Es ist mir wichtig, dass diese Familie dort wohnen kann. Und das werde ich durchsetzen, auch ohne Ihr Einverständnis!" Wow! Wir saßen sprachlos an diesem runden Tisch und starrten den wild entschlossenen Grundstücksbesitzer an. Wieso setzte er sich so für uns ein? Er kannte uns ja gar nicht! Als der Vormund sich gefasst hatte, sagte sie: „So etwas habe ich in meinen zwanzig Jahren in diesem Beruf noch nie erlebt! Es geht immer nur um Erbschaftskriege, da alle das Gefühl haben, zu kurz zu kommen. Ich bin tief beeindruckt und werde Ihr Anliegen in der nächsten Sitzung in einem Monat vorbringen." Wir bedankten uns bei ihr und natürlich vor allem bei dem Mann, der uns sprachlos machte.

Wie auf Nadeln warteten wir auf den Entscheid der Vormundschaftsbehörde. In der Zwischenzeit suchten wir einen Architekten, da unser Gefühl sagte, dass es einen Weg geben würde. Nach drei erfolglosen Gesprächen mit egozentrischen Architekten, die sich selbst verwirklichen wollten, erhielten wir von meiner Patentante die Adresse ihres Architekten, den sie uns wärmstens empfahl. Wir verabredeten uns mit ihm am Bahnhof Männedorf. Ein kleiner Mann stieg aus dem Zug und kam zielsicher auf uns zu. Als ich ihm in die Augen sah, wusste ich augenblicklich, dass das unser Architekt sein würde. Bescheidenheit, Wärme und Entschlossenheit strahlten mich an. Nach unserem ersten Gespräch und den vielen Unsicherheiten, die dieses Projekt noch in sich barg, wollte er den Auftrag nicht annehmen. Nach einem zweiten Gespräch willigte er schließlich ein, da er spürte, dass wir mit unserer Überzeugung nicht aufzuhalten waren. Von diesem Moment an unterstützte er uns mit seiner Zuversicht. Er sagte sogar eine Anfrage für einen anderen Hausbau ab und wartete mit uns auf den Entscheid der Vormundschaftsbehörde. In tiefem Vertrauen, dass wir das Okay erhalten würden, fing er an zu planen, zu zeichnen und zu recherchieren.

Zwei Wochen später erhielten wir von dem Grundstücksbesitzer den Bescheid, dass die Vormundschaftsbehörde sich einverstanden erklärt hätte, den Preis zu senken. Wir schrien vor Freude ein Dankesgebet ans Universum, tanzten jubelnd im Wohnzimmer herum und umarmten die ganze Welt.

Die Bauzeit war, entgegen allen Vorhersagen, dass das der blanke Horror sein würde, eine wundervolle, bereichernde, äußerst kreative Zeit. Dies verdankten wir unserem Architekten, der uns jeden Wunsch von den Augen ablas. Er hatte die Fähigkeit, sich selbst nicht in den Mittelpunkt zu stellen, sondern mit vorbildlicher Professionalität und manchmal auch sturköpfigem Engagement unsere Aufträge in die Tat umzusetzen. Die Bank verlangte von uns, ein Vierfamilienhaus zu bauen, damit die Kosten durch die Wohnungsverkäufe gedeckt werden konnten. So wurde unser Traum, ein kleines Holzhaus zu bauen, begraben. Dafür erhielt meine Mutter eine wunderschöne Wohnung mit einem Garten auf ihrer großen Terrasse. In einem Hochbeet konnte sie ihren Salat weiterhin anpflanzen. Eine Kräuterspirale schenkte ihr frische Gewürze und Kräuter und ihre vielen Tierchen, Engel und Feen wurden liebevoll um Blumen und Pflanzen herum aufgestellt.

Am 7. Mai 2011 zogen wir ein. Es war fast zu schön, um wahr zu sein. Ich werde diesem Grundstücksengel, der für mich ein Meister der vollkommenen Demut war, für immer dankbar sein. Er hatte meinen Wunsch erhört und in Demut und Liebe gehandelt. Und uns ein neues Zuhause geschenkt.

HERZEN VERBINDEN

Als Jon und ich in einem zauberhaften kleinen Häuschen auf der hawaiianischen Insel Maui wohnten, visualisierten wir Tag und Nacht unser neues Projekt eines Raumes in Zürich, in dem sich Menschen begegnen. Dieser Samen ist gepflanzt und wird gehegt und gepflegt.

Es ist noch ein weiter Weg. Jedoch es gibt kein Ziel, das außerhalb der ewigen Gegenwart liegt. Das einzig erstrebenswerte Ziel ist bereits jetzt in diesem Moment erreicht, in dem wir glauben, auf einem Weg zu sein. Wir sind bereits am Ziel, weil wir auf dem Weg sind, weil wir der Weg sind ...

Unsere Vision ist es, Menschen einzuladen, in einem geschützten Raum auf dem Weg zu sein, sich gegenseitig zu unterstützen, an der Hand zu nehmen, gemeinsam zu lachen und zu weinen, mit Meditationen in die geborgene Tiefe der Stille zu versinken, den Körper im Yoga stark, geschmeidig und lebendig zu spüren und mit Toleranz das Leben lieben zu lernen. Im Wissen, dass es gut ist, so wie es ist.

Lasst uns die Herzen miteinander verbinden!

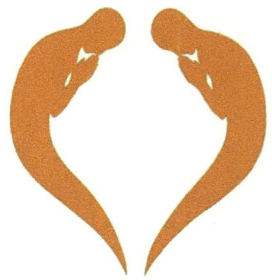

EPILOG

Wir sind am Ende der Reise zu unserem Herzen angekommen. Danke lieber Leser, dass ich meine Geschichten mit dir teilen durfte. Es ist mir eine Ehre, mit dir auf dem Herzensweg zu sein. Die Reise hört hier nicht auf. Im Gegenteil – sie beginnt erst jetzt! Indem wir unseren Träumen treu bleiben.

Träume gehen nur in Erfüllung, wenn du selbst etwas dafür tust. Gibt es noch Ziele, die du in deinem Leben erreichen möchtest? Einen Traum, den du schon lange zur Seite gelegt hast? Ich möchte dir Mut machen, deine Träume JETZT zu verwirklichen. Daran zu glauben, dass es keine Begrenzungen gibt – dass wir uns höchstens selbst begrenzen. Du bist ein wunderbares, einzigartiges, vollkommenes, lichtvolles Wesen. Weshalb also sollten deine Träume nicht Wirklichkeit werden? Sollten dennoch Zweifel aufsteigen, vergiss nicht, dass auch du einen geistigen Freund hast, der dich unterstützt, indem er dich an der Hand nimmt und dich immer wieder daran erinnert, wer du wirklich bist.

Auch mich überfluten immer mal wieder Zweifel, die meine Seele nicht mehr frei atmen lassen. Als ich zum Beispiel mein fertiges Manuskript zu diesem Buch betrachtete, war mein Inneres plötzlich zutiefst verunsichert. Ich fragte mich: „Was mache ich nun damit? Veröffentlichen? Ist es richtig, mein Leben vor der Öffentlichkeit auszubreiten? Wie gehe ich mit Kritik um? Wie reagiere ich auf Angriffe von Lesern, die einen anderen Standpunkt vertreten? Oder sich unangenehm berührt fühlen? Vielleicht sogar Ablehnung und Neid empfinden? Und überhaupt, wieso bilde ich mir ein, einen Verlag zu finden, der dieses Buch veröffentlichen möchte?" So viele erfahrene Menschen erstickten diesen Hoffnungskeim, der sich so oder so nur ab und zu ganz schwach in mir regte.

Ich legte das Manuskript zur Seite und war erleichtert und glücklich, dass ich mich nun diesem Trubel nicht mehr aussetzen musste. Ich redete mir ein, dass es ein gutes Gefühl war, einfach zu schreiben und dass der Sinn so erfüllt war ...

Aber ist es nicht so, dass es der größte Fehler ist, den wir im Leben machen können, Angst zu haben, einen Fehler zu machen?

Als ich diesen Sommer in die Einsamkeit der Berge fuhr und meine Seele losgelöst vom Alltag durchatmete, stupfte mich leise und konstant eine innere Stimme an, die sagte: „Schicke dein Manuskript zumindest einem Verlag zu, damit du nicht auf dem Sterbebett sagst: Hätte ich es doch nur wenigstens versucht...!" Ja, ein Experiment war es wert! „Verlieren kann ich dabei ja nichts", dachte ich. Ich schickte das erste Kapitel des Manuskripts an drei verschiedene Verlage und ließ es dann los. Das Verpflichtungsgefühl war besänftigt. Ich rief meinen geistigen Helfern augenzwinkernd zu: „Wenn es denn sein soll, wird sich ein Verlag melden. Wenn nicht, weiß ich, dass diese Niederschrift bei mir bleiben soll. Danke, dass ihr mir helft herauszufinden, was damit geschehen soll."

Einen Tag später wollte einer dieser Verlage das ganze Manuskript zugeschickt haben. Und noch einen Tag später erhielt ich die Nachricht, dass sie das Buch gerne veröffentlichen möchten.

Ich war sprachlos, realisierte jedoch gleichzeitig, dass hier offenbar etwas ‚Größeres' entschieden hatte. Ich unterzeichnete den Vertrag.

Was immer du tun kannst oder träumst es zu können, fang damit an.

Denn auch deine Seele will atmen!

Namasté

Samira

Danksagung

So viele wundervolle Menschen bereichern mein Leben. Dafür möchte ich euch von Herzen DANKE sagen.

Danke, meine lieben Eltern, dass ich eure Tochter sein darf und dass ihr mir ermöglicht habt, diesen Erdenweg zu gehen. Auch wenn er nicht immer einfach war, ihr wart immer für mich da!

Danke, meine liebsten Kinder, dass ich Mutter sein darf. Ihr wart wahrlich bis jetzt meine größten Lehrer!

Danke, mein geliebter Mann, dass ich deine Frau sein darf. Du bist meine Motivationsspritze, mein Ideenheld und einfach das Beste, was mir passieren konnte!

Danke, meine geliebte Seelenschwester, für das wunderbare Gefühl ganz zu sein!

Danke meine Brüder, dass ich eure Schwester sein darf.

Danke meine Lehrer, dass ich eure Schülerin sein darf. Ihr habt mir unermüdlich euer Wissen in mein durstiges Gefäß geschüttet.

Danke meine Schüler, dass ich eure Lehrerin sein darf. Es ist mir eine Ehre, mein Wissen an euch weiterzugeben.

Danke allen lieben Freunden für eure Inspirationen auf meinem Weg. Ohne euch wäre ich nicht der Mensch, der ich heute bin.

Danke allen denen, die mich in meinem Buchprojekt besonders unterstützt und motiviert haben: Bertram Henning, Nadja Bachmann, Yannick Bachmann, Suzanne Weber, Silvana Chiodini, Ulrike Henning, Laura Andreoli, Martin Nobs, Marion Völger, Evi Bossler und Janna Scharfenberg. Es tut gut, ehrliche Meinungen zu erhalten, an denen ich wachsen darf.

Danke meinem Verleger Tom Eichler für Ihr Vertrauen, Ihre Geduld und Ihr Einfühlungsvermögen. Man spürt, dass Ihr Herz für das schlägt, was Sie tun.

Und nicht zuletzt, danke ich dir, mein geliebter Nathanael für dein Dasein. Deine bedingungslose Liebe berührt mein Herz zutiefst!

ÜBER DIE AUTORIN

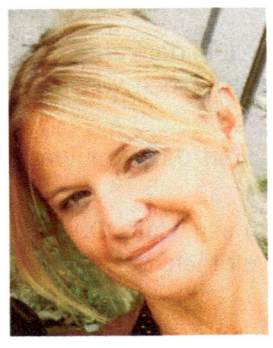

Mit Unterstützung von verschiedenen Kanälen knüpft Samira Henning als Vermittlerin Verbindungen, die Brücken zwischen verschiedenen Ebenen für ein tieferes Verständnis zur inneren Weisheit bauen. Ihr größtes Anliegen ist den Menschen dabei zu helfen, sich wieder daran zu erinnern, wer sie wirklich sind.

Samira Henning wurde im Jahr 1964 geboren. Sie ist dankbare Mutter von zwei erwachsenen Kindern und teilt ihr Leben mit Bertram (alias ‚Jon')

Nach mehreren Jahren Berufstätigkeit im medizinischen Bereich, eröffnete sich 1984 für Samira die Gelegenheit, sich von einer Schamanin schulen zu lassen. In dieser langjährigen Ausbildung, welche auf den Heilweisen der Indianer und Tibeter basiert, lernte sie mit ihrer angeborenen, medialen Begabung umzugehen.

1986 kam sie, nach einem schweren Unfall, zum ersten Mal mit Yoga in Berührung. Wenig später reiste sie nach Indien in den Sivananda-Ashram und erhielt 1990, nach der Yogalehrer Ausbildung bei Julian Calvo in Sydney, das Diplom zur Yoga- und Meditationslehrerin. 1991 eröffnete Samira ihre erste Yogaschule in Zürich. Ergänzend dazu absolvierte sie das Ayurveda-Studium bei Vinod Verma, Himalayan Centre, Indien.

Seither durfte sie bei den verschiedensten Lehrern Einblick in diverse Yogarichtungen erhalten. Auf eine breite Erfahrung zurückblickend, entwickelte sie mit den Jahren ihren eigenen Yogastil.

1996 eröffnete Samira die ‚Praxis für Integrale Therapie' in Zürich und begann als ausgebildete Naturärztin dieses Wissen über das Heilen auf körperlicher, seelischer und geistiger Ebene umzusetzen.

Im Frühjahr 2005 gründete Samira die Prema Yoga Schule Zürich. Sie unterrichtet regelmäßig in Yogaklassen, leitet die YogalehrerInnen Ausbildung ‚Prozessbegleitendes Yoga', gibt Meditationskurse, Ferienkurse, Workshops und Seminare im In- und Ausland. Heute beschäftigt sie zahlreiche Yogalehrer und Dozenten aus der ganzen Welt.

Ein Buch über das ‚Yoga Wissen' ist zurzeit in Arbeit. Darin werden die Übungen und Themen der Theorieabschnitte in ‚Die Seele will atmen' detailliert in ihrer Anwendung und Wirkung beschrieben.

Für weitere Informationen und Fragen kannst du Samira Henning über folgenden Kontakt erreichen:

Prema Yoga
Yoga Schule Zürich
Stauffacherstrasse 28
CH-8004 Zürich
++41 (0)44 880 00 69
www.premayoga.ch
info@premayoga.ch

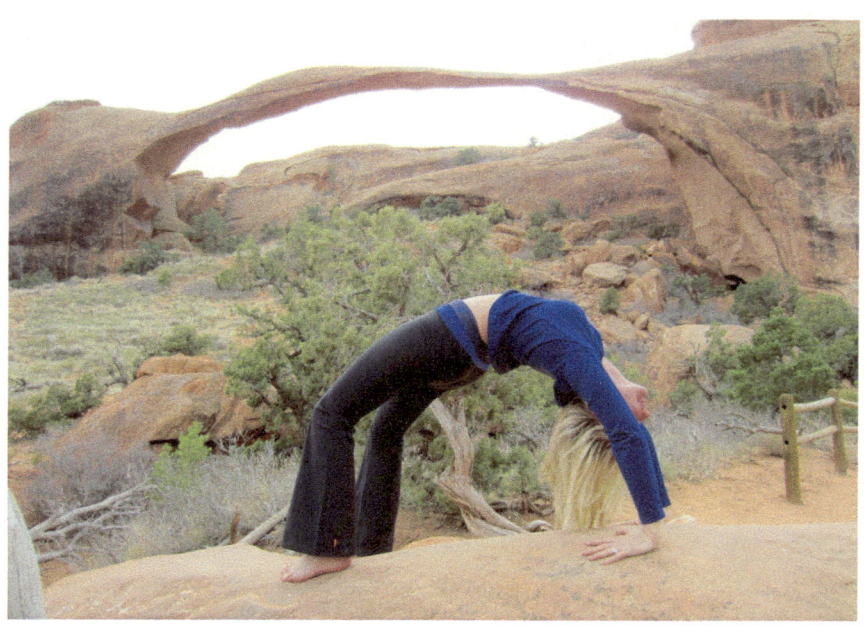

LITERATURVERZEICHNIS

Berufsverband Deutscher Yogalehrer: Der Weg des Yoga. Handbuch für Übende und Lehrende. Verlag Via Nova, Petersberg 2006

Huchzermeyer, Wilfried: Das Yoga-Lexikon. Sanskrit, Asanas, Biografien, Hinduismus, Mythologie. Verlag W. Huchzermeyer, Karlsruhe 2009 edition sawitri

http://www.indiancountry.de

http://www.pow-wow.ch/medizinrad.htm

Masaru, Emoto: Die Botschaft des Wassers. Sensationelle Bilder von gefrorenen Wasserkristallen. Band 1. KOHA-Verlag GmbH, Burgrain 2002

Selvarajan, Yesudian/Haich Elisabeth: Sport und Yoga. Verlag Eduard Fankhauser, Zielbrücke/Thielle (Neuch.) 1951

Selvarajan, Yesudian: Selbsterziehung durch Yoga. Verlag Eduard Fankhauser, Zielbrücke/Thielle (Neuch.) 1961

Selvarajan, Yesudian/Haich Elisabeth: Yoga und Schicksal. Drei Vorträge: Yoga und Schicksal. Yoga und Selbstheilung. Wie man ein Yogi wird. Verlag Eduard Fankhauser, Zielbrücke/Thielle (Neuch.) 1971

Swami Satyananda Saraswati: Asanas, Pranayama, Mudra, Bandha. Yoga Publications Trust,

Munger, Bihar, India. Druck: Druckteam Lang, Bodolz 2007

www.lichtkreis.at (Chakren)

Geshe Kayel Roach: Damit Yoga wirkt. Verlag Blumenau, Hamburg 2012

Dan Millman: Der Pfad des friedvollen Kriegers, Ansata Verlag

Thorwald Dethlefsen, Rüdiger Dahlke: Krankheit als Weg, Verlag Mosaik bei Goldmann

Rüdiger Dahlke: Krankheit als Sprache der Seele, Verlag Goldmann

ILLUSTRATIONEN

Margrit Pirker: Logo ‚Heilpraxis' und Logo ‚Prema Yoga'
Merlin Pohl: Zeichnungen Titelbilder
Recueil de Postures, 1999, Editions FNEY, Paris, Dessins: Pascale Brun

INDEX